スティーヴン・ウェスタビー

鼓動が止まるとき

1万2000回、心臓を救うことをあきらめなかった外科医

小田嶋由美子 訳
勝間田敬弘 監修

みすず書房

FRAGILE LIVES

A Heart Surgeon's Stories of Life and Death on the Operating Table

by

Stephen Westaby

First published by HarperCollins Publishers, 2017

本書を私のすばらしい子どもたち、ジェマと
マーク、そして孫のアリスとクロエに捧げる。

目次

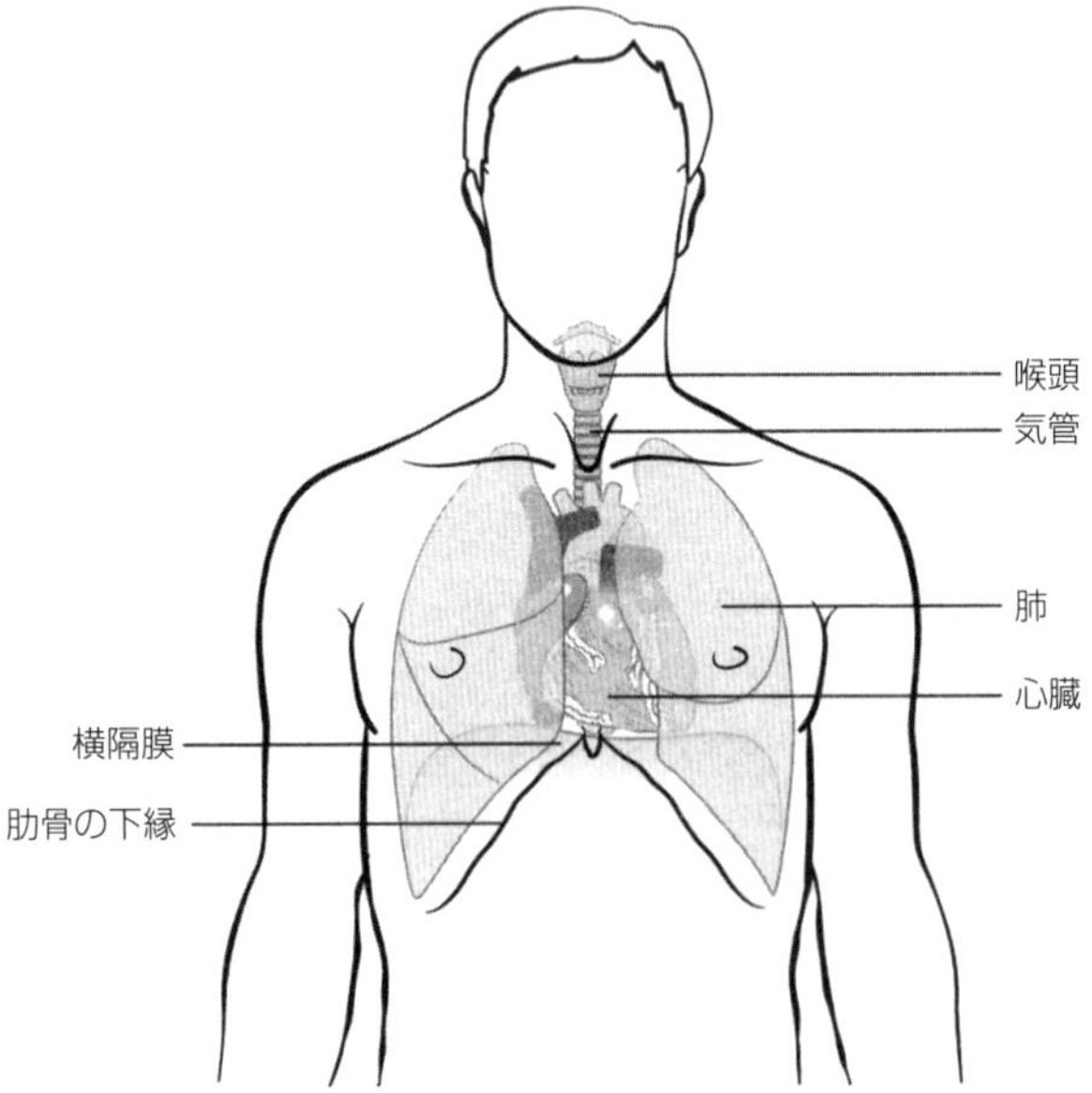

胸部における心臓と肺の位置

まえがき

ウッディ・アレンは「脳は二番目に好きな臓器だ」と言った。私は心臓に同じ愛着を感じている。まず、見ていて楽しい。そして、私は、それを眺め、停止させ、治して、再始動するのが好きだ。ボンネットの下にもぐって車を修理する整備工のように。私がようやく心臓の仕組みを理解するようになると、後の知識は自然と身についてきた。何しろ、若き日の私はアーティストだった。今は、絵筆をメスに持ち替えて人の肉体をキャンバスに見立てている。仕事というより趣味。作業というより楽しみ。そして、私はそれが得意だった。

私のキャリアはおよそ普通ではない変遷をたどった。物静かな学生から外向的な医学生へ。冷徹で野心的な若手医師から内向的な外科の開拓者へ。やがて、人に教える立場にもなった。ここまでの人生を通じて、私は心臓手術の何がそれほど魅力的なのかと人から何度も聞かれてきた。本書からその答えを読み取っていただけたらと思う。

本題に入る前に、心臓という力強い臓器についていくつかの事実を話しておきたい。心臓は全部違っている。よく太ったもの、ほっそりしたもの。密度が濃いもの、薄いもの。拍動が速いもの、遅いもの。とにか

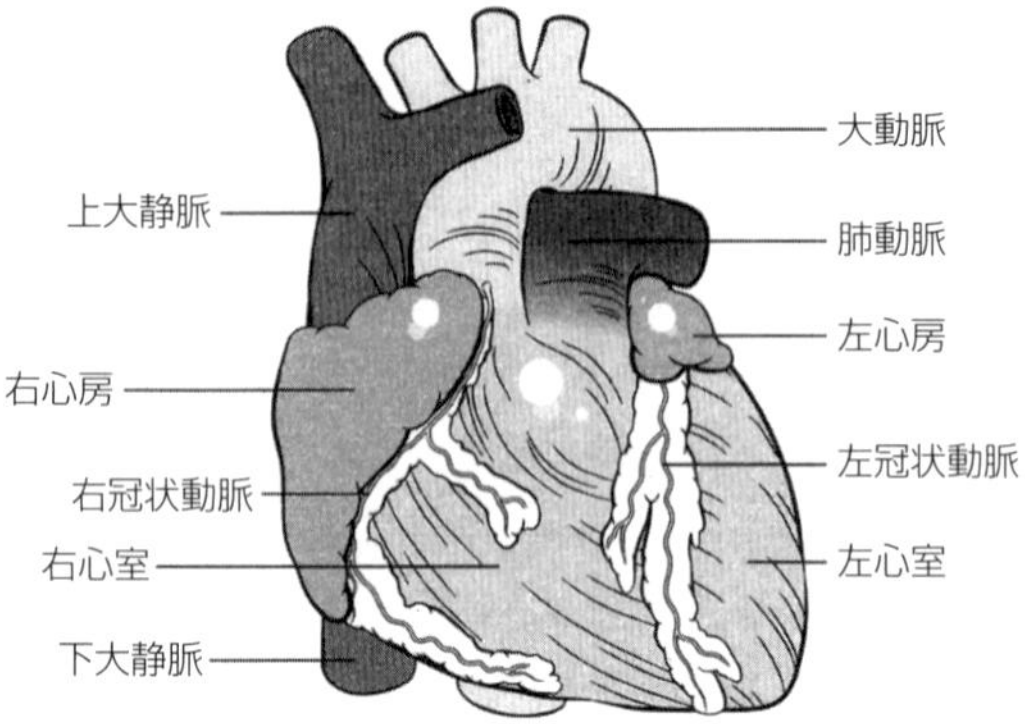

前から見た心臓

く、一つとして同じ心臓はない。私が手術した一万二〇〇〇の心臓はそのほとんどがきわめて重篤だった。どれもひどい苦痛をもたらしていた。つぶされるような胸の痛み。終わりのない疲労感。尋常ではない息切れ。

人間の心臓のおもしろいところは、その動きだ。この臓器のリズムと効率性。そして、心臓にまつわる事実は圧倒的である。心臓は一分間に六〇回以上拍動し五リットルの血液を送り出す。一時間で三六〇〇回、二四時間で八万六四〇〇回になる。一年間では三一〇〇万回、八〇年間では二五億回の拍動を続ける。毎日心臓の左側と右側から全身および肺に六〇〇〇リットル以上の血液が送り出される。膨大なエネルギーを要する驚くべき仕事量である。したがって、心臓に不具合が起きれば即おおごとだ。この途方もない偉業を、人はどうして機械にやらせられると思いついたのだろう。まして、死体の心臓で代用するだなんて。

学生時代、生物学の授業で心臓には四つの部屋があると教わった。血液を集める二つの部屋は左右の心房、ポンプの役割をする二つの部屋は左右の心室である。教科書の図では、これらが並べて描かれている。一階に居間とキッチン、上階にベッドルームが二室ある家のような作りに見える。伸張性のあるスポンジ状の肺

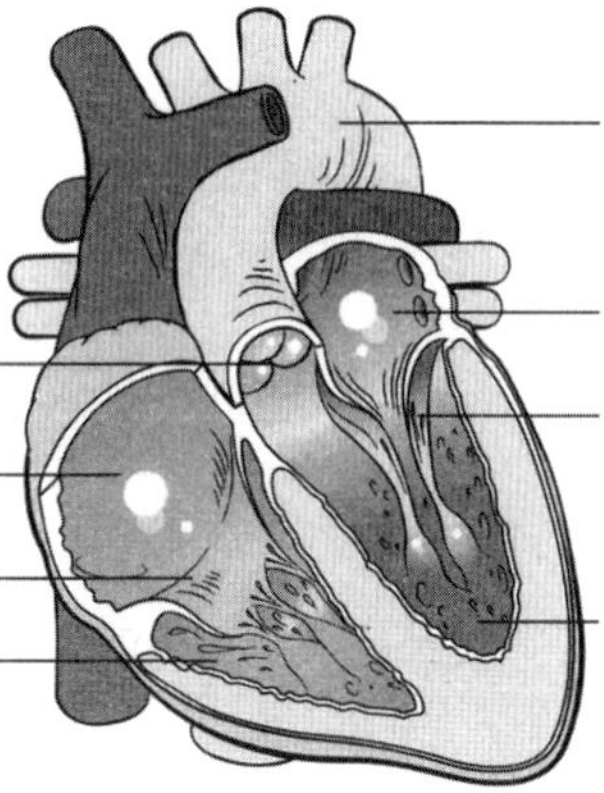

前から見た心腔、弁、主要な血管

が心臓を囲む。スイスで見られるシャレースタイルの傾斜した屋根に似ている。肺は休みなく血中に酸素を取り込み、二酸化炭素を大気中に排出している。他にも呼気から排出される化学物質で有名なものがある。特にアルコールは、その血中濃度が肝臓で代謝できるレベルを超えると呼気に含まれる。

十分に酸素を含んだ血液は肺から四本の静脈——左右の肺から二本ずつ——を経て左心房に入っていく。心臓が血液で満たされるとき（拡張期）には、血液は僧帽弁——カトリックの司祭冠に似ているところから命名された——を通って力強い左心室へと流れ込む。心室が収縮しているあいだ（収縮期）、僧帽弁は閉じている。左心室の血液は大動脈弁から送り出され、大動脈を経て全身の動脈へと分岐する。

興味深いことに、右心室の働きはこれとはまったく異なる。右心室は三日月形で、心室中隔と呼ばれる左心室の側壁に貼りつくように存在する。三日月の形により、右心室はふいごのようにポンプ機能を果たす。そうやって、左右の心室は互いに依存しているのである。そして、心臓のリズムは、ピアニストの指やダンサーのステップでも見ているように私をうっとりさせる。

それにしても、心臓の仕組みは本当にこんなにシンプルなのだろうか？　私の母は、よく肉屋からヒツジの心臓を買ってきていた。安くてけっこうおいしい。それに、解剖にはもってこいだった。当時の私は、本物の心臓が教科書の図よりもずっと複雑で理解しがたいものだと知った。そもそも、二つの心室の筋肉構造がまったく違っている。これらは左と右ではない。どちらかと言えば前と後ろだ。厚みのある左心室は円すい形をしていて、部屋の収縮と循環を促す筋肉は輪状の層になっている。ここまでの説明で、左心室が実際にはどのように機能するのかを思い浮かべることができただろうか。力強い筋肉が収縮し肥厚すると、空洞は狭く短くなる。弛緩時、あるいは拡張期、左心室は反跳して大動脈弁が閉じる。反跳すると空洞は横方向および縦方向に拡大し、心房から僧帽弁を通して心室へと血液を吸い出す。このように、収縮と弛緩の協調的サイクルは毎回、狭窄、ねじれ、短縮の後、拡大、巻き戻し、伸張という動きを繰り返す。まるでアルゼンチンタンゴだ。ただし、二つだけ違いがある。つまり、心臓では全過程に一秒もかからず、ダンスは永遠に続くという点だ。

身体のあらゆる細胞が「生き血」と酸素を必要とする。これらが欠乏すると、細胞の組織はそれぞれ異なる速さで死んでいく。脳が最初で骨が最後である。死の速度は、各細胞がどれほどの酸素を必要とするかにかかっている。心臓が止まると、脳と神経系は五分足らずでダメージを受けはじめる。その後脳死が訪れる。

さあ、ここまでの説明であなたもいっぱしの心臓専門医である。心臓と循環についてはもうわかっている。しかし、それでもあなたの患者を助けるには、外科医の助けを借りる必要がある。

鼓動が止まるとき

第1章　エーテル・ドーム

助かります。なにしろひどい寒さで、それにどうも胸がしめつけられるようで。
——ウィリアム・シェイクスピア『ハムレット』第一幕第一場（小田島雄志訳）

ほんのわずかな差が生と死、歓喜と落胆、希望と絶望を分かつ。それは数個の筋細胞、かすかに多い血液中の乳酸、あるいは少しばかりの脳の腫脹かもしれない。すべての外科医の肩には死神が座っている。死は常に確定的だ。絶対に取り返しがつかない。

一九六六年十一月。私は十八歳で、チャリングクロス病院医学校の新入生として最初の週を迎えていた。この医学校はロンドン中心部のチャリングクロス病院の真向かいにあった。私は、解剖台の上でぐったりと動かない肉塊ではなく、力強く拍動する心臓を見たかった。毎週水曜に向かいの病院で心臓手術が行われているから見に行くといいよ、と医学校の守衛が教えてくれた。目指すはエーテル・ドームだ。まず、最上階まで上ってひさしがついた緑色のドアを見つける。ただし、誰にも見られないように。臨床医学前課程の学生は立ち入りを許されていないのだ。

もう夕方で、外は暗い。ストランド通りには小雨が降っていた。私はエーテル・ドーム——年月を経たチャリングクロス病院の手術室の上にある古風な鉛色のガラスのドーム——へと足を踏み出した。入学面接以来、病院の神聖なる扉をくぐったことはなかった。われわれ学生は、解剖学、生理学、生化学の試験に通らなければそこへ行く特権を手に入れられない。なので、私は正面玄関のギリシャ風ポーチを避けて、救急外来の青いランプの下にある入口から忍び込み、エレベーターを見つけた。かなりガタのきた古いエレベーターで、機材や遺体を病棟から地下へと運搬するために使用されている。

もう手術が終わってしまっているのではないか、緑色のドアがロックされていたらどうしようと不安だった。だが、そんなことはなかった。緑色のドアの向こうには百年以上変わっていない暗くほこりっぽいエリアがある。ここは使われなくなった麻酔器や不要な手術器具の保管場所になっていた。十メートルほど先、ドームの丸天井の下に手術灯が煌々と輝いているのが見えた。そこは、階下の手術台——三メートルも離れていない——で繰り広げられるドラマを恭しくガラスで仕切る観覧席だ。手すりがついた木製のベンチは外科医志望者たちの落ち着かない尻ですり減ってすべすべになっている。

私はそこに座り手すりをつかんだ。観客は、私と死神だ。結露で曇ったガラスの下方をのぞいて見た。そこでは心臓手術が進行中で患者の胸はまだ開いたままだ。一番見やすい場所を探そうと立ち上がり、外科医の頭の真上で腰を下ろした。彼は有名人だ（少なくともわれわれの医学校では）。背が高くほっそりとしていて長い指を持つ、立派な先生だ。六〇年代、心臓手術はまだ目新しく刺激的な分野で、現場の実践者が不足していた。その専門分野で正規に訓練された者はほとんどいなかった。たいていは経験を積んだ一般外科医が、最先端機関で手術を見学した後、自発的に新しいプログラムを始めていた。学習効果は抜群だが、その費用は人の命で贖われる。

外科の助手二人と手術室看護師が、大きく切り開かれた患者の胸の上で頭を寄せ、慌てふためいて器具をやりとりしている。それはそこにあった。彼らにとっては治療する対象、私にとっては興味の的である、拍動する人間の心臓だ。ただ、拍動というよりもがくような動きだ。今もカニューレが入れられ、人工心肺装置にチューブが繋がっている。円筒状のディスクが回転し、酸素化した血液を貯血槽に入れ、無骨なローラーポンプがチューブをしごいてきれいな血液を高速で体へ送り込んでいる。もっとよく見ようとしたが、私からは心臓しか見えなかった。患者は緑の滅菌ドレープで完全に覆われ、手術スタッフからも顔がわからない。

外科医は、落ち着かない様子で体を動かし、左右の長靴に何度も体重を移していた。ソックスに血がつかないようにするために、当時の外科医は手術用の白い大きな長靴を履いていた。彼らは患者の僧帽弁を置換したが、心臓がしっかり動いていないため人工心肺装置から切り離せないでいる。拍動している人間の心臓を見たのはこれが初めてだったが、そんな私にもその心臓は弱々しく見えた。風船のように膨張して、拍動はあるがポンプの役割は果たしていない。私の背後の壁に「インターコム」とラベルのついたボックスがあった。スイッチを入れた。今やドラマは音声付きだ。

手術室の背景音が増幅されてザワザワしていたが、外科医が「最後にもう一度試すぞ」と言う声が聞こえてきた。「アドレナリンの投与量を増やすんだ。肺換気を再開して、バイパスを外してみよう」

みんなが瀕死の臓器を見つめているあいだ、沈黙が続いた。

「右の冠状動脈に空気が入っています」と第一助手が言う。「エアニードルをくれ」。医師は大動脈に針を押し込んだ。泡だった血液が針穴から出尽くすと、血圧が上昇しはじめた。絶好の機会と見た外科医は、人工心肺技師を振り返って言った。「今だ、外してくれ！　これが最後のチャンスだ」

「バイパス、離脱しました」という声が聞こえたが、自信たっぷりというよりは、ただ事実を知らせる口調だ。

人工心肺装置の電源が切られ、今や心臓を補助するものはない。左心室から全身に、右心室から肺へと血液が送り出されるのを待つだけだ。どちらもはかばかしくなかった。麻酔医は期待を持ってモニターを見つめ、血圧と心拍を観察している。これ以上できることはないので、外科医は静かに心臓からカニューレを引き抜いて、傷口を縫合した。もっと力強い拍動を全員が願っていた。しばらくのあいだ弱々しい拍動が続いたが、血圧はゆっくりと下降している。どこからか出血している。量は少ないが、いつまでも止まらない。背中側から出ている。どこか手が届かない場所から。

心臓を持ち上げると細かく震えた。心臓はもだえるように動いているが、収縮はない。ミミズの群れが入った袋のようにぴくぴくしている。無秩序な電気的興奮が生じて無駄なエネルギーが使われている。麻酔医がモニターでそれを確認するまでにしばらくかかった。「ＶＦ」と彼は叫んだ。私はすぐに心室細動のことだなと思った。「電気ショックだ」

すでにこの状況を予測していた外科医は除細動器のパドルを強く心臓に押し当てた。「三〇ジュール」バンッ！　変化なし。「六〇に上げてくれ」バンッ！　今度は除細動できたが、心臓は衝撃を受け、電気活動が失われた。濡れた茶色の紙袋のように見える。心停止だ。流れ出る血が胸を満たしている。外科医は心臓を指でつついた。心室が反応して収縮した。もう一度つつくと、律動が戻った。「遅すぎる。アドレナリンの注射器を取ってくれ」。注射針は抵抗なく右心室から左心室へと入った。注射器から透明な液体が注ぎ込まれる。それから彼はその長い指で心臓をマッサージし、冠状動脈に強い刺激を与えた。

感謝するように心筋がすばやく反応した。教科書の説明どおり、心拍が速まり血圧が急激に上がった。変化の兆候だ。血圧は上がりつづけ、傷口の縫い目がはちきれそうになっている。そして、まるでスローモーションのように、カニューレが刺さっていた大動脈の傷口が開いた。ピュー ッ。間欠泉が空中に噴出するように。真っ赤な泉が手術灯にぶつかり、外科医に降りかかり、緑の滅菌布をびしょぬれにした。誰かがつぶやいた。「ひどい」。いささか控えめな言い方である。この戦いは完敗だ。

指で穴をふさぐ前に、心臓は空っぽになっていた。血液が大理石の床を細く流れ、手術灯からぽたぽたと落ちている。ゴムの靴底が血でべたついた。麻酔医は狂ったように血液バッグを絞り静脈に血液を送り込んだが、役には立たなかった。命のともしびは消えた。注入されたアドレナリンの効果が消え、膨らんだ心臓は風船のように破裂して止まった。永遠に止まった。

外科医たちは落胆し、何も言わずに立っていた。毎週毎週そうしているように。やがて、年長の外科医が立ち去り私の視界から消えた。麻酔医は人工呼吸器の電源を落とし、心電図がフラットラインになるのを待った。そして患者の気管からチューブを抜くと出ていった。脳はすでに死んでいる。

ほんの数メートル先のストランド通りには霧雨が降っていた。通勤者たちが雨を避けようと早足でチャリングクロス駅に向かっている。シンプソンズやルールズでの遅いランチタイムは終わり、ウオルドルフやサボイホテルではカクテルのシェイカーが振られている。そちらには生きている人の時間が流れ、こちらにあるのは死だ。手術台の上の孤独な死。もう痛みも、息苦しさも、愛も、憎しみも、何もない。

人工心肺技師は人工心肺装置を運び出した。次の患者のためにその機械を分解し、洗浄し、組み立て、滅菌するには数時間かかるだろう。手術室看護師だけがぐずぐずと残っていた。やがて麻酔室で患者を励ましていた麻酔看護師が合流した。二人はマスクを取って、しばらくのあいだ静かに立っていた。そこら中に飛び散ったべたつく血を気にするふうはない。患者の胸がまだ開いたままであることも意に介していない。麻酔看護師は、滅菌布の下から患者の手を探り当ててそれを握った。手術室看護師は、顔にかかった血を拭き取り、顔をなでた。私は患者が若い女性だったことを知った。

彼らは、私が上階のエーテル・ドームにいるという事実に気づいていない。そこにいる私を誰も見ていなかった。死神だけは知っていたが、彼は患者の魂を持ってすでに姿を消している。私は患者の顔が見える位置までそっと横にずれた。目が見開かれドームを見つめている。顔は青白いが、美しい人だ。高い頬骨と真っ黒な髪。

看護師たちと同様、私もその場を立ち去れなかった。この後何が起こるのか知る必要がある。看護師は血に染まった滅菌布を患者の裸の体から剝ぎ取った。彼女の胸骨をこじ開けているおぞましい開胸器を外してあげてくれ、と私の脳は叫んでいた。あわれな心臓を、あるべき場所に戻してあげてくれ。看護師たちはそうした。肋骨が元の位置に戻り、命を失ったあわれな臓器を再び覆った。心臓は空っぽになり、打ちひしがれて自分のいるべき場所に横たわっている。ぞっとするような深い裂け目が、ふっくらとした乳房を分断していた。

インターコムのスイッチはオンのままだった。看護師が話しはじめた。「患者さんの赤ちゃんはどうなるの？」

「たぶん誰かに引き取られるのでしょうね。彼女は結婚していなかったって。ご両親はロンドン大空襲で亡くなったそうよ」

「どこに住んでいたの？」

「ホワイトチャペル地区だったかな。でも、ロンドン王立病院ではまだ心臓手術はやっていないみたい。彼女は妊娠中に症状がひどくなったんですって。リウマチ熱で。お産のときに死にかけたって聞いたわ。でも、その方がよかったかもしれない」

「赤ちゃんは今どこにいるの？」

「病棟だと思うけど。師長が対応することになるわ」

「師長はもうご存知?」

「まだ。病棟に行って探してきてちょうだい。私は、こちらを片づけるために手伝いを呼んでくる」

そう、これが現実なのだ。一人の若い女性が死んだ。彼女の赤ん坊は、一人の肉親もないままこの世界に残された。もう愛はない。もう温かさはない。手術室の中で、混乱する血まみれの技術に囲まれながら逝ってしまった。私はこんな状況を受け入れる覚悟ができているのだろうか? これは私が本当に目指していることなのか?

遺体を洗うために二人の看護実習生がやってきた。彼女たちのことは、金曜の夜の新入生ダンスパーティーで見かけた。二人は名門パブリックスクールの出身だ。石けん水の入ったバケツとスポンジを持ってきて、遺体を洗う作業に取りかかった。二人は血管のカニューレと膀胱のカテーテルを抜いたが、手術創とその下に横たわる臓器を見て明らかに動揺していた。遺体からはまだ血が滴っていた。「どんな手術を受けたのかしら」。私がダンスをした女の子が言った。「明らかに心臓手術ね」と返答が聞こえた。「たぶん弁の交換じゃない? かわいそうに。私たちと同じくらいの年でしょ。お母さまは悲しんでらっしゃるでしょうね」。二人は、血を吸い取るため、ガーゼとテープで傷口を覆った。手術室看護師が戻ってきて、女の子たちが丁寧な作業をしてくれたことに礼を言った。それから看護師は、遺体を霊安室に移動する前に傷を閉じてもらおうと外科研修医を呼んだ。手術中に死んだ人は全員、解剖のために検死官に回される。彼女は首から恥骨まで再び切り開かれることになる。胸骨を閉じ、胸壁を層ごとにつないでも意味がない。研修医は大きな針と編み込まれた太い糸を取り出した。患者は郵便袋のように縫い合わされた。傷口の端が開いているところや、体液がしみ出しているところがある。郵便袋の方がまだましに見えるかもしれない。

もう午後六時三〇分ごろだろうか。私は近くのパブでラグビーチームの連中と飲むことになっていた。でも、まだここを立ち去ることができなかった。私はこの空疎な空間に取り込まれてしまった。一度も会ったことのない痩せっぽちの死体だが、私はこの女性をよく知っているような気がしていた。私は彼女の人生にとってもっとも重要な一瞬に立ち会った。

三人の看護師が、首のまわりにひだがある糊のきいた白い屍衣を彼女に着せた。背中でひもを結び、足首を包帯で固定した。そろそろ死後硬直が始まっていた。看護実習生たちは、優しく敬意をこめて作業を行っていた。彼女たちにはまた会うことがあるはずだ。そのとき、どう感じていたか聞いてみようか。

今、私たちは二人きりで残された。死体と私だけ。手術灯がまだ彼女の顔を照らしている。彼女はまっすぐに私を見つめていた。映画みたいに、目を閉じてあげればいいのに。散大した瞳孔から、痛みが彼女の脳に焼きつけられたことが見て取れた。会話の断片と当時の私のわずかな医学知識から、彼女の人生の物語を思い描くことができた。彼女は二〇代だった。イーストエンドに生まれた。両親が爆撃で死んだとき、彼女はまだ幼かった。少女時代の爆撃の光景や音、自分の世界が崩壊して独りぼっちになる恐ろしさが心の傷として残った。貧困な環境で育つ中で、リウマチ熱にかかる。連鎖球菌による単純な咽喉炎がきっかけとなり激烈な炎症が起こる。リウマチ熱は人口が過密な貧困地域で発生することが多かった。おそらく、彼女は関節が腫れて数週間痛みに苦しんだろう。彼女が知らなかったことは、同じ現象が心臓の弁にも起こっていたことだ。当時これを診断できる検査は存在しなかった。

彼女は慢性的なリウマチ性心疾患を発症し、病弱な子と思われていただろう。もしかしたらリウマチ性舞踏病を患っていたかもしれない。不随意な単収縮性運動、不安定な歩行、情緒障害など。やがて彼女は妊娠する。職を失うことになったかもしれない。しかし、妊娠がさらに状況を悪化させた。傷ついた心臓は、さらなる重労働を強いられる。息切れがし、体がむくんできたが、彼女はなんとか臨月を迎えた。ロンドン王立病院は彼女の出産を無事に終えたが、心不全に気づいたのだろう。心雑音。僧帽弁の閉鎖不全。病院はジゴキシンという心臓薬を処方したが、飲むと吐き気がするので彼女はきちんと服用しなかった。まもなく彼女は、体のだるさと息切れで赤ん坊の面倒を見られなくなる。息苦しくて横になることもできない。心不全が悪化して、彼女の前途は暗かった。病院は、市内で外科医の診断を受けるように言った。医師はモーニングスーツを着た本物の紳士だ。ズボンはピンストライプ。彼は親切で、思いやりのある人だ。そして、治療のためには、僧帽弁を手術するしかないと言う。だが、うまくいかなかった。手術は彼女の悲しい人生を終わらせ、イーストエンドにまた一人孤児が残された。

彼女を搬送するために雑役係が来て手術灯のスイッチを切った。遺体を運ぶストレッチャー、あるいは車輪付きのブリキの棺桶が、手術台の横に並べられた。今や彼女の手足は硬直している。遺体は、この人間用サーディン缶へとぞんざいに引きずりおろされた。頭がゴツンと嫌な音を立てて跳ね上がったが、もはや何も彼女を傷つけることはできない。私は彼女の視線から逃れられてほっとしていた。緑色のウールの毛布が彼女にかけられたので、普通のストレッチャーのように見えた。この後、彼らは冷蔵室のスロットに彼女を入れる。彼女の赤ん坊は二度と彼女を見ることはない。母親に会うことはないのだ。

心臓手術にようこそ。

＊

私はそこに座って手すりに肘を置き、両手にあごを乗せて、誰もいなくなった手術台の黒いゴムの表面を見つめていた。私の前に何世代もの外科医志望者がエーテル・ドームから下を見おろしていただろう。エーテル・ドームはグラディエーターの闘技場だった。観客はここに来て、生きるか死ぬかのスペクタクルを見る。たぶん他の人がここにいたら、少しは残酷さも軽減されただろう。気の毒な女性の死と彼女の赤ん坊を待ち受ける不幸を共有できる誰かがいたら。

補助看護師がモップとバケツを持って入ってきた。彼女の最後の形跡を消す必要がある。床の血はもう乾いている。ドアに向かって血の足跡が残っている。麻酔器の血、手術灯の血。そこら中に散っていた血の跡が慎重に拭き取られた。手術灯を掃除しようと手を伸ばした補助看護師の視線が、ドームにいる私をとらえた。暗がりの中に浮かび上がる私の青白い顔とぎらぎらした目。彼女はギクリとした。それが、私への退出の合図となった。ただ、誰からも見えなかった血痕が一つ、手術灯の上部に残っていた。付着した黒いしみ。それは「私の一部はまだここにいるのよ」と言っているように見えた。私を忘れないで。緑色の扉が背後で閉まり、私はそこを出た。ガタガタ揺れるエレベーターで階下へ降りた。霊安室の冷たい保管庫に横たえるために彼女の死体が乗せられたエレベーターだ。

解剖の予定は、医学校のエントランスホールにある掲示板に貼り出される。通常、患者は老人だ。若い人の場合、薬物中毒者、交通事故の犠牲者、地下鉄の自殺者、または心臓手術の患者だった。私は、金曜の朝のリストに彼女を見つけた。彼女はベスと呼ばれていた。エリザベスではなく、ただのベス。二六歳だった。それは彼女に違いない。解剖が行われる日に、遺体は病院の地下にある霊安室から運び出され、ブリキの箱に入れられ、滑車装置で医学校に続く地下道路を引いていかれる。その後、解剖室までエレベーターで上げられる。私は行くべきだろうか？　彼女の内臓と脳が切り取られるのを見るべきか？　心臓が薄い片に切り刻まれるところを観察するのか？　そこにいる者たちに、彼女がほとばしる血の中で実際にどんなふうに死んだのかを知らせるべきだろうか？

いや、私にはできなかった。

エーテル・ドームにいたあの日、ベスは私にとても大切なことを教えてくれた。決して深入りするな。彼女の執刀医がしたように、その場を立ち去るのだ。そして、明日また試みる。当時もっとも高名な心臓外科医であったラッセル・ブロック卿は、患者を死なせることについての屈託のなさで知られていて、「私の今日の手術リストには三人の患者が載っている。さて、このうち誰が生き残れるのだろうかね」などと発言した。この言葉はいささか無神経に思えるし、冷淡とも言えるが、死についてくよくよ考えることは、当時恐ろしい間違いだとされていた。そして、現在でもそれは変わらない。われわれは失敗から学び、次回はよりよくできるよう努めなければならない。しかし、悲しみや後悔に飲み込まれれば、苦しさがつのって続けられなくなる。私はキャリア半ばを過ぎて、自分の興味が最先端技術――乳児や幼児の複雑な先天異常のための心臓外科手術――に向かって急激に方向転換したとき、この苦しみと闘った。楽しそうに病院に来るよちよち歩きの幼児もいる。片手にはぬいぐるみのクマ、反対の手は母親が握っている。唇は青く、小さな胸は苦しそうに上下し、血は蜜のようにドロドロとしている。この子どもたちは今とは違う生活を経験したことがなかった。私は彼らにそれを提供しようと躍起になった。彼らにピンクの唇と元気をあげようとした。せいいっぱい取り組んでも、時には失敗に終わった。では、私はどうすべきだったのだろう？　薄暗い霊安室で、嘆き悲しむ両親のそばに座っているべきだったのか。死んで冷たくなった幼子の手を握りながら。このリスクを冒した自分自身を責めながら。

心臓手術には例外なくリスクがある。執刀する私たち医者は、振り返らない。私たちは次へと進む。いつだって、結果がよりよいものになると期待する。そして、決してそれを疑ってはならない。

第2章　小さな一歩から

勇気とは、恐怖に立ち向かうことだ。怖くないのならば、勇気は存在しない。
——エドワード・V・リッケンバッカー
『ニューヨークタイムズ』誌、一九六三年十一月二四日

一九四八年七月二七日。大戦終結後のベビーブームだった。私は、スカンソープ戦争記念病院の産科で生まれた。星座は獅子座。なつかしのスカンソープは、私が子ども時代を十八年間過ごした故郷だ。鉄鋼業が盛んな町で、長いことミュージックホールでコメディアンのジョークのネタにされていた。

愛する母は、分娩室の修羅場から自宅へと私を無事に連れ帰ってくれた。長く苦痛を伴う出産で疲れ切ってはいたが、最初の子どもを授かって幸せだった。出産により拡張した肺から産声をあげた、血色がよく健康な息子だ。

母は思いやりと優しさに満ちた聡明な女性で、みんなから好かれていた。戦時中、母は小さな市中銀行に勤務していた。老人たちは他の銀行の窓口には行かず、母に悩みを打ち明けようと列を作った。父は十六歳のときにドイツと戦うために空軍に入隊した。戦後は地元の生協の食料品売り場で職を得て、家族の生活をよくしようと必死で働いた。簡単ではなかった。

私たちはひどく貧しく、みすぼらしい公営住宅に住んでいた。部屋番号は十三番。漆喰が剝がれるからと、壁に絵を貼ることは禁じられていた。裏庭には、空襲のシェルターとして使われたブリキの小屋がありガチョウと鶏が飼われている。トイレも外だ。

母方の祖父母は通りの向かい側に住んでいた。病弱な祖母は優しい人で私を甘やかした。祖父は戦時中空襲警備員だったが、その後製鋼工場で働くようになった。給料日になると、私は祖父といっしょに製鋼所に行き、賃金を受け取った。熱でドロドロに溶けた白色の金属が鋳型に流し込まれる光景に私は強く興味を引かれた。ハンチング帽をかぶった上半身裸の男たちが汗だくで溶鉱炉の火をかき立てている。蒸気機関車が火を噴き出しながら圧延機とボタ山のあいだをガッタンゴットンと行き来する。そこら中で火花が散っていた。

祖父はスケッチや彩色の方法について根気よく私に教えてくれた。私が煙突や街灯や列車の上に広がる赤い夜空を描いているあいだ、隣に座ってウッドバインをスパスパ吸っていた。祖父は一日に二〇本たばこを吸い、全生涯を製鋼所の煙の中で働いた。とうてい健康的とは言えない。

一九五五年、わが家に最初のテレビがやってきた。十インチの四角い箱に粒子の粗い白黒の画像が映る。チャンネルは一つだけ。BBCだ。テレビは、外の世界に対する私の意識を劇的に高めた。その年、ワトソンとクリックというケンブリッジ大学の科学者が、DNAの分子構造について発表した。オックスフォード大学では、医師のリチャード・ドールが、喫煙と肺がん発症の因果関係を発見した。そして、『命は彼らの手の中にYour Life in Their Hands』という番組が、私の残りの人生を決定づける驚くべきニュースを伝えた。アメリカの外科医が、新しい機械を使って心臓に開いている穴を閉じたというのだ。その機械は、心臓と肺の両方を代行することから、人工心肺装置と呼ばれていた。テレビに映る医者は、床まで届きそうな長い白衣を着ていた。看護師は糊のきいた制服と白い看護師帽を身につけ、ほとんど口をきかない。患者たちはたたんだベッドシーツを背中に挟み、上体を起こしてベッドに座っていた。

番組は、心臓手術の背景情報とロンドンのハマースミス病院の外科医がまもなく行う手術の方法を説明した。彼らも心臓の穴を閉じるという。七歳のストリートキッドはその映像にすっかり心を奪われ、その場で心臓外科医になると心に決めた。

十歳のとき、私は地元のグラマースクールの入学試験に合格した。そのころの私は、物静かで従順で内気な性格だった。前途有望な子どもとして、必死で勉強することを期待された。美術が得意だったのだが、学業を優先するためにそちらのクラスはあきらめた。でも、一つはっきりしていることがある。私は手先が器用だった。指先が脳に直結しているのだ。

ある日の午後、授業の後に祖父とハイランドテリアの愛犬ウィスキーとで町はずれを散歩しているとき、丘の上で祖父が突然足を止めてシャツの襟を掻きむしりはじめた。頭を垂れた祖父の皮膚は灰色になっている。そして、汗を流し息を切らせながら、大木が折れるように倒れた。話ができないようだ。目には恐怖が宿っている。すぐにも走って医者を呼んできたかったが、祖父は私を止めた。当時彼は五六歳で、職を失う危険を冒すわけにはいかなかったのだ。私は痛みが引くまで膝の上で祖父の頭を支えていることしかできなかった。そんな状態が三〇分ほど続き、祖父が回復すると私たちはゆっくり家路に向かった。

母は祖父の病状を承知していた。母によると、祖父は自転車で仕事場に行く途中何度も「胸痛発作」を起こしていたという。やがて祖父は自転車に乗ることをしぶしぶあきらめたが、あまり効果はなかった。発作の頻度は増える一方で、特に階段をのぼるといけなかった。風邪を引くと胸に悪いということで、古い鉄製のベッドが階下の暖炉の前に移動され、外に出る必要がないように寝室用便器が持ち込まれた。

彼の足首とふくらはぎには水がたまってひどくむくんでいたため、一回り大きいサイズの靴を履かなければならなかった。靴ひもを結ぶだけでも大仕事だ。そんなわけで、祖父はあまり外出しなくなった。体を動かすのもベッドから暖炉の前の椅子までの移動がせいぜいだ。私は祖父のそばに座って絵を描いた。ひどい体調から気を紛らわせてあげたかった。

私は、あの陰鬱で湿っぽい十一月の午後のことをよく覚えている。ダラスでケネディ大統領が暗殺された日の前日だった。学校から帰宅すると、祖父の家の前に黒塗りのオースティン・ヒーレーが停まっている。医者の車だ。もしや、と思った。結露がついた窓はカーテンが引かれていて中の様子が見えない。私は家の裏手に回って、キッチンのドアからそっと家に入った。泣き声が聞こえる。心が重く沈んだ。

居間のドアは少し開いていて、部屋は薄暗い。中をのぞくと、医者が注射器を手に、ベッドの横に立っていた。母と祖母はベッドの足もとで抱き合っている。祖父の顔は灰色であえぐように胸が上下している。頭は後方にのけぞり、赤みがかかった泡状の液体が真っ青なくちびるると黒ずんだ鼻からたれている。彼は苦しそうに咳き込み、血が混じった唾液がシーツに飛び散った。そして頭がガクンと肩に落ち、見開いた目が壁をさまよい「わが家に祝福を」と書かれたプレートのところで静止した。医者が手首の脈を確認し、「ご臨終です」とささやいた。ほっとしたような空気が部屋を満たした。苦痛は終わったのだ。

死亡証明書には「心不全による死亡」と記載されるだろう。私は気づかれないように部屋を抜け出し、空襲用のシェルターに入り鶏の隣に座って、一人で泣いた。

それからまもなくして、今度は祖母が甲状腺がんと診断され、気管が詰まる症状が出はじめた。「喘鳴《ぜんめい》」は、狭くなった気管を呼気が通るときに肋骨と横隔膜が立てる狭窄音を意味する医学用語である。祖母からは喘鳴が聞こえた。祖母は放射線治療を受けるために自宅から六〇キロほど離れたリンカーンへ行ったが、治療のせいで喉の外皮が焼け、よけいにものが飲み込みにくくなった。気管切開手術をすれば呼吸が楽になるというので少しほっとしたのもつかの間、外科医が切開を試みたところ、狭くなった気管の下部には穴を開けられる場所がなかった。希望は絶たれた。祖母は死ぬまで苦しみつづけるということだ。祖母は麻酔下にいた方がましだったかもしれない。毎日学校が終わると祖母の見舞いに行き、少しでも気が晴れるようにとできることは何でもした。やがて鎮静剤とCO_2ナルコーシスにより祖母の意識が混濁してきて、ある晩、脳出血を起こして静かに息を引き取った。享年六三歳。それでも、私の父方と母方の祖父母の中では一番の長生きだった。

十六歳になった私は学校が休みのあいだ鉄工所で仕事をすることになった。ところが、溶解した鉄を運ぶディーゼル機関車とダンプカーの衝突事故があって、仕事がなくなってしまった。私は病院が臨時で募集していた雑役係の仕事を見つけ、手術室で働かせてもらえるよう交渉した。仕える相手は共通項のない人々だ。患者は、食事を抜き、病人然とした手術用ガウンを着せられて不安そうな様子で、優しさや励ましを欲しており、敬意を持って扱われることを要求する。若い看護師たちは気さくに接してくれたが、看護師長は尊大な態度で「黙って言ったことだけこなしてちょうだい」と事務的に命じ、麻酔医はと言えば、とにかく待たされるのを嫌がる。外科医はただもう傲慢で、私の存在など目に入らない様子だった。そう、最初のうちは。

仕事のひとつに、麻酔下の患者をストレッチャーから手術台に移す補助をするという作業があった。私は、毎回前もって手術リストに目を通しておいたので、どんな手術が行われるのか承知していた。なので、術野が見やすいように、上部の照明灯を調整した（アーティストとして私は人体の構造に興味を持っていたし、どの臓器がどこにあるかといった一通りの知識を持っていた）。やがて外科医たちは私の働きぶりに目をとめるようになり、中には、私がどんなことに関心があるのかと聞いてくれる医師もいた。私はいつか心臓外科医になりたいのだと話し、まもなく私は手術を見学することを許された。

夜間の勤務は最高だ。何しろ夜は、骨折、内臓破裂、動脈瘤の破裂による大出血など、緊急の患者が運び込まれてくる。動脈瘤の出血ではほとんどの場合助からない。看護師は、亡くなった人の体を清めてから死装束を着せ、私は、手術台から表面が金属の遺体用ストレッチャーにドサっと勢いよく遺体を移す。それからストレッチャーを霊安室まで押していき、遺体を冷蔵庫に積み込む。それほど時間がかからず私はこの作業に慣れた。

初めて霊安室を訪れたのは、必然的に真夜中の時間帯だった。風のあたらない灰色のレンガ造りの建物は病院のメインのビルとは離れた場所にあり、私はそこで目にするものを想像するだけで怖くてたまらなかった。その日私は、死体解剖室に直接通じる重い木製の扉の鍵を開けた。部屋に入ったものの、電気のスイッチが見つからない。懐中電灯を支給されていたのだが、奥へと進む勇気を奮い起こしているあいだ、懐中電灯の光線があちこちを照らすことになった。

緑色のビニール製エプロン、先の尖った器具やつややかな大理石が薄暗がりの中で輝いて見える。部屋は死のにおいがした。あるいは、私が死のにおいだと思うもののにおいがした。ついに、懐中電灯の光線が照明のスイッチを捉え、私は天井灯をつけた。ただ、気持ちの方は少しも明るくならない。床から天井まで金属製の四角い扉が何段も並んでいた。遺体用の冷蔵庫だ。空いているスペースを見つけなければいけないのだが、私にはどれが空なのかわからない。

扉によってはスロットに名前の書かれた厚紙が入っているものがあり、そこは先客がいるのだろうと想像できた。そこで、名前のついていない扉のハンドルを回してみたところ、リネンの下に裸の老女が横たわっていた。氏名がわからない遺体だろうか。まいった。二番目の段を開けてみることにした。今度は当たりだ。

スライド式の金属トレイを引き出して、運んできた遺体の方に機械式昇降機を押し込んだ。遺体を床に落とさず、どうやって事を成し遂げるのだろう。固定用の革ひも、クランクハンドル、そして私の労力だ。私はなんとかこの作業をやりとげ、トレイを冷蔵庫の中に滑らせて元の場所に収めた。

霊安室に一人で閉じ込められるわけにはいかないので扉は開けっぱなしにしてあった。急ぎ足でそこから出て、次の顧客が待つメインの病棟に向かってキーキーと音を立てる遺体用ストレッチャーを押していった。病理学者は、大理石の台に遺体を乗せてその内臓を切り分ける。こんなところでキャリアの半分の時間を過ごすなんて、病理学者の気が知れないと思った。

それからしばらくして、私は年配の女性病理学者に気に入られて、解剖を見学させてもらえることになった。醜い傷跡が残るような手術や酷い外傷の症例はそれなりに見てきたが、解剖にはなかなか慣れなかった。解剖医は、老いも若きも関係なく、すべての死体を頸部から恥骨まで切り開き、内臓を取り出し、耳から耳まで頭皮にメスを入れ、みかんの皮でもむくように顔の方につるりと頭皮を剝ぐ。さらに、ゆで卵のてっぺんを切り取るように、振動する電動鋸が頭蓋を取り除くと、ついに脳全体が目の前にさらされる。この柔らかい渦のようになった灰色の塊がどうやって私たちの生命を支配しているというのだろう。ましてや、脳外科医はどうやってこのぐずぐずしたゼリーのような物体に手術を施すのか。

私はこの暗く物哀しい部屋で実に多くのことを学んだ。人体構造の複雑さ、生と死を分ける細い線、別離の心理学など。病理学には感傷が入り込む余地はなかった。同情のかけらぐらいはあるかもしれないが、死体に親近感を抱けるかといえば、それはない。それでも、個人的には、ここに来る年若い人々には悲しみを覚えた。がんや変形した心臓などのせいで、悲惨で短い生涯が運命づけられていた、あるいは悲劇的な事故で命が絶ち切られた、赤ん坊、子ども、ティーンエージャーたち。心臓を愛情や情熱の源と見たり、脳を魂が宿る場所として考えたりすることは厳に慎まねばならない。ただそれに対峙し、切り刻んでいくのだ。

ほどなくして私は冠状動脈血栓症、心筋梗塞、リウマチ性心臓弁膜症、大動脈解離、そして肝臓や肺に転移したがんを見分けられるようになった。これらはありふれた症例だ。炭化や腐敗した遺体はひどい臭いがするので、ヴィックスの軟膏を鼻孔に塗りつけて臭い対策をする。私は自殺死体を見ると胸が痛んだが、その気持ちを口にすると、「外科医になりたいなら、そうした感情は克服しなさい」と言われた。その痛みは、酒を飲める年齢になるとだいぶましになった。私は、外科医のレクリエーション活動の上位には「アルコール」がランクインするのではと感じていたが、夜間に呼び出された医師が酒臭いことがよくあったので私の推測は正しかったようだ。ただ、私はそれを批判できるような何者でもなかった。

私は自分が本当に医学校に進めるのだろうかと不安に思いはじめていた。私の成績は飛び抜けてよくはなかったし、特に私にとって知性のバロメーターである数学と物理学がにがてだった。ただ、生物は得意で化学もまあまあだったので、最終的には大学入試に必要な多くの試験科目で合格点を取っていた。そのなかには、一生使わないであろうラテン語やフランス文学、中等教育修了証向けの特別な数学や宗教研究も含まれていた。私が思うに、この成果はいわば努力のたまものであり知性の証明ではなかったのだが、それでも猛勉強のかいあって公営団地から出られるチケットが手に入った。加えて、病院で過ごした時間が私の目を世界に向けさせてくれた。私はスカンソープを出たことはなかったが、生と死については知っていた。

私は受け入れてくれる医学校を探しはじめ、学校が休みのあいだは病院でのアルバイトを続けた。血液、吐瀉物、骨粉、糞尿の掃除ではエキスパートとなり、手術部アシスタントという肩書きをもらっていた。実に小さな第一歩だ。

そんな私が名門ケンブリッジ大学から面接に呼ばれたときは驚いた。誰かが私のことを推薦してくれたに違いない。ただ、それが誰かはわからずじまいだった。ケンブリッジの街路は卒業式のガウンを着てにぎやかにおしゃべりする若い学生であふれかえっていた。パブリックスクール特有のアクセントで話す彼らはみな自分よりはるかに賢そうに見えた。眼鏡に角帽の学者然とした教授がワインや食後酒がふるまわれる大学のディナーに出席するために自転車で石畳の通りを下っていく。私の心には、ハンチング帽とマフラーを身につけ、すすで汚れた製鋼所の労働者の姿が浮かんだ。パンとじゃがいもの食事、それにおそらくは黒ビールを楽しみに煙霧の中を家へと向かう。気分が沈んできた。ここに私の居場所はない。

面接は、カレッジの中庭を見下ろすオーク材の羽目板が張られた書斎で、威厳のある二人の専任教員により行われた。私たちは使い込まれた革張りのひじ掛け椅子に座った。立派な家具がリラックスした雰囲気をかもしだし、私の生い立ちについて聞かれることはなかった。予想していた「どうして医学を学びたいのかね」という質問もなかった。練習していた質疑応答は無駄だったわけだ。代わりに尋ねられたのは、アメリカはなぜベトナムに侵攻したのか、君は駐留兵が罹患するおそれのある熱帯病について聞いたことがあるか、という質問だった。ベトナムにマラリアがあるのか知らなかったので「梅毒ですかね」と答えた。

これで場が和み、重ねて私が「ナパーム弾や銃弾よりは軽微な疾病と言えるでしょう」と言うとまた受けた。次の質問は、喫煙はウィストン・チャーチルの死亡（当時、彼が死去したばかりだった）に関係があると思うか、だった。「喫煙」は私が待っていたキーワードのひとつだった。がん、気管支炎、冠状動脈疾患、心筋梗塞、心不全、解剖室で喫煙者の死体がどんなだったかなど、私の口からは次々と言葉が飛び出した。「解剖を見たことがあるのかい」「ええ、何回も」。そして、その後で脳、内臓、体液の後片づけもした。「今日はありがとう。数週間以内に結果を知らせる」

次に、ストランド通りのトラファルガー広場とコベントガーデンのあいだにあるチャリングクロス病院の面接に呼ばれた。もともとこの病院はロンドン中心地の貧しい人々のために建てられ、大戦を経験した。指定の時間より早く到着したが、私はアルファベット順で最後の面接者だったため、とてつもなく長く感じられる待ち時間を手持ち無沙汰なまま過ごした。親切な看護師長が面接者に紅茶とケーキを出してくれ、私たちは戦時中の病院の様子などについて静かにおしゃべりした。

面接は病院の役員室で行われた。テーブルの向こう側には、まさにハーレーストリートの外科医然とした〔訳注：ハーレーストリートは高名な医師が集まっている場所として有名〕モーニング姿の面接長と、短気で有名なスコットランド人の解剖学教授が座っている。『ドクター・イン・ザ・ハウス』という映画は、この教授がモデルだという。私は背筋をピンと伸ばして——この場面で猫背はありえない——木の椅子に腰かけていた。最初に「この病院について何か知っているかな」と聞かれた。なんとラッキーな。神に、看護師長に、いやその両方に感謝だ。次に、クリケットの個人成績とラグビーができるかを尋ねられた。質問はこれがすべてで、面接は終了。私はその日最後の志願者で、結果は後日連絡される。

私はブラブラと歩いてコベントガーデンに入り、色とりどりの屋台や何軒ものパブの前を通りすぎた。ここにはあらゆる層の人々がいる。チャリングクロス病院の常連である、浮浪者、売春婦、大道芸人、銀行員がいて、赤いロンドンバスがストランド通りを行き来している。人や車の喧騒の中を当てもなく歩いていると、サボイホテルの重厚なエントランスの前に来ていた。思い切って入ってみようか。今日は面接用のスーツを着て、ヘアクリームで髪も決めているから、それなりの身分に見えるはずだ。中に入る決心がついたのは、真っ白な制服姿のドアマンが私のためにスイングドアを開けて「ようこそ、お客さま」と出迎えてくれたからだ。私は正式に認められたってことだろう。スカンソープからサボイへの一歩だ。

目的ありげにつかつかとアトリウムに進み、サボイグリルの前で金色の額に入ったメニューをちらっと見るあいだだけスピードを緩めた。なんて値段だ！　立ち止まることはしなかった。「アメリカンバー」という案内板が目に入った。ホールにはウェストエンドのスターたちのサインが入った写真や絵がかけられている。バーに着くと、まだ午後五時と早い時間だからか順番待ちの列はなかった。私は背の高いスツールに腰かけ、目立たないように無料のカナッペを取ってきて夢中で食べながら、カクテルメニューをじっくり眺めた。アルコールドリンクを飲むのはこれが初めてなので、まるで区別がつかないが、決めなくてはならない。「シンガポール・スリングをください」。すると、スイッチが入ったかのように、私の人生が変わった。二杯目を頼んでいたら、キングスクロス駅まで行き着けなかっただろう。

一週間もしないうちにチャリングクロス病院医学校から手紙が届いた。両親が心配そうに見守るなか、爆発物の信管を外すような気分で開封した。それは入学を許可する通知だった。条件は生物学、化学、物理の試験にパスすることだけで、成績は問わないとのこと。チャリングクロスは毎年五〇人の学生しか受け入れない小規模な医学校だが、この私が動物学者のトーマス・ハクスリーや探検家のデイビッド・リビングストンといった偉大な卒業生の後に続くのだ。私の家族の中で総合大学に進むのは私が初めてであり、医師――願わくば最初の心臓外科医――を目指す最初の一人なのである。

第3章　ブロック卿の長靴

彼が医者になって一年が過ぎ、彼には二人の患者がいた。いや、三人だったかも。そう、三人だ。私は彼らの葬儀に参列したんだった。

——マーク・トウェイン

王立外科医師会のフェロー試験に備える最適の方法は、医学校の解剖室で解剖学のデモンストレーターとして働くことだ。デモンストレーターの仕事は、新入生を相手に人体構造について微に入り細を穿って説明し、死体を皮膚、脂肪、筋肉、腱、そして臓器へと種類別に分解していく手伝いをする。学生たちは、金属製のストレッチャーに乗った、防腐処理を施されてぬめぬめする死体をあてがわれる。それぞれの死体にはナイーブな新人医学生が六人つく。ぞろぞろと解剖室に入ってきた彼らは、糊の効いた白衣を身につけ、真新しい解剖キット——外科用メス、はさみ、鉗子、フックがロール式の麻布に収まっている——を手にしていて、みんな苦労知らずの顔をしている。私が入学したときと同じだ。

私はグループからグループへと移動して、進行具合をチェックした。少数だが、なかなかメスを入れられない者もいる。死体を切り刻むために膨大な時間を費やすことは、彼らが夢見ていた医学ではなかったろう。それがわかるので、私は苦痛の時間を乗り越えるための最良のアドバイスを与えた。強い香水をつけ、朝食は抜かないこと、そしてサッカー、ショッピング、セックスなど何でもいいのでとにかく別のことを考えるようにするんだ。試験に受かるために必要なだけの知識を手に入れ、死体に深入りするな。このアドバイスが功を奏することもあったが、切断された死体の悪夢を見る者もいた。

私の最初の外科医試験では、解剖学、生理学、病理学を習得しなければならなかった。どれも、手術の手技とは関係ない科目だ。ロンドンには、元試験官が講師となり、医師会が望むような形で情報を与え、事実だけを頭に叩き込むコースが設けられていた。頭が悪くないかぎり、金を払えば合格できる、というわけだ。それでも、受験生の三分の二が試験に失敗する。私も、最初の試験ではその三分の二に含まれていた。

勉強ばかりの単調な毎日にうんざりしていたとき、ロイヤルブロンプトン病院の「外科研修医募集」という広告が目に入った。条件として、「王立外科医師会の会員が望ましいが、会員以外も応募可」となっている。私にもチャンスがあるだろうか。私はまだ最初の試験に通っただけで最終試験を受験できるまでに少なくとも三年はかかる。しかし、試しに応募したところで失うものは何もない。

まず無理だと思っていたが、私はこの職を手に入れ、数週間後には仕事を始めた。私は、マティアス・パネス先生とクリストファー・リンカーン先生の下につくことになった。パネス先生は身長二メートルのがっしりとしたドイツ人、そして彼と同じくらい大柄なリンカーン先生は新任の小児心臓外科医だ。二人はまったく異なる個性の持ち主だが、よく知るようになるまで、私にとってはどちらもそれぞれにおっかない存在だった。チャリングクロスでジュニアレジデントとしての激務に追われながらここでの仕事をこなすには、言われたことを全部メモするしかないと学んだ。すべての命令や要求を誰かが口にしたそばから記録する。忘れたら泥沼にはまる。だから私は常にクリップボードを持っていた。これがパネス先生にはおもしろくてたまらなかったらしく、なにかというと「ウェスタビー、あれは持ったか？　ウェスタビー、あれは忘れてないよな?」と振ってきた。

こんな中、私の手術デビューは思いがけないものとなった。パネス先生のチームは、外来診察を終えた後、ウェールズからきた小柄な老婦人の僧帽弁置換術を予定していた。ボスは、私に手術に入るように言い、自分は他の二人の患者を診るので先に始めていなさいと指示した。私は誇らしい気持ちでブルーの手術着に着替えた。しかも、誰も使っていないロッカーに外科医用の白いゴム長靴があるのを見つけた。かなり履き古されて汚れている。新しい長靴を選ぶこともできたのだが、私はこの置き去りにされたお古の長靴が欲しかった。なぜかって? 長靴の後ろ側のつまみのところに「ブロック」と書いてあったからだ。そう、私はあの偉大なる心臓外科医ラッセル・ブロック卿の長靴を受け継ぐのだ。

当時、ウィンブルドンのブロック男爵は七〇歳で手術はもうやらなくなっていたが、パネス先生の話では、「なにごとにつけ完璧にはできなくなったことが痛感されてやりきれなくなった」というのが理由らしい。ブロック卿は私が医学校に通っていたころは王立外科医師会の会長を務め、外科部長を兼任していた。そして私は、今、その彼の足跡を辿ろうとしていた——文字通りの意味で。私は更衣室を出て意気揚々と手術室に向かった。手術室看護師はすでに消毒用ヨード液の準備を済ませ、患者の裸体に色あせた緑色のドレープをかけており、待ちきれないように手術室用の靴で大理石の床をカツカツ鳴らしていた。辛抱強い麻酔医のイングリッシュ先生と主任人工心肺技師は麻酔器の近くでチェスをしている。どうやらけっこう長いあいだみんなを待たせてしまったようだ。私は、自分の手技を披露する初めての機会にわくわくしながら、医療用マスクをかけすばやく手の洗浄を行った。

まず私は目印となる胸骨上部のV字のへこみ部分と、胸骨下縁の軟骨を注意深く確認した。メスが上から下へと完全な直線で切開してこの二点を結ぶ。老婦人は心不全でひどく痩せていたため、皮膚と骨のあいだに電気メスで切るべき脂肪がほとんどなかった。このときになってもまだ助手の外科医は来ていなかったが、看護師たちにいいところを見せようと、かまわず先へ進めることにした。

私は振動する骨鋸を手に取りテストしてみた。ブィィーン。うん、パワーは十分だ。私は思い切りよく、胸骨に鋸の歯を当て頸部方向へ走らせた。その刹那、恐ろしいことが起こった。血が混じった骨髄が少し飛び散った後、切開部から突然赤黒い血が勢いよく噴き出したのだ。そんなばかな！　瞬時に冷や汗が出たが、看護師は非常時の対応手順を承知しており、速やかに第一助手の位置に移動した。吸引機をつかんだ私に、看護師は「出血箇所を指で強く押して」と指示した。

遅まきながらイングリッシュ先生がチェス盤から顔をあげ、混乱状態に動じることなく「輸血を一単位ください」と麻酔看護師に言った。「それと、外来にいるパネス先生を呼び出して」

私にはなぜ血が噴き出したかわかっていた。鋸が右心室を傷つけたのだ。それにしてもなぜだ？　胸骨の裏側には組織があるはずだし、心臓は心膜で包まれている。看護師は、その後の六カ月間で何度もやってみせたように、私の心を読んだ。「これが再手術であることはご存知のはずだし」。言い切ってはいるが、実際には質問だ。

「いいえ、まったく聞いていませんでした」私は懸命に否定した。「手術創はどこですか？」

「前回は小開胸手術だったので、傷は乳房の下に隠れて見えなかったのでしょう。パネス先生から再手術だと聞いていなかったのですか？」

もうこれ以上何も言うまい。非難の矛先を変えることより、目の前の惨状をなんとかしなければ。

再手術の場合、心臓と周囲の組織は炎症性の癒着でくっついてしまい、心臓と線維状の心膜のあいだに隙間がなくなっている。今回の患者の場合は右心室が下部の胸骨に張りついて、全体が塊のようになっていたのだ。さらに悪いことに、リウマチ性疾患で僧帽弁が著しく狭窄し、肺動脈の血圧が高くなって右心室が拡張していた。私たちはダメになった弁を交換するためにここにいるのに、私が出だしで手術を台無しにしてしまったわけだ。なんて日だ。

押さえつけても出血は止まらなかった。血は骨のすきまからあふれ出ており、胸骨もまだ完全に開けていない。患者の血圧が下がりはじめていた。小柄なので、失える血の量は限られている。イングリッシュ先生はドナー血液の輸血を始めたが、排水管に水を流し込むようなもので、問題の解決策とは言えなかった。一方から注入されて、反対側から出ていく。私は外科医で、出血を止めることが私の仕事だ。仕事を成し遂げるためには、出血箇所を見つけなければならない。

私の汗はポタポタと患者の傷口に落ち、脚をつたってブロック卿の長靴の中へ流れた。老婦人の血は滅菌ドレープの上を流れてくすんだ白のゴム長靴の上に落ちた。このときまでに、外回り看護師たちも手の消毒をすませて手術台に来ていた。私は、先ほどよりは控えめに鋸を持ち上げ、まだ切開していない骨に歯を入れた。胸骨ではもっとも厚みのある部位で頸部のすぐ下の場所だ。その後、さらなる輸血で多少血圧を回復させながら、出血箇所の圧迫を続けた。

血圧が下がると、出血の速度は遅くなる。この機を利用して、私は心臓を胸骨の裏側からしっかり剝離し、金属製の開胸器を差し込んで胸を押し開いた。これで、術野にその中身を噴き出している傷ついた右心室が見えるようになった。この患者の場合のようにすべての部位が癒着していると、骨の縁を広げた拍子に心筋を引き裂いてしまいかねず、場合によっては修復不可能な結果をもたらすことがある。しかし、私は運に恵まれ、患者の心臓はまだ丸ごと残っていた。あやういところではあったが。

私の心臓は激しく脈打っていた。冠状動脈からはかなり離れた右室自由壁にある五センチほどのギザギザの切れ目が出血箇所だ。私が開胸器を開いたとき、看護師は直感的にその部分に直接こぶしを当てた。この瞬間ついに出血が止まった。イングリッシュ先生が二つめの血液ユニットを絞り出して点滴で注入すると、老婦人の血圧は八〇㎜Hgに戻り、応援で来ている手術室看護師が、あとで人工心肺装置で使えるように長いプラスチック管を切り分けてくれた。だが、装置につなぐ前に心臓をもっと露出させる必要がある。私はまず例の穴を縫合した。外科研修医として私はこれまでに皮膚、血管、内臓の縫合をしたことはあるが、心臓は初めてだった。

看護師は、使用すべき糸を私に指示し、結節縫合ではなく連続縫合で縫うのが最善と教えてくれた。その方が早いし、しっかり傷口を閉じられるという。「結び目はきつくしすぎないように」と彼女は付け加えた。「そうでないと、糸が筋肉を傷つけてしまうから。筋肉はもろいの。パネス先生が来てどなられる前に、さっさと取りかかりなさい」

むずかしいのは、拍動のたびに心室から血があふれる状態で正確に縫合することだ。私の手袋の外側は血だらけ内側は汗みどろで、手際よく縫うのは不可能だった。

イングリッシュ先生はこれを見て、「フィブリレイターを使え。数分間心拍を停止するんだ」。

フィブリレイターは、通常なら医者が絶対見たくない「心室細動」を起こす電気装置である。心室細動になると、心臓はポンプ機能を停止してけいれんし、常温なのに脳に血液が行かなくなる。四分後には脳の損傷が始まる。

イングリッシュ先生は重ねて促した。「一分たったら除細動するんだ。それまでに傷を閉じられなければ、数分待ってからもう一度フィブリレイターで細動を起こす」

私は、老練な先輩俳優に操られて動く人形のような気分になった。人形上等。さっそく目視できる筋肉の表面にフィブリレイターの電極をつけ、イングリッシュ先生がスイッチを入れた。心臓は拍動を止め、細かく震えはじめた。私は大急ぎで縫いはじめた。まさにそのとき、パネス先生が手術室のドアを開けた。先生はモニターで心室細動を確認して最悪の状況を予想したかもしれない。私は顔を上げず、ひたすら縫合を続けた。イングリッシュ先生が二分経過したと言ったとき、あともう少しで筋肉の縁を結合し終えるところだった。私は三分間経過するまで作業を続けた。穴が閉じられ、後は結紮《けっさつ》するだけだ。

除細動器のパドルをできるだけ心臓に近い位置にあて、私は「除細動」と言った。何も起こらない。パドルのラインが除細動器に接続されていなかった。ちょっとしたミスだ。貴重な数秒が過ぎた。「バンッ」私は待った。心臓は少しのあいだ動かなかったが、再び細動を始めた。

洗練されたスーツに革靴という姿のパネス先生がドアから大股でこちらへ歩いてきた。手術帽もマスクもつけていない。彼は滅菌ドレープ越しに震える筋肉を見ると、当然のことを言った。「電圧を上げて」。二度目の電気ショック。心臓の細動は止まり、力強い拍動が戻った。

パネス先生はニヤッと笑い、こう言った。「ウェスタビー、何か私に言っておくことはあるか？　僧帽弁は右心室にないよな。君はもっと利口かと思っていたよ」。そして看護師にウィンクし、彼はこれから紅茶を飲んでくるけれど、そのあいだウェスタビーがバカなことをしないように見ていてくれ、と言い放った。

私はこれ以上ないくらい緊張していたが、なんとか糸の結紮を終えた。私の狼藉にもかかわらず、患者の心臓は問題なく動いているようだ。私の手術衣とブロック卿の長靴には血が飛び散り、大理石の床に血だまりができていたが、血圧は平常に戻っていた。今日の戦いは勝利に終わったのだ。

私は看護師を見た。マスクに隠れて、冷静な青い瞳しか見えない。血で汚れた彼女のゴム手袋の手を握って、私たち二人を救ってくれたことにお礼を言った。パネス先生が手術を引き継ぐまで何事も起こらなかったかのようだった。心臓の前面に縫い目があることは冗談のネタにされたが。私は「どうして、再手術の患者だったことを言ってくれなかったんです？」と先生に問い質したかったが、そもそも彼もそのことを覚えていなかったのかもしれないと思い当たった。外来で彼が患者と話したのは何カ月も前のことだろうから。

手術の後半はスムーズに進んだ。イングリッシュ先生と人工心肺技師はチェスを続けていたし、私は吸引器を手に手伝い、パネス先生は変形した僧帽弁を切り取って「ボール弁」と呼ばれる人工弁に交換した。その後はひたすら縫合が待っている。

外科研修医の一日に終わりはない。その夜、私は集中治療室の椅子に腰かけて、老婦人の脳に損傷がないことを祈りながら、目を覚ますのを待っていた。この女性が手術室の床に血を流しつづけて死んでしまっていたら、私はどんな気持ちになっただろう。果たして医者を続けていく意思を持ちつづけられたのか？　あるいは、今日私の外科医としてのキャリアは終わっていたのか？　英雄になれるか凡人で終わるかはごくわずかな巡り合わせで変わり、私はなんとか踏みとどまった。今はとにかく患者が目を覚ますことを願うばかりだ。

患者の夫と娘がベッドの脇にいて徹夜で見守っていた。夫が私に手術が成功したかどうかを尋ねた。私は「ええ、まったく問題はありませんでした。パネス先生の執刀はすばらしかったです」と淀みなく答えて、自分がヘマをしたことには一切触れなかった。

そのとき、まるで私たちの願いが届いたかのように老婦人の目が開いた。安堵の思いが体を包んだ。夫と娘はさっと立ち上がって、まだ呼吸管につながれて身動きが取れず天井の方を見ている患者にそばにいることを知らせ、その手を握った。このときになって初めて、私はあることに気づいた。心臓の手術は自分にとっては日常的に起こっていることだが、患者やその家族には一生に一度の途方もなく不安なできごとなのである。彼らには優しく接しなくては。

心臓外科は砂地獄のようなところだ。いったんそこに落ちると、より深みへと吸い込まれる。何か興味深いことが起こってそれを見逃してしまうかもと思うと気が気ではなく、なかなか帰宅できない。リンカーン先生が担当した乳児のベッドの横にいて、モニターのピッ、ピッ、ピッという電子音にじっと耳を傾け、血圧が下がればその回復を試み、血液が排水管に流れるような状況を脱することを願っていたりしながら長時間過ごした。

さて、私はまもなく次の失態を演じた。クリスマス間近なある土曜の夕方、研修医の一団が食堂で夕食をすませた後パブへと向かった。ブロンプトン病院には救急外来がないので、夜間、しかも週末に緊急手術が入ることは滅多になかったからだ。一パイント（約五〇〇ミリリットル）のビールを二本ほど飲んだところで、交通事故で重傷を負った若者がアメリカ空軍のジェット機に乗せられてアイスランドから飛び立ったという連絡が入った。負傷者の大動脈壁は破れており、パネス先生が手術を行うという。これはたいへんだ。怪我もビールも。摂取したアルコールの量については、飲み慣れているので特に心配はないのだが、四時間がかりの手術中にたまる尿の量が問題なのだ。それに、パネス先生には助手が二名必要になるので、私も必ず手術に呼ばれる。破裂しそうな膀胱を抱えて集中力を保つことはとうてい無理だが、私としては、小学校の教室で泣きそうな顔をして「トイレに行かせてください」と手をあげる子どものような振る舞いをして恥をかきたくなかった。

上級研修医が手術室の準備のために席を外したとき、私は何かこの状況を打開する方法がないものかと考えた。手術中、尿道カテーテルと排液袋を使うというのはどうだろう？　ただ、尿道カテーテルを通すのは気が進まない。それに足にくくりつけた尿袋をぶらさげて立っているのもきつそうだ。と、そのときある考えが閃いた。ブロック卿の手術用長靴だ！　片方で一パイントは溜めておけそうだし、長いポールズ・チューブ――かつて失禁に悩む男性が使用していた、壁が薄いゴム管――を使えば、尿道カテーテルを通すよりも膀胱への感染リスクが少ない。

私はチューブを探しに病棟へ向かった。チューブは好きな長さに切れるようになっていたので、私の股下の長さに合わせて切った。必要な備品がそろうと、ボスが手術室に到着したときに準備万端の状態でいたかったので、外科の更衣室に行き、いつものようにクリップボードを持ち白い長靴を履き、粘着テープでチューブを留めた。ヒースロー空港からの救急車が私たちの予想よりずっと早く着いたので、私は遅刻すれすれで手術室に入った。さすがジェット機だ。

私たちは真夜中までに患者の左胸の肋骨を開き、すぐに出血箇所を見つけた。パネス先生は、クリスマスパーティーの最中に呼び出されたので、機嫌が悪かった。私が予想した通り、ほどなくビールの影響が現れ、同僚の研修医はそわそわしはじめ、重心を一方の足から他方の足に移したりして、完全に集中力を失っていた。結局彼は断りを入れて手術台を離れ、私は、ピチャピチャという音をごまかすために大げさに咳をしながら第一助手の位置に移動した。同僚がトイレから戻った後も私は彼の持ち場に居つづけた。ウェリントンブーツの右足が徐々にタプタプになっているという事実を除けば、私自身は快適だった。同僚の方は、二〇分ほどでまた中座しなければならなかった。

この時点で患者は危険を脱していたが、パネス先生はイライラしていた。「彼はどうなってるんだ？　パブに行ってたんじゃないか？　酒を飲んでいたんだろ」

「僕にはよくわかりません、パネス先生。夕方からずっと図書館で勉強していたので」と私は答え、雷が落ちるのを待った。しかし、叱責はなかった。

代わりに、「よくやった、ウェスタビー」と言われた。「君は引き続き胸の縫合をしてくれ。今日は彼に君の助手をしてもらおう。では、月曜にまた会おう」

私は証拠を処分し、若い患者に付き添って集中治療室に戻った。誰にも気づかれなかった。

今私は眠りにつく代わりに、コーヒーを手に小児科の集中治療室にいる。クリスマスの夜、居心地のいい保育器の中で生きつづけようとがんばっている小さな乳児を見ながら、看護師とおしゃべりをしていた。外科の研修生である私たちはみな慢性的な睡眠不足だったが、眠りには楽しいことなどほとんどない。睡眠は、たまの休みにとればいい。私たちは、常に緊張状態で、何かが起こることを切望するアドレナリン中毒だった。大出血の患者から心停止の患者へ。手術室から集中治療室へ。パブからパーティーへ。

睡眠不足は外科医の心に精神病の種を植える。ストレスへの耐性、危険を冒すパワー、共感の喪失。私は、少しずつこの外科医限定クラブに染まりはじめていた。

第4章　タウンシップの少年

天才は一パーセントのひらめきと九九パーセントの努力である。
——トーマス・エジソン

一九七九年十月。私はロンドン北部にあるヘアフィールド病院の胸部外科チームで上級研修医として勤務していた。心臓外科で研修を受ける者は全員肺と食道の手術方法を習得することを義務づけられ、当然がんにも対応しなければならないのだが、これが精神的にきつい。がんが見つかった場合、すでに他の部位に転移していることが多く、大半の患者は予後も決して安心できないので、やはり気が重い。加えて、がんに関しては単調さがついて回る。選択肢は乏しく、切除するのは肺の半分か全体か、右肺か左肺か、あるいは食道の上部を切るか下部を切るのか、といった具合だ。こうした処置を百回も行うと、もう驚くようなことは何も起こらない。

時として、挑戦しがいのある症例が向こうからやってくることがある。技術者のマリオは四二歳のイタリア人で、サウジアラビアの復興プロジェクトの仕事をしていた。家族思いで明るい性格のマリオは、家を建てる資金を稼ぐためにサウジアラビア王国へ行き、ジェッダのはずれの広大な工業団地で焼けつくような砂漠の熱波の中何時間もぶっ通しで働くこととなった。そして、大惨事が起こった。彼が屋内で作業をしているときに、何の前触れもなく巨大なボイラーが爆発して、蒸気が部屋を満たした。それも高圧で圧縮された蒸気だ。熱湯のような蒸気で彼の顔だけではなく、気管と気管支の内壁が焼けた。

このショックで危うく彼は即死するところだった。火傷を負った組織は死に、壊死した皮膜全体が気管支の内側から剝がれ落ちた。こうして溜まった破片は、昔ながらの方法で取り除かなければならない。つまり、挿入部分が硬い材質の硬性気管支鏡（先端にライトがついた長い金属の筒）をマリオの咽喉と喉頭の背面から気道へと押し入れるのだ。

窒息しないように、マリオはこの処置を定期的に――ほとんど毎日――受けなければならず、そのために気管支鏡を喉頭から出し入れすることがますます困難になってきた。すぐに喉頭が傷だらけになって気管支鏡が通らなくなり、気管切開が必要になった。息ができるように喉を切開して穴を開けるのだ。しかし壊死した気管支内壁の組織が炎症組織と細胞塊に取って代わられ、カルシウムが付着して水道管の流れが悪くなるように、気道を塞ぎはじめた。彼は呼吸がしにくくなり、苛酷にも彼の状態は悪化の一途をたどっていった。

ジェッダからの電話を受けたのは私だった。マリオ担当の火傷専門医が切迫した状況を説明し、私たちから何らかの助言をもらえないかと問い合わせてきたのだ。私ができた唯一の提案は、患者を飛行機に乗せてヒースロー空港に寄越してくれたら、こちらで彼を診察して善後策を検討します、というものだった。建設会社が医療救助の費用を負担することになり、翌日マリオが到着した。当時、私のボスは引退間際で、この患者について、引き受ける自信がある範囲で私が担当してもいいと言ってくれた。私にはすべてに対応できる自信があったし、何も恐れてはいなかった。しかし、惨事に遭った患者が中年の男性だったので、私はボスに、いっしょに彼の気管の状態を見てもらってから計画を立てたいと言った。

マリオは見るも無残な姿だった。彼が息をしようと苦しそうにあえいでいるあいだも、気管切開チューブからはゴボゴボと不快な音をたてて泡状の感染液があふれていた。真っ赤な顔は焼けただれ、かさぶたになった皮膚がはがれ、そこから血清がしみ出している。外側の火傷と内側の火傷のために、彼の気管全体を塞いでいる血に染まったもろい組織が、彼を窒息させようとしているのだ。麻酔で眠らされることは、彼にとって僥倖であった。

マリオの意識がなくなると、私は首の穴から血が混じって粘つく分泌物を吸い取り、気管切開チューブに酸素吸入器を接続して、黒いゴムのバッグを押し絞って空気を送った。抵抗があって肺が膨らんでくれない。私は、声帯と喉頭を通す通常のルートで硬性気管支鏡を入れてみることにした。これは、大道芸人が剣を飲み込むのと似ているが、食道ではなく気管が通り道だ。

気管と左右の主気管支全体の状態を確かめる必要があった。このためには、喉の裏側の声帯が見えるように、先端部を正しい角度に傾けなければならない。歯を一本も傷つけないよう注意が必要だ。このテクニックは、理学療法士が足りず私が自分で患者の喀痰《かくたん》洗浄をしなければならなかったときに、肺手術後の意識のある患者を相手に行っていたものだった。処置はつらいが、窒息するよりはましだ。

私は硬性気管支鏡を操作し、歯のあいだから舌の裏側に差し込み、奥の方を観察して、喉頭蓋――嚥下時に喉頭が開くのを防ぐ軟骨――を特定した。気管支鏡を使ってこの小片を持ち上げれば光沢のある白い声帯が見えてくるはずだ。声帯は中央に切り込みがあって左右に開く。通常はここから気管へと気管支鏡を挿入する。私は肺がんの組織検査のために何百回もこの処理をしていた（時にはピーナッツを取り除くこともあった）。しかし、マリオの場合、喉頭が焼けただれ、声帯は炎症を起こし赤く腫れてソーセージのようになっているため、とうてい器具を通せない。マリオは気管切開に頼るしかない状態だ。

一歩脇へよけ、ボスから喉頭が見えるように歯の上で気管支鏡を支えた。彼は低くうなって頭を振った。

「もう少し強く押してみたまえ。失うものはなにもないだろう」

再び狙いを定め、気管支鏡の先端で声帯の開口部と思われるところをグイッと押した。腫れ上がった声帯がこじ開けられ、器具が気管切開チューブに当たった。気管支鏡の側部に換気器具を装着してチューブを引き抜いた。通常であれば、主気管支への分岐部まで気管全体が見渡せるのだが、今回は完全に無理だった。細胞の増殖により気道は文字通り閉塞していたため、私は、硬性気管支鏡を先へとそっと押し進め、吸引器を使って血液や剝がれ落ちた組織を取り除き、同時に気管支鏡の先端から酸素を投与した。熱傷のない部位が見えてくるのを心待ちにしていると、ついに左右の主気管支の下部にきれいな内壁が確認できた。しかし、傷ついた内壁からは血が滲み出てきている。

真っ赤だったマリオの顔は血の気を失い刻々と青みを増してきている。ボスが作業を引き継ぎ、気管支の様子をみながら、もっと詳しく調べようと時おり長いテレスコープを挿入した。明確な解決策がない危険な状態が続いている。息をしなければ死んでしまう。幸い、しばらくすると血が止まり、溜まっていた組織が取り除かれると気道がなんとか確保できるようになった。再度気管切開チューブを挿入し、人工呼吸器につないだ。両胸は上下し、どちらの肺も膨らんでいる。処置は一応成功したと言えるが、この先改善する見込みは低い。

二日後、マリオの左肺が虚脱し、私たちは同じ処置をやり直すこととなった。前回と同じく予断を許さない状態だ。組織は増えつづけ、人工呼吸器につながれたマリオは完全に意識があり、激しく苦しんでいた。

窒息は、最悪の死に方だ。私は甲状腺がんで息ができなかった祖母のことを思い出した。祖母は気管切開が必要だと言われたが、その処置は失敗に終わり、ベッドで体を起こした状態で昼も夜も空気を求めてあえいでいた。子どもながらになんとか祖母を助ける方法がないかと知恵を絞った覚えがある。どうして障害物を超えてもっと下までチューブを通すことはできないの？　気管切開チューブはなぜもっと長くできないんだろう？　単純なことに思えるのに、周りの人はただ「それはできないんだよ」と繰り返すばかりだった。

気管支鏡で観察できたかぎり、マリオの状況は祖母の場合とほとんど同じだった。彼は気管全体と左右の主気管支をバイパスする手段を必要としている。それがなければ、数日のうちに彼は死んでしまうだろう。気管支鏡で気道を確保しつづけることはできない。永久に繰り返すのは無理だ。死神がこの闘いに勝ち、今にもその大鎌を振り下ろそうとしている。

根っからの楽天家である私も、さすがに自分たちにできることは何もないのではと思いはじめていた。損傷した気管をバイパスする分岐チューブを作れないものだろうか？　ボスは、分泌物が詰まるから無理だろうという意見だった。確かに、それはがんの治療のために誰かが試していたはずだ。と、そのとき別のアイデアが浮かんだ。マサチューセッツ州ボストンにあるフード・ラボラトリー社が、モンゴメリーTチューブという、側面に突出部があるシリコン製気管切開チューブを開発していた。製品名は耳鼻咽喉外科医である発明者の名に由来する。同社に連絡して、この患者の件について相談してみるべきかもしれない。

その日の午後マリオに気管支鏡を使った処置をした際、左右それぞれの主気管支に達するチューブの長さを計算するために計測を行い、夕方、フード社に電話をかけた。同社は家族経営の小さな会社で、私が説明したアプローチについては誰も試したことはないとのことだった。ありがたいことに、マリオの気管と左右の主気管支にわたってフィットする特別な分岐管を作ることを承知してくれた。私が至急必要であることを伝えると、フード社はぜひこのユニークな症例の手助けをしたいと一週間もかからず（しかも請求書なしで）チューブを送ってくれたのである。次はこれをどうやって気管にいれるかを考えなければ。

ガイドワイヤーを使って、分岐したチューブの端を同時に各気管支に送り込むための道筋を作らなければならない。しかし、傷つきやすいシリコンゴムにはワイヤーだと先端が鋭くて危険なので、この作業のためには先端が丸くて無害な何かが必要だった。病院では、食道の狭窄部を拡げるために伸縮するゴム樹脂製のブジーを使っていた。一番細い二本のブジーならT－Yチューブと Y部分の分岐にちょうどよさそうだ。損傷のある気管から気管支へと二本のブジーを同時に挿入して、それらにかぶせてチューブを通していくことができる。私は、この手順を図解して、他の胸部外科医に見せた。とにかく失うものは何もないというのが私たちのコンセンサスだった。突飛な思いつきでも新しいアプローチがなければ、マリオは間違いなく死んでしまう。

翌日、マリオを手術室に連れていき、気管切開チューブを外し、硬性気管支鏡を焼けた喉頭から挿入した。T－Yチューブを入れるために気管切開した開口部の切り込みを大きくしてから、気管支鏡で確認しながら右と左の主気管支に挿入していった。各手順のあいまには濃度百パーセントの酸素を勢いよく注入した。これまでのところ順調だ。私はシリコンゴムに潤滑油のK－Yゼリーを塗り、チューブを強く下に押した。これ以上は進まないというところまで押し込むと、チューブの二本の枝部分が分岐位置で二方向に分かれた。これでチューブが入った。セックス以上の快感だ。ボスはこれでよしと判断し、気管支鏡を喉頭から抜いた。

彼はアイルランドなまりで「なんとまあ！　ウェスタビー、君はとんでもない天才だよ」と言った。崩壊寸前だった気管は清潔な白いシリコンチューブに取って代わられ、Y型の分岐は完璧な位置に留置された。チューブにはねじれも縮みもなく、その先はきれいで傷のない気道だ。

処置中、マリオは顔色が悪く低酸素状態だった。私たちはすっかり興奮して酸素供給をしていなかったので、大急ぎで酸素を送りこまなければならなかった。しかし、今の彼は、広々としたゴムの気道を通して容易に空気を吸うことができる。本当にすばらしい瞬間だった。この状態が持続するかどうかはわからない。

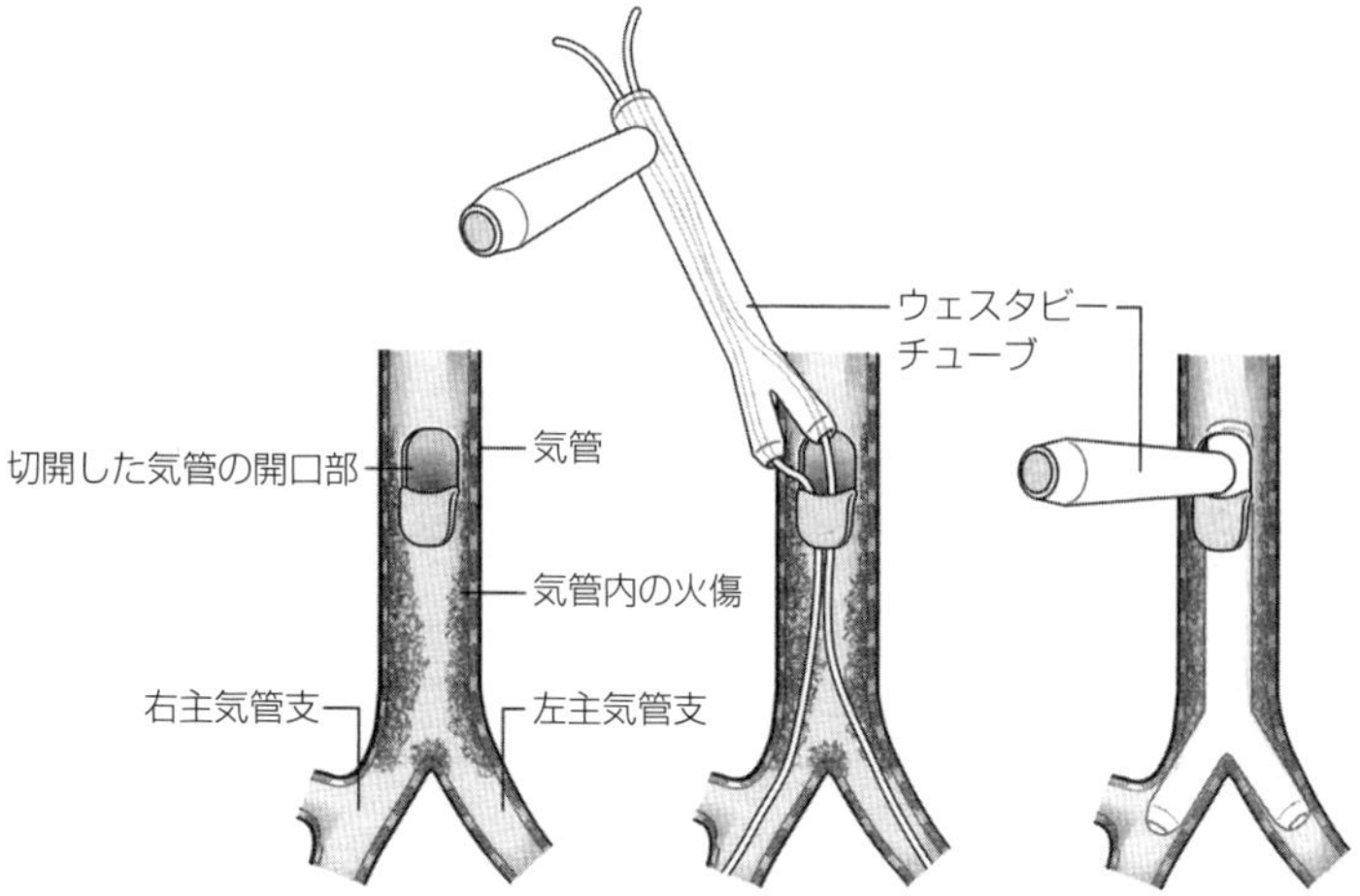

ウェスタビーチューブを挿入するテクニック

経過を見守るしかないのだ。結果は、マリオが咳をしてチューブを通して痰をはき出せるだけの力があるかどうか、また私たちがチューブ側面の突出部から痰を吸引し、換気できるかどうかにかかっている。マリオの喉頭と声帯の腫れが治まったら、この部分はゴムの栓で閉じておく。そして、喉頭が回復したら、自分自身の喉から息をしたり話したりできるかもしれない。不確定要素は数多くあるが、今のところマリオは安全だ。彼は息ができるのだから。十五分後、先ほどまでのひどい状態から劇的に楽になって彼は目を覚ました。

思いつきが実際にうまくいって、大感動してもいいところだったが、実はそんな気分ではなかった。私は悩みを抱えていたのだ。私には別居している娘がいる。まだ赤ん坊で名前をジェマという。私は病院に住んでいた。このことが少しずつ着実に私の心をすり減らしていて、そのうっ憤をはらすかのように私はこの時期手当たり次第に手術をこなしていた。私はいつでも手を貸せる体勢にあり、しかし心が安まることがなくいつも何かに追われているような気分でいた。

マリオは順調に回復していたが、声が出せないので日々の生活には支障があった。誰もが不可能だと思っていたにもかかわらず、彼は咳をしてチューブから痰を出しチューブを清潔に保つことができたので、退院してイタリアの家族の元へ帰った。フード社は手術の成功を受けて、T－Yステントの製造を開始し、それを「ウェスタビーチューブ」と名づけた。私たちは肺がんで下気道が塞がれそうな患者にこのチューブをたびたび使用し、祖母が耐えることを強いられた窒息の苦しさから救った。どうして祖母が助けを必要とし、私がひどく悲しい思いをしていたときに、誰もこのチューブを作ってくれなかったんだろう。

ウェスタビーチューブがどれだけの数製造されたのか知らないが、フード社の製品リストには長年掲載されていた。私が最初に描いたイラストは、胸部外科のジャーナルで発表され、他の外科医のガイドとなった。私がまだ胸部外科手術を行っていたころは、気道に困難な問題があるときにこのチューブを使っていたのだが、放射線療法や抗がん剤で腫瘍が小さくなるまで一時的に使用することも多かった。これは私の祖母の遺産だった。その後、この人工気道と心肺バイパスに対する私の専門知識の両方を活用する機会が訪れた。

一九九二年、私は、クリスチャン・バーナードによる世界初の心臓移植二五周年を祝うカンファレンスに招待された。そのミーティングで、卓越した小児心臓外科医であるスーザン・バスローから、赤十字子ども病院に数週間入院している二歳児を診てくれないかと頼まれた。小さなオスリンはケープタウン市街と空港のあいだに無秩序に広がっているスラム街――タウンシップと呼ばれる黒人居住区――に住んでいたという。そこは何エーカーもブリキや木の掘っ建て小屋、テントなどが立ち並び、ほとんど下水設備がなく塩気のある水を飲んでいるようなところだ。それでも、オスリンは明るく朗らかな赤ん坊で、ドラム缶、空き缶、木片などをおもちゃにして遊んでいた。彼はそれ以外の生活を知らないのだ。

ある日、オスリンの家で使っていた欠陥品のガスボンベが小屋の中で爆発し、壁や屋根に火がついた。爆発で彼の父親は即死し、オスリンは顔と胸に大やけどを負った。さらに悪いことに、マリオの場合と同様、彼は爆風の高熱ガスを吸い込んでしまった。赤十字の救急部門が彼に挿管して人工呼吸器で窒息を阻止し、その後静脈内輸液と抗生物質で火傷の治療を行っている。この小さな男の子は皮膚の火傷では死なずにすんだが、焼けただれた気管と主気管支は生命を脅かす問題であり、気管支鏡でかさぶたや分泌物を繰り返し除去しなければ窒息してしまう。その上、彼の顔はひどく損傷して、ほとんど目が見えず、食べ物ばかりか自分の唾すら飲み込むことができない。このため、直接胃に管を通して流動食が与えられている。

スーザンは、私が設計したチューブとマリオの症例をジャーナルの記事で読み、オスリンはマリオよりもずっと小さいが、私たちでなんとか彼を助けることはできないかと思いついたという。初めてその赤ん坊に会ったとき、私からは背中しか見えなかったのだが、きつくカールした黒髪の彼は明るい赤のシャツを着て幼児用自転車で病室内を走り回っていた。スーザンが呼ぶと、オスリンはこちらを振り返った。その顔を見たとき、私は思わず息を飲んだ。前面の頭皮には髪がなく、両まぶたは失われて白い強膜しかない。そして鼻と唇には無残な火傷の痕があった。首には引きつった傷痕が縦横に走り、中央に気管切開チューブがついていた。彼が息を吸うと粘液が引っかかっているようなガラガラという音がし、必死で息を吐き出すと軋むような高い音がする。ホラー映画よりも恐ろしく、信じ難いほど悲劇的な状況である。一目見て私は思った。

「かわいそうに。この子はお父さんといっしょに死んでいた方がよかった。その方がずっと楽だったに違いない」

しかし、意外にもオスリンはとても楽しそうだった。爆発がある前には自転車など持っていなかったからだろう。私は床に膝をついて彼に話しかけた。オスリンはまっすぐ私の方を見ていたが、角膜がにごっているので私の顔が見えているのかどうかはわからない。私は彼の小さな手を取った。客観的に見て治療の見込みはないかもしれない。その方法すらわからないが、それでも私は彼を助けなければならなかった。私たちは解決策を見いだすのだ。

このとき、私はオックスフォードで心臓外科のチーフをつとめていたのだが、手術のために帰国する必要があった。いずれにせよ、ケープタウンにウェスタビーチューブはないし、仮にあったとしても大人サイズのチューブでは大きすぎる。ボストンのフード社を説得して小さなチューブを作ってもらえるだろうか？おそらくやってもらえる。しかし、与えられた時間枠のなかでは無理だろう。これから二週間ほどのあいだに肺炎を起こしたら、オスリンは確実に死ぬ。

ヒースローに戻る飛行機は翌日出発の便だったので、港でランチを食べる代わりに、スーザンに頼んでオスリンが住んでいたタウンシップに連れていってもらうことにした。ケープタウンは私の好きな都市だが、今回訪れた場所は私が今までに見たことのないケープタウンの側面だった。そこは、数千エーカーにわたる窮乏と腐敗の温床であり、武装した護衛をつけることが許可されているような場所なのだ。チューブを手に入れ、手術の計画を立てたら（長いフライト時間はこのためにある）、私は数週間後にここに戻ってくる。幸いすぐに具体的なアイデアが頭に浮かび、飛行機がヒースローに着陸するまでに手術の詳細な手順まででき あがっていた。

三週間後、私は再び子ども病院を訪れた。オスリンを救う募金活動がすでに始められており、そこから私の経費が支払われることになった。しかし、お金のことは問題ではなかった。私は、どうしてもこの子を助けたいという気持ちにかられていた。どんな子どもも彼のような悲惨な目にあっていいはずがない。きっとベトナムの子どもたちはナパーム弾のせいで同じように苦しんでいると思うが、私はその子たちには直接会っていなかった。私はオスリンを知り、彼のことを気にかけている。それは赤十字の医師や看護師も同じだ。おそらく、ケープタウンの人々はみな彼のことを心配している。空港から乗ったタクシーでケープタウンに到着すると、目の前に「死にかけているタウンシップの少年を救うために、イギリスから医者がやってくる」と書かれた新聞広告があちこちの街灯柱に貼ってあった。しかと期待に応えなければ。

病院で初めてオスリンの母親に会った。ガスボンベが爆発したとき彼女は仕事で出かけていたそうで、今は完全に意気消沈している。母親はほとんど一言も話さなかったが、私にも理解不能な手術同意書には署名した。

私たちは翌朝手術を行った。準備のために、私は大人用チューブの左右の気管支分岐部分と気管切開部のTピース、およびチューブの上部（声帯の下部に留置される）を短く切って、全体のサイズを調整する必要があった。ただ、チューブを短くしても、二歳児の傷ついた気管にはぴったりはまらない。私は、チューブの周囲の主気管を再建するつもりだった。これがうまくいけば、オスリンは爆発事故の前よりも広い気道を手に入れることになる。

再建手術中は、彼が息をすることも空気を吹き込むこともできないので、人工心肺装置をつけることにした。つまり、心臓の手術をするときのように彼の胸骨を開くのだ。やっかいなのは、気管から左右の主気管支までの全長に胸の切開部からアクセスすることだ。これらの器官は心臓と太い血管の裏側にある。

私は、オックスフォードの解剖室で死体を相手にこのすべての処置を首尾よくやってのけていた。スリング〔訳注：外科用の布テープ〕を大動脈および隣接する大静脈の周りに配して吊り上げると、これらを引き離して心膜の裏側を露出することができる。言ってみれば、カーテンを左右に開いて、木を眺めるような感じだ。次に、二本の血管のあいだを垂直に切開して、気管下部と二本の主気管支が見えるようにする。

私の計画では、傷ついたこれらの管から余分な組織を取り除いた後で、小型化したT－Yステントを留置する。さらに、開いた気管の前面を修復し、チューブをオスリン自身の心膜のパッチで覆う。着古したジャケットの袖に肘当て布を縫い込むような要領だ。単純な話である。それがチューブを囲む部分の治癒を促し、組織が回復してシリコンの周りにぴったりついたら、いずれ人工のチューブを取り除ける日が来るかもしれない。とにかく、これが私の計画だった。むしろ「空想」という言葉の方がぴったりするかもしれないが、誰もこれよりましな解決策を思いつけなかったのだ。

オスリンの皮膚の切開は頸部の喉頭のすぐ下から始め、そのまま胸骨の末端にある軟骨まで下方向に切っていった。彼は口からものが食べられずすっかり痩せて脂肪がないので、電気メスで直接骨まで切り、その後電気鋸を使った。私は、彼の肉厚の胸腺を切開し、炎症で腫れた気管の上部まで切断し、そのあいだずっと気管切開チューブから酸素を送り込んでいた。私たちは、炎症部分を切除し、彼の残りの気道を露出する前に人工心肺装置につなぐ必要があった。金属製の開胸器で彼の傷だらけの小さな胸を開き、線維質の心膜をむき出しにした。心膜の前面を気管のパッチ用に切り取る。元気に拍動している彼の小さな心臓が見えた。私が子どもの健康な心臓を目にする機会は滅多になかった。患者の心臓はたいてい変形し、もがいているような状態なのだ。

いよいよ気管を開く段階になり、私たちは人工心肺装置のスイッチを入れた。これで肺呼吸が不要になるので、清潔な手術野から汚染した気管切開チューブを取り除くことができる。喉の穴からは内部の惨状がはっきりわかる。オスリンは、下水管を通じて息をしていたようなものだ。私は、電気メスでその部分を切り、そのまま左右の主気管支を切開し、ぎりぎり手が届く正常な気道の内壁が見えてきたところでメスを止めた。詰まっていた気道からどろりとした大量の分泌物があふれ、私たちが内壁から組織を掻き出すと当然ながら出血が生じた。

電気メスで止血すると、まっさらな白いT－Yチューブを挿入し、オスリン自身の心膜のパッチをそれにかぶせた。私はぴったり収まるようにゴムシリンダーの長さを最終調整してから、パッチを縫合してインプラントを密閉した。気密性が肝心だ。少しでも空気が漏れれば、酸素吸入器が首や胸の組織に空気を送り込むことになり、彼をミシュランマンのように膨らませてしまう。新しい呼吸管を人工呼吸器に接続し、彼の小さな肺に空気を吹き込んだ。漏れはない。両肺が正常に膨らみ、そしてしぼんだ。高揚感が部屋を満たした。リスクの高いアイデアが実を結んだのだ。

オスリンの元気な心臓が人工心肺装置を用済みにし、彼の肺は人工呼吸器からの圧力を大幅に下げても自力で機能するようになった。麻酔医はこうつぶやいた。「信じられない。こんな方法がうまくいくなんて思ってもいなかった」。私は心膜の後壁を閉じることで修復部分をカバーした。最後に、研修医に排液管を入れて胸を閉じるように頼んだ。

手術室の窓から控室に座るオスリンの母親が見える。あいかわらず無表情で、不安で体を固くしている。私たちが手術の成功を知らせても鈍い反応しか返ってこないだろうと思われた。彼女は精神的に疲れ果てて安堵の気持ちをうまく示せないようで、ただ私の手を取り強く握った。そして彼女が「あなたに神の祝福がありますように」と囁き、あばたのある彼女のほおに涙が流れた。私は彼女によりよい未来が待っていることを願った。どんな形にせよ。

集中治療室はオスリンの帰還を歓迎した。そこにいる患者の大半は心臓手術を受けたタウンシップの子どもたちで、看護師の何人かも同じ地区に住んでいた。彼女たちはオスリンと意気消沈した母親がしだいに弱っていくのを見ながら何週間も二人の世話をしてきたのだ。そして「イギリスの医者」が「タウンシップの少年」を救うために飛んできて、そして成功した。私はこれを誇りに感じている。では、西部劇の主人公よろしく馬に乗って夕陽の中を去ることとしよう。

オスリンは回復し、首につけられた白いゴムチューブから息ができるようになった。話すことはできないが、角膜移植も行った。息ができ、同時に見えるようになったことで、実現しうる望みはとりあえず叶った。母と子は街のはずれの、雑然としているけれども清潔で安全な地域に引っ越した。胸部が感染すれば命の危険があるので、最初の数カ月間、私はたびたびケープタウンと連絡をとった。オスリンは元気にやっており、母親は抗うつ剤を飲み体調がよくなっていた。やがて私は電話をかけなくなった。

十八カ月が過ぎ、赤十字病院から手紙が届いた。オスリンが自宅で死亡していたが、原因は誰にもわからないということだった。時として人生は残酷だ。

第5章　名前のない少女

赤ちゃんが生き返る夢を見た。あの子は冷たくなっていただけだから暖炉の前でさすってあげたら息を吹き返した。目が覚めたら赤ちゃんはいなかった。
――メアリー・シェリー、『フランケンシュタイン』の著者

その少女は、心に取り憑いて忘れられなくなるような美貌の持ち主だった。その燃えるような目は、気温五〇度を超す砂漠の猛烈な暑熱も及ばない。少女の視線が私に向けられると、眼球と眼球、瞳孔と瞳孔、網膜と網膜が交わり、直接私の大脳皮質にメッセージが届いた。一束のぼろ布を抱きしめて立つ彼女は「私の赤ちゃんを助けて」と訴えている。ただ、少女は口をきかなかった。私たちの誰に対しても。一言も。そして、私たちは彼女の名前すら知ることはなかった。

一九八七年、サウジアラビア王国。私はまだ若く恐れ知らずで、向かうところ敵なしとばかりにかなり自信過剰だった。しかも、オックスフォードでコンサルタント外科医に任命されたばかりだ。それなのに、なぜ私は砂漠にいるのか？　心臓手術には金がかかる。私と仲間はオックスフォードで新しい心臓センターを作り、治療を待つ多くの病んだ心臓を処置しようと必死で働いていたのだが、年間予算が五カ月でなくなっ

てしまった。経営陣はセンターの閉鎖を決め、患者には残念な結果となった。心臓外科医たちは患者をロンドンに送り返すよう言われた。

センターの手術室から締め出されることになる前日、私はアラブ諸国全体の患者を扱う、サウジアラビアの高名な心臓センターから電話を受けた。主任外科医が三カ月の病気休暇を取る必要があり、先天性の心臓病と大人の心臓疾患の両方を処置できる代理の医師を探しているという。滅多にない組み合わせだ。私は、電話の時点では興味がなかったが、翌日には気が変わり、三日後飛行機に飛び乗った。

中東はジュマダッサーニ（乾期の二番目の月）と呼ばれる季節で、私はこれまでに経験したことのない強烈な熱波に迎えられた。激しく絶え間なく熱いシャマール〔訳注：砂埃を含む風〕が街に吹き込んでいる。しかし、心臓センターはすばらしかった。同僚となる医師たちは、海外で研修を受けたサウジアラビア人、規模の大きなセンターから経験を積むためにローテーションでここに派遣されるアメリカ人、それにヨーロッパ、オーストラリア、ニュージーランド地域の医師など多様な顔ぶれだった。

この国の看護師に関して他とは大きく異なる事情があった。サウジの女性は看護をしない。というのは、異なる性がいっしょに現場で働かなくてはならない看護の仕事は文化的にタブーとされ、疑念や軽蔑を生む職業だった。このため、女性の看護師は全員外国人で、そのほとんどはせいぜい一年か二年の契約で雇われていた。住まいは無料で提供され、税金を払う必要もないので、自国に戻ったときにささやかな住宅のローンを支払う貯金ができるまでこの地に留まる。ただ、車の運転は許されないため、バスの後方に座って移動しなければならず、外に出るときは肌が出ないように完全に体をカバーする必要がある。

私はこの新しい環境に魅せられた。ミナレット〔訳注：イスラム教寺の尖塔〕から日に何度も聞こえてくる祈りの時間を知らせる声、病院のまわりの白檀やアンバーの香り、フライパンでローストされカルダモンを入れて煮込まれるアラビアコーヒーなど。こちらの生活は目新しいことばかりだった。重要なのは、彼らの文化、規則、苛酷な罰則など、一定のラインを踏み越えないことだ。

そして、新しい職場は私に思いがけない機会を与えてくれた。想像できるあらゆる先天性の疾患を手術することができたのだ。おびただしい数の若いリウマチ性心疾患の患者も診たが、彼らのほとんどは西洋では当たり前になっている抗凝固療法や薬剤がない遠く離れた町や村から紹介されていた。農村部の医療は中世のまま進歩が止まっているので、私たちは、人工弁を使って置換するのではなく、知恵を絞って患者の心臓弁の修復方法を編み出さねばならなかった。当時の私は、心臓外科医は全員ここで研修を受けるべきだと思ったものだ。

ある朝、若く頭脳明晰な小児心臓病専門医が、手術室にいた私を訪ねてきた。彼は、ミネソタ州にある世界的に有名な医療センター、メイヨークリニックの医師だ。彼はいきなりこう話しかけてきた。「すごく面白い症例をお見せしたいんです。さすがにあんなのは見たことがないと思いますよ」。そしてすぐに続けて、「ただ残念ながら、先生でも手の施しようがないでしょうね」と言った。私は、症例を見る前から、彼の予想が間違っていることを証明してやる、と心に決めていた。珍しい症例は、売られた喧嘩のようなものだから。

彼は、X線画像をライトボックスに押し入れた。この胸部X線画像では心臓がただの灰色の影に見えたが、訓練を積んだ目はそこに語るべき物語を見いだすことができる。メッセージは明らかだ。これは、胸の反対側に拡張した心臓を持つ幼児の画像だ。右胸心と呼ばれる珍しい先天性異常である。通常の心臓は胸の左側にある。しかも、この子の肺には液体が溜まっている。右胸心というだけで心臓疾患は生じない。何か別の問題があるはずだ。

仕事熱心なメイヨーの心臓内科医は私を試していた。すでに彼はこの生後十八カ月の男の子にカテーテル検査を行って答えを知っていた。私は、いいところをみせようと、私の洞察に満ちた推測を披露した。「この地域においては、ルーテンバッハー症候群〔訳注：リウマチ性の僧帽弁狭窄を伴う心房中隔欠損〕が疑われる」。この子の場合、右胸心であるだけでなく左右の心房のあいだに大きな穴が空いており、これにリウマチ熱が加わって僧帽弁を狭めている。この珍しい組み合わせのために肺が血であふれ、他の部位が貧血状態になっている。私の見立てに、「メイヨー野郎」は感心してみせた。ただし、私が出した答えは「惜しくもはずれ！」だった。

それから彼はカテーテル検査室に行き、血管造影図（心臓や血管の状態がはっきりわかるように血管に造影剤を流し、さまざまな角度からX線を照射して撮影するX線動画）を見て欲しいという。私はそろそろこのクイズに飽きてきていたが、ともかく彼に同行した。画像を見ると、大動脈弁の下、左の心室腔にまがまがしい巨大な塊があり、からだへの血液の流れを遮断しかけている。良性か悪性かにかかわらずこれが腫瘍であること、そしてこの乳児はあまり長くは生きられないことはわかった。では、私はこれを切除できるのか？

これまでの手術で右胸心の心臓を見たことはなかった。若い外科医でこれを見たことがある人はごく少数で、大多数は一生目にすることがないだろう。しかし私は子どもの心臓腫瘍についてはよく知っている。実は私はこのテーマに関して米国で論文を発表したことがあり、かの小児心臓内科医はこれを読んでいて、私をサウジアラビアにおけるこの症例の専門家と見なしたのだ。

乳児にできるもっとも一般的な腫瘍は異常な心筋と線維性組織からなる良性腫瘤で、横紋筋腫と呼ばれる。これには、しばしばてんかんの発作を生じる脳の異常が合併する。このかわいそうな赤ん坊が発作を起こしたことがあるかどうか誰にもわからないが、彼は心臓の障害物のせいで確実に死へと向かっている。私は男児の年齢と、彼の両親が病状の深刻さを理解しているかを尋ねた。すると、彼の悲劇的な物語が語られはじめた。

発端は、オマーンと南イエメン間の国境で、乳児と若い母親が死にかかっているところを赤十字が見つけたことだ。焼けつくような暑さの中、親子は痩せ細り脱水状態で気絶寸前だった。見たところ、母親は息子を抱きイエメンの砂漠や山脈を越え、必死で医者の助けを求めていたようだ。二人は飛行機でオマーンの首都マスカットにある陸軍病院に運ばれ、そこに着いても彼女は赤ん坊に乳をあげようとしていたという。母親は母乳以外、息子に与えられるものはなかったが、母乳はとっくに干上がっていた。脱水症状の治療のために血管への輸液を受けているとき、赤ん坊が呼吸困難に陥り、心臓疾患があると診断された。一方母親は骨盤内感染症からくる激しい腹痛と高熱に見舞われた。

イエメンは無法地帯だった。彼女はレイプされ、虐待され、不具にされた。しかも彼女はアラブ人ではなくアフリカ人だった。赤十字は、彼女がソマリアから拉致され、アデン湾を渡ってイエメンで奴隷として売られたのではないかと見ている。しかし、ある興味深い理由のために真実を突き止めることはできない。それは、彼女が口をきかないということである。たったの一言も。しかも、痛みに襲われているときですら、ほとんど感情を表さない。

オマーンの医師は乳児の胸部X線画像を見て右胸心と心疾患の診断を下し、彼をこの病院へ転院させた。そして今、メイヨー野郎は私が奇跡を起こすことができるだろうかと考えている。私は、メイヨークリニックにすばらしい小児心臓外科医がいることを知っていたので、試しに彼に聞いてみた。「ダニエルソン先生なら、どうすると思う？」と。

「たぶん手術に踏み切るでしょう」という答えが返ってきた。「不安材料が増えるばかりで、失うものは多くないですから」。私が聞きたかった言葉だ。

「それでは、私にできることをやってみようじゃないか」と私は言った。「少なくともどんな腫瘍かはわかっているわけだし」

何か他にこの子について知っておくべきことはあるだろうか？　つまり、彼の心臓が胸の反対側にあるだけでなく、腹部の臓器もひっくり返っている――専門用語では「内臓逆位」という――ことはわかっている。肝臓は腹部の四分円の左上にあり、胃と脾臓はその右にある。それ以上に問題なのは、左心房と右心房のあいだに大きな穴が開いているために、全身と肺静脈から心臓に入る両方の血液が勝手に混ざってしまうことだ。この結果、全身へ向かう動脈内の酸素レベルが通常より低かった。彼の肌が黒くなかったら、静脈血が動脈に流れ込んでしまう「青色児《せいしょくじ》〔訳注：チアノーゼを呈する新生児〕」と診断されていたかもしれない。医師にとっても、なかなか見立てが難しい症状である。

費用のことはここでは問題ではない。センターには、当時としては画期的な新しい検査法が可能な、心臓超音波（心エコー）検査装置があった。それは海底で潜水艦を見つけるために使われたものと同じ超音波を採用した装置で、熟練したオペレーターだけが心臓内部の鮮明な画像を撮影して障害物により狭くなった部分の上流と下流のあいだの圧力差を測定することができる。私は、小さな左心室にくっきりと映り込んだ、チャボの卵のように滑らかで丸みのある腫瘍を見て、良性のものだと確信を持った。これを切除することさえできれば、再発することはなかろう。

私の計画は、障害物を取り除き心臓の穴を閉じることだった。正常な生理機能を回復させるという野心的な試みである。原理は単純なのだが、なにせ心臓が胸の反対側にあり全体がひっくり返っているのだからややこしい。それに私はサプライズが嫌いだ。というわけで、難しい手術のときにいつもやるように、人体構造の詳細な描画に取りかかった。

手術は可能だろうか？　確信はなかったが、とにかく試してみるしかない。腫瘍をすべて取りきれなくても、今の状態よりは改善するはずだ。ただ、確率が低いとはいえ腫瘍が悪性だった場合、彼の前途は暗い。私たちのあいだでは、腫瘍は横紋筋腫にほぼ間違いないという結論に達していた。

そして、乳児と母親に会うときがきた。メイヨー野郎は私を小児科の高度看護病棟に案内した。そこで男の子は鼻に差し込まれたチューブから食物を与えられていたが、彼はそれが嫌でたまらない様子だった。母親は小児用ベッド脇の床にマットを置きそこに脚を組んで座っていた。彼女は昼も夜も、決して赤ん坊のそばを離れなかった。

私たちが近づくと、彼女は立ち上がった。私が想像していた母親の姿とはまるで違う。目を奪われるほど美しく、デヴィット・ボウイの未亡人でモデルのイマンにそっくりだった。癖のない漆黒の髪が長く伸び、ほっそりした腕を胸の前で組んでいる。赤十字は彼女がソマリア人だと特定したが、クリスチャンなので頭を覆う布は着用していない。

彼女の長く繊細な指は息子を包んでいたボロ切れの束をつかんでいた。それは灼熱の太陽から彼を守り、砂漠の夜の寒さの中で彼を温めた大切な布なのだ。この布からへその緒の役割をする点滴のチューブが出て、点滴スタンドとそこに吊るされた哺乳瓶まで伸びていた。瓶には彼の小さな骨に少しでも肉をつけるためにブドウ糖、アミノ酸、ビタミン、ミネラルを豊富に含む乳白色の液体が入っている。

母親の目が見知らぬ来訪者に向いた。すでに聞き及んでいるイギリスの心臓外科医に。超然とした態度を保とうとするように背筋をすっと伸ばしているが、首の付け根に浮かんだ玉の汗が胸元に流れた。彼女は不安を感じ、アドレナリンが出ているのだろう。

私はアラビア語で会話を試みた。「Sabah al-khair, aysh ismuk?（おはよう。あなたのお名前は？）」。彼女は何も言わず、床を見つめていた。さらに「Terref arabi?（アラビア語はわかりますか?）」「Inta min weyn?（どこから来たのですか?）」と続けたが、やはり返事はなかった。半分やけになって、最後にこう話しかけた。「Titakellem ingleezi?（英語は話せますか?）」「Ana min ingliterra（私はイギリスから来ました）」

するとと彼女が顔を上げた。目を見開いている。彼女は私の言ったことを理解しているのだ。口を開いたが、言葉は出てこない。彼女は口がきけなかった。私がアラビア語を操るところを見て、メイヨー野郎もまた言葉を失っていた。私が話せるフレーズはほぼこれがすべてだったとは、彼は知る由もない。ともかく母親は、歩み寄ろうとする私の努力を認めてくれたようで、肩の力が抜けてリラックスしている。彼女の手を取って安心させたかったが、ここではそれはできない。

私は、男の子の検査をしたいと伝えたが、彼女が彼を抱いたままでいられるかぎり問題はなさそうだ。しかし、彼女が赤ん坊を包んでいた布を取ったとき、私は衝撃を受けた。その子はガリガリに痩せ、肋骨が突き出すようにあらわになっていた。脂肪はないも同然で、胸壁の下で鼓動している心臓が確認できる。彼は息苦しさのせいで短い呼吸を繰り返しており、盛り上がった腹部には水がたまり、通常とは反対側に肥大した肝臓がはっきり見えている。母親とは肌の色が違うので、父親はアラブ人だと思われる。発疹が彼の暗いオリーブ色の肌を覆うように出ており、彼の目には恐れが宿っているような気がした。

母親は赤ん坊を庇うように布をかけ、顔まで引き上げた。彼はこの世で彼女が持っているすべてなのだ。この子と数枚の布、それに指輪だけだ。私は、母と子への哀れみの気持ちを抑えることができなかった。手術は私の仕事だが、絶望の渦に巻き込まれて、私の客観性は失われた。

当時私は赤い聴診器を持っていた。医者らしいところを見せようとそれを赤ん坊の胸にあてた。すぐに耳障りな心雑音が聴こえてきた。血液が腫瘍で狭くなった隙間を通り大動脈弁から出る音だ。他にも血の溜まった肺のプップツという音、さらには空っぽの胃腸のゴボゴボ、ブクブクいう音もする。人体が奏でるカコフォニー〔訳注：濁った不快な音〕だ。

次に私はこう尋ねた。「Mumken asaduq?（あなたの手助けをさせてもらえますか？）」その一瞬、私は彼女が反応したと思った。唇が動き、その目は私をまっすぐに見つめている。彼女が「Naam（はい）」と呟いたように感じた。私は男の子がよくなって、親子でもっと幸せな生活ができるように、彼の手術をする必要があることを説明しようとした。彼女の目に涙が浮かんだとき、彼女が理解したと確信した。

しかし、どうやって母親を説得して同意書の署名をもらえばいいのだろう。私たちはソマリ語の通訳を呼び、私の言葉をソマリ語で繰り返してもらったが、あいかわらず答えは返ってこない。私が手術の難しさをなんとか伝えようとしているときも彼女は無表情のままだった。手術の名前は「右胸心における左心室流出路狭窄解除」である。そして、「高リスク症例！」と書き加え、少なくとも書面の上では私の免責を確保した。私はこの手術が男の子が生き残る唯一のチャンスだと確信していたので、母親から「X」マークだけもらえれば十分だった。しかし、彼女にしてみれば、自分の全人生——彼女が生きている唯一の理由——を譲り渡すサインをするのと同じことなのだ。最終的に彼女は私の手からペンを取り同意書に走り書きをした。さらに、メイヨー野郎に副署するように頼んだ後、書類ではなく母親の目を見つめ、承諾の意思を見いだせればと思いながら私自身もサインした。このとき彼女の肌は汗で光っていた。少女は大量のアドレナリンを出し、不安のために震えていた。

しばらく母子を二人きりにすべきだろう。私は、もっとも腕のいい小児麻酔科医が立ち会える日曜日に手術を行うことを説明し、私が対話を望んでいることを伝えるために英語とアラビア語でさようならと言った。

これは木曜の午後の出来事で、サウジの週末の前日だったため、同僚たちは私を砂漠に連れていく計画を立ててくれた。星空の下、砂丘でキャンプし、都会のプレッシャーを忘れようというわけだ。激しい暑さが少しやわらいできた夕方、私たちは数台の車に分乗して出発した。道路がなくなると、ジープは砂をかきわけ、何キロも走った。ここでは、「決して一台で旅をしてはならない」という決まりがあった。故障してしまったら、たとえ病院から三〇キロと離れていなくても、一巻の終わりとなりかねないからだ。

砂漠の夜は空気が澄んでいて寒かった。私たちはキャンプファイアーを囲んで座り、自家製の酒を飲みながら流れ星を眺めた。遊牧民族ベドウィンのラクダの行列が、二〇〇メートルも離れていないところを静かに通りすぎ、積んでいる剣やカラシニコフ銃が月明かりに反射して光った。彼らは私たちがいることに気づいてさえいなかった。

私は落ち着かない気持ちで、母親はどうやって生き延びてきたのだろうかと考えた。水を携え子どもを抱えながら、夜間に歩を進め、日中は安全な場所を求める。希望以外、彼女を後押ししてくれるものはほとんどない。どれほどの困難があろうと、私はなんとかして幼い男の子を救い、二人が今より強い心身で成長していく姿を見たいと思った。

この手術は単純とはほど遠い。私はまだどのような手順で腫瘍に到達すべきか迷っていた。障害となっている腫瘍には、左心室の先端部分を広く切開した場合にのみ行き着けるのだが、それをするとポンプ機能に支障が生じる。私は心の中で何度も手術手順を繰り返し、そのたびに「もし〇〇の場合はどうする？」という疑問に突き当たる。従来の手術法では、今回のような右胸心の心臓がもたらす技術的課題はほぼ解決不可能である。だとすると、もっと経験豊かな米国の外科医が手術した方があの子にとってはよいのではないか？　いや、そんなことはない。彼の病状の組み合わせはおそらくは他に例のないものだ。誰一人として私よりも経験が上ということはない。ただし、彼らはもっと優秀なチームを組むことはできるかもしれないが。

ここにも、手に入るかぎりのそこそこ優秀なチームとすばらしい設備がある。よって、私はこの仕事に適しているということではなかろうか。

天の川を見上げているとき、私にひらめきの瞬間「ユリーカ」がやってきた。腫瘍に行き着く方法が突然まざまざと心に浮かんだ。それはいささか乱暴なアイデアかもしれないが、私には勝算があった。

土曜日、私は症例を検討するために麻酔と外科チームを集め、普通とは異なる人体構造を持つ珍しい写真を見せた。それから、異例のことではあるが――通常は手術にあたって患者個人の領域には踏み込まないことになっており、特に助かる見込みの低い患者に手術を施すとき、おそらくこれは望ましい姿勢である――私は彼らに母親と幼子の胸を引き裂かれるような物語を話した。全員、私たちが何もしなければ男の子は確実に死ぬという見解で一致したが、同時に、右胸心の上にそんな腫瘍があるのでは手術は無理だというもっともな意見もあった。私は、手術プランを胸にしまったまま、やってみないと結果はわからないと言った。

その日は頭の中を筋の通らない考えがあれこれ駆け巡り、眠れぬ一夜を過ごした。イギリスにいたら、私はリスクをおかしてこの手術をしただろうか？　やるとすると、それは患者のためか、母親のためか、もしかしたら自分のため、つまりこの手術に関する論文を書けるからなのだろうか？　成功した場合、この奴隷の少女と彼女の私生児の面倒は誰がみるのだろうか？　男の子というのが厄介だ。イエメンでは、森に置き去りにされ狼の餌食になる。望まれるのは母親のほうだ。

早朝、祈りの時間を知らせる放送が、私の不安な思いを終わらせた。アパートメントを出て病院に向かったときには気温が二八度まで上がっていた。母と子は手術棟の麻酔室に午前七時に現れた。彼女は腕に子どもを抱いたまま朝まで起きていたという。看護師たちは夜のあいだずっと、彼女が逃げ出すのではないかと心配していた。母親が逃亡することはなかったが、今は手術のために子どもを差し出すだろうかと気を揉んでいる。

前もって薬を投与していたにもかかわらず、看護師が寝つかせようとすると男児は叫び声を上げ、手足をバタバタさせて暴れた。母親にとっては目を覆いたくなるような光景であり、麻酔スタッフには困った状況だが、小児外科ではありふれた騒ぎだ。フェイスマスクから麻酔のガスをかけられると、子どもはカニューレを血管に挿入できるくらいおとなしくなり、やがて意識を失った。母親は彼に付き添って手術室に入りたがったが、病棟看護師が力づくで彼女を手術室から引きずり出した。このときついに無表情のマスクの下から生の感情が垣間見えた。これまで彼女がどれほどひどく身体を痛めつけられたことがあったとしても、これは最悪なできごとだった。それでも、言葉を発することはなかった。

私は、騒ぎがおさまるまで、喫茶室に座り静かに濃厚なトルココーヒーとナツメヤシの朝食を楽しんでいた。カフェインの刺激は私の多動性障害を抑える効き目があったが、逆に責任感を呼び覚ました。男の子が死んだらどうなる？　そうしたら彼女には何も残らない。この世界でひとりぼっちになる。

オーストラリア人の手術室看護師が私のところに来て、器具をチェックされますか、と尋ねた。これは、砂漠の夜空の下で思いついた過激な計画を実行するために前もって私が頼んでおいたことだ。まだチームのみんなには計画を話していない。

骨と皮だけになった小さな赤ん坊は、手術台のつややかな黒いビニールの上で布を剝がれ、哀れを誘う姿をさらした。幼児はぷっくりとしていてしかるべきなのに、この子の体にはまったく脂肪がついていない。それなのに、細い両足は水がたまってむくんでいる。これは心臓病のパラドックスで、筋肉が水分に取って代わられるので、体重は変化しない。突き出した肋骨が人工呼吸器の動きにつれて上下しており、自力で呼吸する苦しみからは逃れている。今や、すべてのスタッフがなぜ彼の母親があれほど子どもを守ることに固執していたのかを理解していた。私たちは、胸の反対側で鼓動する心臓と張り出した腹部の逆側に肥大した肝臓の輪郭を見た。すべて逆さまになっている。傍観者にとってはこの上なく興味深い症例だが、私にとっては胃が痛くなるような問題だ。私は米国で一度、そしてグレート・オーモンド・ストリート病院で一度、右胸心の手術を見たことがある。ただ、自分が執刀医になるのはこれが初めてだった。

男の子のほおには、母親と引き離されたときの涙が乾いて塩の筋になっていた。手術をするのは怖くありませんかと聞かれると、いつも私はこんなふうに答えていた。「いや。手術台に乗っているのは私じゃないからね」。しかし、今の私に不安はないが、私は遠く離れた国の馴染みのない環境でやったことのない手法を試そうとしており、背中を冷汗が流れるのを感じている。オックスフォードから、ずいぶん遠くへ来たものだ。

弱々しく小さな体が青い滅菌ドレープで覆われ、四角く切り抜かれた布から胸骨部分の浅黒い肌しか見えなくなると、みんなほっとした。彼はもはや子どもではなく、単なる手術対象者になったのだ。ところが、そのとき不安に駆られた彼の母親が手術室のドアをバンバン叩く音が聞こえてきた。彼女は隙を見て世話人から逃げ出すと猛然と手術室へと戻ってきた。しばらく揉めていたが、彼女は手術室の外の廊下で腰かけていることを許された。引きずり出されなかったとはいえ、その日は彼女にとってすでにひどく恐ろしい一日だった。

一方手術室では、男児の胸骨の長さに沿ってメスの刃が左から右に皮膚を裂き、真っ赤な血の雫がポリエチレン製のドレープを滑り落ちた。電気メスが白い骨の深さまで焼き進めると、すぐに血が止まった。私の頭に『地獄の黙示録』のセリフが浮かんだ。「朝のナパーム弾のにおいは格別だ」。かすかににおいがする白い煙を見て、電気メスの出力が強すぎると気づき、用務係にこう頼んだ。「おいおい、コンクラーべじゃないんだよ〔訳注：ローマ教皇の選挙では、システィーナ礼拝堂からの煙で選挙の結果を知らせる〕。相手は子どもなんだから、少し電圧を下げてくれないか」

心不全のために溜まった体液が横隔膜を押し上げている。私が男児の腹腔に小さな穴を開けると、傷口から黄色っぽい液体があふれ出した。吸引器が大きな音を立てて五〇〇ミリリットルほどの液体を排水ボトルに吸い出すと、彼の腹は平らになった。超高速のダイエット法である。電気鋸で胸骨を上方向に切っていくと、骨髄がドレープに飛び散った。右胸腔に穴が開き、うっ血してこわばった薄赤色の肺を解放した。さらに液体があふれ出たため、吸引器のボトルを交換しなければならなかった。この様子を見て、全員、この子の状態が最悪であることを悟った。

位置が逆転する先天的疾患のある心臓を早く見たくて、私は無用な胸腺を切除し、心膜——心臓を包む線維質の袋——をメスで開いた。このときの興奮と期待感はクリスマスのサプライズプレゼントを開くときと同じ気持ちだ。

みんなが右胸心の心臓をよく見たいというので、私は、手術を進める前に手術台から一歩下がって少しのあいだリラックスした。計画では、中身の詰まった腫瘍をできるかぎりすべて切除して大動脈弁の下の狭窄している流出路を拡げ、その後心房中隔の穴を閉じることになっている。私は人工心肺装置を準備するよう指示を出し、心筋保護液を使って空の心臓を停止させる手順を進めた。心臓は心嚢の底で冷たく、動かず、しおれていた。私は心筋をそっと押し、心臓壁を介して弾性のある腫瘍を感じた。この時点で、私は従来のアプローチでは腫瘍全体に到達できず、純粋に試験的な理由だけで、彼の血液循環の要である心室を切ることにほとんど意味はないと確信を持った。だから、私は「とにかくやるんだ」と自分を鼓舞した。プランBだ。おそらく誰も試したことのない、ユリーカの選択肢である。人工心肺技師は体全体の体温を三七度から二八度に下げはじめた。男児は少なくとも二時間は人工心肺装置に接続されることになるだろう。

こうなったら、チームのメンバーにプランBを伝えるしかない。つまり、私は男児の心臓を胸から切り離し、低温に保つために氷がいっぱい入った膿盆に入れ、それを台の上で手術する。そうすれば、必要に応じて臓器をねじったりひっくり返したりすることが可能となり、いい仕事ができる。私は、これがすばらしいアイデアだと自負していたが、成功するには短時間でやりとげる必要がある。

この手順は、移植のためにドナーの心臓を切除して、その後それを同じ患者に戻して縫合するのと同じである。まだ学生だったころ、何度かネズミの小さな心臓を移植したことがある。臓器の位置は普通ではないが、この子の心臓を扱うのに問題はないはずだ。まず私は大動脈を冠状動脈の起始部の上で切断し、次に主肺動脈も切断した。これらの血管を自分の方に引き寄せると、左心房の上壁が彼の心臓の後方に見えた。次に左右の心房を切り外し、体と肺からの大きな静脈はそのまま残した。ついに心臓は摘出された。心房の大半は元の位置に残した。後はドナーの心臓と同じように、その柔らかく冷たい筋肉を氷の上に置くのだ。

今私には左心室の出口付近にある腫瘍が見える。私は腫瘍の切除を始め、心臓の障害物を取り除いて血液の通り道を確保した。弾性のある腫瘍の触感は、良性腫瘍の特徴と矛盾がなく、私たちの判断は正しかったと楽観的な気持ちになった。二人の助手は、空っぽの胸にショックを受けて呆然とし、助手としての役目を満足に果たしてくれなかった。取り出した心臓に血液がかよわない状態が長引くほど、再移植したときに問題が起こるリスクが大きくなる。率直に言って、オーストラリア人の手術室看護師の方がこの研修医たちよりもずっと呑み込みが早いので、彼女に助手を頼んだ。看護師は本能的に必要なことを理解し、この手術に必要なテンポを取り戻してくれた。

私は、必要最低限の措置だけをすべきか、徹底的な治療を施すべきかで激しく迷っていた。ただ、男児の母親に腫瘍は全部摘出できましたと報告したかった。だから、心臓の電気配線システムの近くにある、心室中隔へと踏み込んだ。正常な心臓であればこれがどこにあるか知っているのだが、この子の場合、その位置がどこなのか確信がない。三〇分後、私は心臓を冷たく弛緩した状態で維持するために、心筋保護液をもう一度左右の冠状動脈に注入し、それから十五分後仕事を終えた。

私は男児の心臓を彼の体に戻し、左右の心室が元どおりに位置するよう注意しながら、心房部分の逢着に取りかかった。私はほとんど自己陶酔状態で、頭の中で専門誌の論文を半分書き上げていた。再移植の際に心臓の穴も閉じたので、運がよければ彼は回復する。

手術のこの手順においては絶対に遺漏があってはならない。拍動している心臓の心房縫合線には二度とアクセスできないからだ。左右の心房との再結合がすんだので、大動脈をつなぎ直して、血液を冠状動脈に戻すとしよう。心臓は再び拍動を始め、男児の体温を上げることができる。最後に残るのは、肺動脈の再接続である。そのころには、心臓があるべき場所に収まり、見慣れた術野に二人の助手も多少血の巡りがよくなってきた。

通常、血流が回復すると子どもの心臓は自発的にすばやく拍動を始めるものだが、この子の心拍は遅すぎる。しかも、心房と心室が異なる速さで収縮している。ということは、両者をつなぐ刺激伝達系が機能していないのだ。心臓のリズムは調和がとれている方が格段に効率がいいので、この状態は問題だ。麻酔医は心電図を見てこの異常に気づいていたが何も言わなかった。一旦落ち着くと刺激伝導系はしばらくスリープ状態に入り、その後自発的に回復することがよくある。

十分経ったが何も変化はない。腫瘍を切除しているときに、刺激を伝える電気の束を切ってしまったに違いない。なんてことだ。彼にはペースメーカーが必要になる。このせいで別の問題が気になってきた。移植された心臓は、脳から下りてきた神経との接続を失っている。この神経は、エクササイズ中や血流量に変化があったときに自動的に心臓を加速または減速する働きを持っている。重要な神経の切断と刺激伝導系の混乱が相まって、深刻な問題を引き起こすかもしれない。

先ほどまでの高揚感、楽観、そして自己満足の気持ちが急速に冷め、私の頭に再び若い母親が戻ってきた。今は手術以外のことを考えている場合ではない。心腔にまだ残っている空気を外に出さなければならない。私は中空針を大動脈と肺動脈に刺した。空気が両方の動脈から少しずつ抜けてなくなった。気泡が一番上の右冠状動脈に入ると、右心室が膨張してポンプ機能が停止してしまう。

空気を完全に取り除くまで、さらに十五分間人工心肺装置をつないでおく必要があった。そのあいだに私は右心房と右心室に一時的なペースメーカー電極をつけた。別の心臓専門医が永久的なペースメーカーを植え込むまでこの子の心拍をコントロールするのだ。しだいに心臓の機能が持ち直してきた。障害物がなくなり、肺のうっ血が解消されたので、彼は心疾患がなく息苦しさもない生活を送れるかもしれない。ぜひそうなって欲しい。

彼の心拍数は一分間にわずか四〇回だった。正常な心拍数の半分以下だ。私たちは、体外型のペースメーカーを使ってこの数を九〇回まで上げた。心拍数の改善に伴って、血液が心臓の裏側から湧き上るようになった。私は、縫合した部分からの持続的な出血であると推測し、人工心肺技師に、私が心臓を持ち上げて縫い目を調べているあいだ、人工心肺装置を一時的にオフにして、心臓を空にするように指示した。何も問題はない。見事な仕上がりだ。漏れていない。

心肺装置を再起動すると、三〇秒後にはもっと多くの血が染み出してきた。大動脈と肺動脈の縫合部を調べた。こちらも漏れていない。最終的に、私の第一助手が大動脈からの染み出し出血を見つけた。空気を抜くために刺した針が大動脈の背部を突き通って小さな穴を開けたのだろう。血が固まるようになれば問題はなくなるので、男児から人工心肺装置を外して胸を閉じた。

手術の成功についてゆっくり考える時間もなく、成人担当の心臓内科医から連絡が入った。スピードの出しすぎによる交通事故で若い男性が搬送されたという。彼はシートベルトをしていなかったため激しくハンドルに胸を打ちつけた。彼はショック状態で、蘇生液で血圧を戻すことはできなかった。

紹介元の病院で撮られた胸部X線写真では、折れた胸骨と拡大した心臓の影が見え、首の静脈が膨張しているので、心嚢内に血液が貯まり、心臓を圧迫していると考えられる。これだけではない。心エコー図によると、三尖弁がひどく逆流している。このために低血圧が続き、激しいショックとなったのだ。この男性は至急手術する必要があった。先生、手遅れになる前にこちらに来ていただけませんか？

男児を置き去りにすることには抵抗があったが、選択の余地はなかった。手術棟を出るとき、母親が廊下で足を組んで座っているのが見えた。そばには誰もおらず、たった一人で。彼女はそこで五時間待ちつづけている。私は、今にも彼女が精神的に壊れてしまうと感じた。理由が何であれコミュニケーションを取れず、あまりに長く感情を封じ込めていたからだ。そして、だめ押しのように私たちが彼女から布の束を取り上げた。彼女は私の姿を見ると、慌てふためいて立ち上がった。手術は成功したのですか？　私も答える必要はなかった。再び二人の目が合い、瞳と瞳、網膜と網膜がぶつかった。私の微笑みだけで、息子は今も生きているというメッセージを伝えるのに十分だった。

規則があろうと、他の外科医が見ていようと知ったことか。私は彼女に思いやりを見せなければならないと思い、べたつく手を差し出した。彼女が私の手を取るか、よそよそしい態度のままかはわからない。しかし、気遣いを示す行為が彼女の緊張を解いた。私の手を握ると、感情を抑えきれないように激しく上下に振った。

私は彼女を引き寄せ、きつく抱きしめた。「あなたはもう安全です。私たちが、これ以上誰にもあなたを傷つけさせないから」と伝えたかった。私が体を離すと、しがみついてきて身も世もなく泣き出した。感情の波が病院の廊下を飲み込み、サウジの同僚たちは沈黙のまま居心地悪そうに立っていた。彼女が落ち着くまでにしばらくかかり、彼らは自分の外傷患者の心配を始めていた。

私は母親に状況を説明した。息子さんはまもなく手術室から集中治療室に移され、点滴と排液管が備えられたベッドに寝かされるので、驚くかもしれない。あなたも移動の際に付き添うことはできるが、邪魔をしてはならない、と。今回も彼女が英語を理解したと感じたが、そうでない場合に備えて、心臓内科医の一人がアラビア語で私の言葉を繰り返した。それから私たちは外傷を負った男性の心エコー（彼の心腔の超音波検査）の結果を確認するためにその場を離れた。

この時点で外傷患者は死にかけていた。彼は、シートベルト着用が法律で義務づけられている国では見たことのない、高速走行中の衝突による三尖弁の断裂という外傷を負っていた。右心室が胸骨の骨折時に損傷して、脊柱の方に押し出され、急激に圧力がかかったために弁が破裂したのだ。心臓が収縮したときに血液が逆流してほとんど肺に送られず、心嚢に血液が溜まって心臓が十分に拡張できなくなっている。「心タンポナーデ」が起こっているのだ。

心エコー図を見て、一刻の猶予もないと判断し患者のもとへ駆けつけた。タンポナーデの治療は胸に穴を開けるだけでいい。さらに可能ならば三尖弁を修復する。脳への血流を回復し、切迫した代謝状態を正常化するために、彼をすばやく人工心肺装置につながなければならない。そのとき後ろにいた誰かが囁いた。「急ぐことはない。彼は狂ってる。相手のドライバーを殺したんだ」。私は何も言わなかった。私には関係ない。あえて大股で歩いて手術室に戻ると小児科の集中治療室へと移動する小さな一団に遭遇した。規則正しく高速な心拍数モニターの電子音に安堵した。視線を合わせたまま、母親は私の方に手を伸ばし、私も同じようにした。コミュニケーションだ。

本来なら、少なくとも男児が安定していると確信を持てるまで最初の二時間は集中治療室で彼を見守るべきだ。しかし、今それはできない。まもなく、蘇生のために外傷患者が手術台に乗せられる。患者の顔はつぶれ、胸壁にかけてむごたらしい青あざがあり、骨折した胸骨の縁がでこぼこに変形して重なっていた。しかし、われわれがピンと針金で修理できないものはない。

数分で彼の胸を開き、血の塊を掻き出して膿盆に入れた。これで血圧は改善したが、彼の心室は叩かれて柔らかくなったステーキのように見え——しかもステーキと同じく収縮しない——右心房は今にも破裂しそうだ。そこで私は大静脈に直接管を入れた。心肺バイパスを開始すると、苦闘していた心臓は空になり、魚のように心嚢の底でピクピク動いた。彼は大丈夫だ。なんとか間に合ったのだ。

右心房に直接メスを入れると、断裂した弁が目の前に現れた。それはカーテンのように破れていたが、私が布を縫う要領で縫いつけると簡単に修復できた。私はゴム球注射器で右心室を膨らました。漏れはない。そこで私は心室を縫合し、血液を心臓に戻した。柔らかくなった肉は予想以上に順調に機能し、人工心肺装置なしで大丈夫そうだ。そろそろ疲労の限界だったので、私は助手たちに砕けた胸骨の修復と胸部の縫合を任せて手術室を出た。患者は間違いなく生き延びて刑務所に入る。

暑く困難に満ちた一日の太陽が沈んでいる。ほとんどの心臓外科医がそのキャリアを通しても遭遇することのないような二件の「ほとんど手遅れな」手術を終えて、しばらく私は満足感にひたった。あの母親は今少し幸せな気持ちでいるだろうか。彼女が願っていた、死にかけている子どもの治療が実際に成し遂げられたのだから。

集中治療室から何の連絡もなかったので、男児は無事だと思っていた。ところが、そうではなかったのだ。彼らは苦境に陥っていた。何らかの理由で、ここの医師たちが仮のペーシングボックスを勝手にいじり、ジェネレーターからの電気刺激を心臓の自然な拍動とぴったり合わせてしまったために心室細動が起こった。ただちに心臓の協調が失われ、切迫した死を知らせる乱れたリズムを引き起こした。

この状況に対して彼らは、除細動器が男児のベッドに運ばれるまで体外心臓マッサージを施した。胸に強い圧迫を受けたせいで、心房につけたペースメーカーのワイヤーの位置がずれた。最初のショックで細動は収まったが、心房から心室への連続ペーシングは機能しなくなっていた。この結果、心拍出量が急激に落ちて、男児の腎臓は尿を作れなくなった。男児の容態は悪化していたが、私が別の重傷患者の手術中だったため誰も私に知らせなかった。ちくしょう。

この大混乱のあいだ、哀れな母親はずっと小児用ベッドの脇にいて、彼らがわが子の小さな胸を激しく押すところを見ていたし、その後電気ショックで小さな体がベッドから跳ね上がり震えるのも見た。除細動のショックが一度ですみ、モニターのピッ、ピッ、ピッという音で母親は多少ほっとしたかもしれないが、赤ん坊と同じく母親の状態も急激に悪化していた。

私はわが子の小さな手を握りしめている彼女を見つけた。涙がほおに流れていた。手術室から息子に付き添って移動していたときはあんなに幸せそうだったのに。今、彼女は悲しみにくれ、私もまたつらかった。集中治療室の医師は明らかに心臓移植の生理機能を理解していなかった。

そもそも彼らは理解していなければならなかったのか？　彼らは心臓移植に関わったことはなかったから、心臓を体外に取り出すことで正常な神経の支配を断ってしまうことを把握していなかった。彼らは、十分な血流がないのに一分あたり一〇〇回の心拍速度に設定し、同時に血圧を上げるために大量のアドレナリンを投与した。このため、筋肉や臓器への動脈が締めつけられ、血圧を重視するあまり血流量が回復せず代謝障害を生じた。

集中治療病棟で男児の世話をしている看護師は不安そうで、私を見つけると喜んだ。非常に優秀なニュージーランド人看護師は、明らかに集中治療室の研修医を信用していなかった。彼女は口を開くと最初にこう言った。「この子の尿が出ないのに、彼らは何もしようとしないんです」。そして無遠慮に付け加えた。「あなたがもっと注意しなければ、せっかくの素晴らしい手術を彼らに台無しにされますよ！」

私は男の子の小さな足に手を置いた。心拍出量を判断するもっとも確実な方法だ。彼の足は力強く脈打ち温かいはずだ。しかし足は冷たかった。動脈を拡げて血流抵抗を下げ、酸素の消費を減らさなければならない。そこで、私はすべての設定を変更した。看護師は安心した様子だったが、研修医は気分を害し、オンコールのコンサルタントに電話した。かまわない。私はコンサルタントに、自宅からこちらに来てもらい話し合いたいと伝えた。

私たちは今、回復か死かのきわめて細いラインを歩いている。状況は、複数の強い薬剤のさじ加減を調整し、小さな心臓のポンプ機能を最大限引き出す、一分刻み、一拍動ごとの専門的管理にかかっていた。男児の両肺は、長時間人工心肺装置につながれていたために炎症を起こして伸縮しにくくなっており、血中の酸素レベルが落ちていた。また腎不全の状態だったので、腹腔にカテーテルを入れて濃縮された輸液で透析を行い腹膜から毒素を出さなければならない。信頼できる誰かの助けが必要だ。メイヨー野郎がいい。私は、数分のところにある、普段研修医が使っている仮眠室で待機することにした。

母親は私がその場を離れることをいやがった。彼女の視線は私に固定され、涙が高い頬骨に流れている。見捨てられる強い不安から私を引き止めようとしているが、私は肉体的に消耗しきっていたし、男児が死んでしまったときにどうなるかと思うと恐ろしかった。彼女にはこの世界に誰一人いないのだ。私は優しくしてあげたかったが、今は一歩引くべきときだ。それはプロ意識だったかもしれないし、自己防衛なのかもしれない。私は母親にまもなくメイヨー野郎が来るからと言って、集中治療室を出た。

もう真夜中をずいぶん過ぎている。仮眠室からは、夜空の下の病棟の屋根やベランダへと開け放たれたクラブルームが見える。あの夜の砂丘ほど壮観な景色ではないが、それでもよかった。ここにはジュース、コーヒー、オリーブ、それにナツメヤシの実がある。私はぼんやりと外を眺め、イギリスとわが家が見えたらいいのに思った。それに、小さな私の家族も。

そろそろ眠ろうとした。メイヨー野郎は明日の朝私が何件か他の赤ん坊の手術をすることを知っているので、よほどのことがないかぎり私を呼び出さないだろう。私は、小さな足は温かく、尿カテーテルに黄金色の液体が流れる、回復したあの子の姿を見たいと強く強く願っていた。そして、毛布にくるんでわが子を抱く、幸せな母親を見たかった。

なんとかこの子を治してくださいと訴える彼女の強い視線が頭から離れないまま、いつのまにか眠りに落ちた。

夜明けごろ、ミナレットからの賛歌で目が覚めた。五時半になっていたが、その夜のうちに集中治療室から呼び出しがなかったので、少し希望がわいた。今日の手術はそう難しいものではない。心臓に開いた穴はパッチで塞ぎ、慎重に縫いつければ全快だ。親たちも喜ぶ。

すぐにまた私の思考は男児の母親に戻った。今彼女はどんな思いでいるだろうか。私は紅茶を持って屋上に出た。照りつける太陽はのぼりかけで、空気はまだひんやりと爽やかだったし、気温もそれほど高くはなかった。

午前六時にメイヨー野郎から連絡が来た。重い息づかいと少しの沈黙の後、彼は言った。「悪い知らせで起こしてすみません。あの男の子は午前三時過ぎに亡くなりました。急変し、蘇生することはできませんでした」。そして、私の問いを待つように黙った。

私はこれまでにこうした知らせを何度も受けたことがあったが、今回は激しく動揺した。私は経緯を尋ねた。最初、男児は代謝異常と高熱によるものと思われる引きつけを起こした。かなり激しい発作で、バルビツールで抑えられなかった。透析が始められていなかったため、血中の酸とカリウムがまだ高かった。そして、心停止が起こり、医師たちが蘇生を試みたが彼の拍動は戻らなかった。メイヨー野郎は、私を起こして悪い知らせを伝えることが忍びなかった、お気持ちお察ししますと言った。

親切な思いやりだ。だが、少女のことはどうなんだ？　彼らは私から彼女に伝えて欲しいとは思わなかったのだろうか？　メイヨー野郎はそうしたところで事態がよくなるとは考えなかった。彼女は、二度目の蘇生処置が行われていたあいだも小児用ベッドの横に立っていた。彼女はひどく憔悴して、自分の子が死んだと言われて半狂乱になった。スタッフは彼のベッドを集中治療室から離れた個室に移し、そこで母親が子どもを抱きしめ、他の人のいないところで死を悼むことができるようにしたという。ただ、解剖が行われるまで、カテーテル、ドレーン、ペースメーカーのワイヤーなどはすべてそのままにしておかなければならない。私はそれを聞いて胸を痛めた。穴という穴からビニールチューブが伸びた状態で、どうやって亡くなったわが子を抱きしめろというのだ？

これが心臓手術である。私にとってはオフィスでのいつもの一日だが、彼女にとっては世界の終わりなのだ。

私は磁石のように彼女に引きつけられたが、距離を置く必要があった。私は一時間以内に手術室に戻り、他の誰かの赤ん坊のために最高のコンディションでいなければならない。その母親も同じように子どもの心配をしている。なんてきつい仕事なんだ。私は、睡眠を削られ、精神的にズタズタになりながら、世界の反対側でいたいけな赤ん坊たちを手術している。

私は成人用集中治療室に電話し、無謀運転で衝突事故を起こし相手のドライバーを死なせた外傷患者の容体を尋ねた。彼は順調だった。治療室のスタッフは、彼を目覚めさせて、人工呼吸器を外すつもりだという。男児のことを思うと、逆の結果だったらよかったのにと考えてしまった。禁断の願いである。外科医は人間的である前に、客観的でなければならない。

絶望的な気持ちを抱えながら私は食堂へ向かった。すると、例の小児科の研修医が旺盛な食欲で朝食を食べている姿が目に入った。本能的に彼を避けたいと思ったが、あれは彼のミスではなかった。手術をしたのは私であり、あの夜ずっと男児についていてやらなかったことが悔やまれた。研修医が私の方を見たとき、何か言いたいことがあることがわかった。

彼が私に話したのは、母親が死んだ子どもを連れて個室から消えたということだった。彼女が出ていくところを誰も見聞きしておらず、それ以降彼女の姿を見た者はいない。私は思わず言った。「クソッ」。会話を続けていられなかった。イエメンから夜のあいだに逃げ出したときと同じように、彼女はここを飛び出したんだろう。しかし、今回は命の失われた子どもを抱えている。今どこにいるのかわからないが、とにかく彼女のことが心配だ。

そして、私が心室中隔欠損症の最初の患者にパッチを縫いつけているときに、その知らせが入った。サウジ人の病院スタッフが出勤したときに二人を見つけた。タワー棟の下にボロ切れと一緒に二人の死体があったという。母親は赤ん坊から点滴やドレーンの管を抜き、その後、先に天国に行ったわが子に追いつくために、忘却に向かって飛び降りた。今、母子は死によって結びつけられ、霊安室の冷気の中でいっしょに横たわっている。私にとっては、二百パーセントの死だ。

ほとんどのライターは、この悲劇的な話を母親の自殺とタワー棟の下での死体発見の場面で終わらせるだろう。二つのはかない命の悲惨な最後。しかし、実際の心臓外科は、メロドラマとは違う。仕事は続行され、答えの得られない疑問が山積される。私は自分が執刀した患者の解剖には必ず立ち会うようにしている。第一に私自身の利益を守るために。つまり、病理学者にいかなる理由でどんな処置がなされたかを理解してもらうため。第二に、何かよりよい方法がなかったかどうかを確認するという今後の参考のために。

私がスカンソープ戦争記念病院で学んだことだが、解剖室の人々は来る日も来る日も一日中死者を相手にしているため、われわれとは違っている。解剖助手は肉屋のように作業する。死体を切り開き、内臓を切り取り、頭蓋を鋸で切断して脳みそを取り出す。この病院ではスコットランド人の年老いた病理医が牛耳っていた。緑のビニールエプロンと真っ白なウェリントンブーツという正装で、袖を巻き上げ、唇の端にたばこをくわえて、私の外傷患者が殺した男性の死因を記録しながら、低い声で独り言を言っている。頸部骨折と脳の大出血、加えて大動脈の断裂。衝突事故により生じた傷害である。彼にとって私は目新しい存在だったようだ。外科医は滅多に解剖室を訪れない。外国から来た傭兵は自分の失敗から学ぶことに積極的ではない。

その朝、並べて配置された大理石模様の平台に七つの裸の死体が横たえられていた。私の視線はただちに隣り合った台の母親と乳児へと引き寄せられた。まだ解剖はされていない。私はスコットランド人医師に、あまり時間がないことを説明した。彼は愛想はないが協力的で、解剖助手も手伝ってくれることになった。正式には子どもだけが私の患者だった。彼は頭部から地面に落ちたため頭蓋骨が割れ、脳がはじけてフルーツゼリーのように床に滴れている。彼はすでに死んでいたので、血はほとんど出ていない。私は彼の脳に関してぜひ知りたいことがあった。この子は結節性硬化症だったのか？　結節性硬化症は、心臓の横紋筋腫を伴うことが多い脳の病変であり、引きつけを生じさせ、死期を早める可能性がある。

　私は自ら彼の胸を開き、縫い目をほどいた。ペースメーカーのワイヤーが外れていたという予想は正しかっただろうか？　母親が子どもの死後ワイヤーを引き抜いてしまったため、この判断は難しかった。しかし手がかりはあった。右心房の横から血の塊がはみ出していた。それ以外のあらゆる点で手術は成功していた。腫瘍はほぼ完全に切除され、障害物はなくなっていた。スコットランド人医師は彼の心臓をホルムアルデヒドの入ったガラス瓶に入れ、珍しい標本として保管した。

　この稀有な機会を逃すまいと、解剖助手は腹部を切開し、男児の内臓を取り出した。心不全による大量の腹水貯留、それ以外は異常なし。死因：先天性心疾患、手術実施済。二人目の解剖助手が加わり、脳を詰めて内臓を腹腔に戻して縫合した。頭部の裂け目の修復が終わると、男児は廃棄のために黒いビニール袋に入れられた。物語の終わりだ。血と体液が大理石模様の台から洗い流され、彼の悲劇的な一生を示す痕跡はすべて消えた。彼を埋葬する人すら残っていない。

　私は母親の漆黒の髪と壊れた体――隣の台で裸にされている――に目を向けた。ひどく痩せているが、死んでなおプライドが感じられる。運よく彼女の美しい頭部と長い首には傷一つなかった。かつては生き生きと輝いていた瞳はにごり、目線は天井に張りついている。彼女の損傷は体を切開しなくても明らかだった。両腕が折れ、足は激しく変形し、肝臓が傷つき腹部が腫れていた。あの高さから落ちれば確実に死ぬことを彼女も知っていた。男の子が生きていたら、すべては変わっていたのだろうか。きちんと機能する心臓を得て彼が成長していくのを見守ることができたら彼女は幸せだったろう。解剖助手が頭皮を彼女の顔の方にめくり、頭蓋骨の上部を電動鋸で切り離して、彼女の悲惨な思い出が詰まった蓋を持ち上げた。なぜ彼女は口をきかなかったのか？

考古学者の発掘作業さながらに、重大な手がかりが得られた。彼女の左耳の上部に治癒した頭蓋骨骨折の跡があり、硬膜とその下部への損傷が見られた。ここには、発話を司る大脳皮質の領域であるブローカ野がある。スコットランド人医師が彼女の柔らかい脳を薄片に切っていくと、その傷がより鮮明になった。彼は深く神経に切り込んだ。これらは、ソマリアで拉致されているあいだ、生き残れたことが幸運だったことを示し、また彼女が一言も口をきかなかった――人の言うことは理解できたが話せなかった――理由を物語る傷である。

私は十分に見た。彼女の内臓が取り出され、霊安室の台に血があふれるところも、破裂した肝臓や折れた脊椎も見たくはなかった。彼女は内出血で亡くなったのだが、そのとき私はこう思った。死因が致命的な頭部外傷だった方が彼女にとってよかったのではないか、あるいは、ソマリアで死んでいれば、南イエメンで彼女に起こった苦境を体験せずにすんで、いっそ幸せだったのではないか、と。スコットランド人に協力してもらった礼をいい、私の居場所である手術室に戻った。とにかく何か人のためになることを成し遂げ、今日をよりよい日にできることを切に願いながら。

第6章　二つの心臓を持つ男

成功した心臓外科医とは、世界でトップスリーの外科医は誰かと問われたときに、他の二人の名前がなかなか浮かばない人物である。

——デントン・クーリー

私がロバート・ジャービックと出会ったのはまったくの偶然であった。一九九五年、私は米国胸部外科学会議に出席するためにテキサス州サンアントニオを訪れていた。心臓血管業界のエグゼクティブが新製品について意見を聞かせて欲しいと話しかけてきたのは、私がアラモ砦の辺りをぶらついているときだった。彼は、エンジニアとの社内ミーティングに私を招いた。そのエンジニアの名前は、私もよく知っている有名人のロバート・ジャービックだった。

検討中の装置は、重篤な末梢動脈疾患患者の両足への血流を促進するよう設計された小さなタービンポンプである。開発会社の人たちがクライアントとの夕食のために席を外したとき、ジャービックが私の方を向いて言った。「私が宿泊しているホテルの部屋に来ないか。君に見せたいおもしろいものがあるんだ」。いつもは殿方からのこういう誘いには警戒するのだが、このときは好奇心が勝った。

彼はまず浴室の浴槽に水を満たし、次にブリーフケースからプラスチックの小型容器を取り出した。それはサンドイッチのボックスのような外観で、中には親指サイズのチタンのシリンダーとそれに接続された人工の血管グラフトとシリコンで覆われた電源ケーブルが収まっていた。彼はチタンのシリンダーを水の中に入れ、ケーブルを電話機ほどの大きさのコントローラーに接続してスイッチを入れた。シュー ッ！

この小さな定常流ポンプは、大きな音も振動も立てることなく、一分間に約五リットルもの水を汲み上げ、その後グラフトを通して水を浴槽に戻すのである。ジャービックは、患者にとって「機能的だが、その存在を忘れられる」ような左心室ブースターポンプの概念を実現させるために長年取り組んできた。

そのとき私は、愚かにも「これは水のポンプとしてはすばらしいが、血液の場合凝固を生じるか、赤血球を壊してしまうのでは」とまるでジャービックがこうした問題を考慮しておらず、対処してもいないかのようなことを言ってしまった。しかし次に発した私の言葉はなかなか気が利いていた。「でも私は、ＦＤＡ（食品医薬品局）とは別の形でこの装置のテストにぜひ協力したい。テストの結果がよければ、あなたがこの国で許可を受けるずっと前にイギリスでこの装置を使うことができる」

これはその場で思いついたことだったので、彼がすでに米国のセンターと提携しているかどうかを彼に尋ねた。彼は、テキサス心臓研究所の移植担当責任者であるバッド・フレイジャーとテストしていると答えた。バッドは、米国でもっとも有名な機械循環補助装置の提唱者だった。ジャービックはバッドも今回の会議に来ているので、紹介しようかという。そこで、二人で彼を探しに行くことになった。

バッドは生粋のテキサス人だ。洗練されたスーツに、カウボーイハットとカウボーイブーツを身につけている。控えめではあるがチャーミングな彼は、外科医であり古書の蒐集家でもあった。彼は、現在ジャービック２０００（Jarvik 2000）として知られている新しいポンプについて自信を持っていた。この製品名は、ラボでの実験が順調に行けば人間への移植を開始する予定の西暦二〇〇〇年に由来する。バッドは、テキサス心臓研究所でこのポンプが移植された子牛を見ますか、と私に聞いた。テキサス心臓研究所の動物実験施設は、私の病院の人間用施設よりも格段に規模が大きく、私の患者にはとうてい提供できそうもない洗練された最新式設備であふれていた。

私が訪れたとき、子牛は小屋でゆったりと干し草を食んでいた。モニターを見ると、毎分一万回転の速度でインペラ（羽根付きのパーツ）が回り、一分あたり約六リットルの血液を汲み上げていることがわかる。安静時の患者が必要とする以上の血液量だ。バッドから渡された聴診器をあてると、血流の中でタービンが動作するかすかな金属音が聞こえた。

私は間違っていた。ポンプは血球にダメージを与えず、凝血を予防しなくても血液が凝固することはない。これには仰天した。この装置は心不全で亡くなる運命の患者たちにとって途方もない朗報となるのではないだろうか？　歴史的瞬間に立ち会うチャンスがまさに私の目の前にあるのだ。私はこの機を逃さず、ジャービック2000をオックスフォードでヒツジの背につけてテストすると申し出た。

偶然のミーティングを終え、オックスフォードへ戻る私は、ヒューストン、ニューヨークのジャービック・ハート社、そしてオックスフォードを結ぶ国際的巨大プロジェクトがすぐにも始まると興奮していた。実際、羽を得て、飛行機に乗らずともロンドンに帰れそうな気分だった。しかし、考えているうちに不安になってきた。なにより、私には研究費も大規模な動物ラボもない。私にあるのは断固たる決意と成功を目指す意志だけだ。

数カ月後、私は慈善家の人々から十分な資金を集めプロジェクトを開始した。今、ケンブリッジはブタの心臓移植プログラム、オックスフォードは小規模ながら人工心臓プログラムを擁している。正に大学対抗戦といったところか。ほどなくして私たちは、ヒューストンが予想していたとおり、脈圧のない連続的な血流は安全かつ効果的だということを確認した。この事実は、正常な人間の心臓の脈動機能を再現する必要をなくし、血液ポンプの設計原理を根本的に変えるものである。

順調に進んでいるこの研究プログラムに勇気づけられ、私はオックスフォードで心不全患者向けの外科サービスを始めてもよい頃合いだと思った。イギリスには末期の心不全患者が何千人もいたが、心臓移植を受けられる患者は毎年二〇〇例にも満たない。腎臓や肝臓の機能が低下している患者のほとんどは、障害が重すぎるとして心臓移植の待機リストに載せてもらえない。彼らの命は「苦痛緩和ケア」の名のもとで薬物により終わらせられる。私は、このように重い症状を持つ患者も「永久的」な血液ポンプ補助により救われるべきだと考えていた。それは、脳死者を必要とせず、真夜中に一分一秒を争いヘリコプターでドナーの心臓を搬送するといった修羅場もなく、容易に手に入る機械的な解決策だ。私の空想はどこまでも膨らみ、オックスフォードに機械循環サポートのセンターを設立するところまできていた。

ヒューストンでは、すでにバッドがサーモ・カーディオシステムズ社のハートメイト（HeartMate）という従来型拍動心室補助装置を植え込んだ実績があった。この装置は、ドナーの心臓が見つかるまで患者を生かしておくことを目的としたもので、「移植へのブリッジ」と呼ばれる。このポンプは、規則正しく血液を満たし、全身に送り出すことで病変のある左心室に取って代わるように設計されたものだ。ポンプは、丸みをおびたチョコレートボックスのような形状で、大きすぎて胸には収まらないため、腹壁のポケットに植え込まれる。ここから固い電気ケーブルが出て外部のバッテリーとコントローラーにつながる。この「ライフライン」は、ポンプの動きに合わせて連続的にシュッシュッと音を立てる通気管を備えているが、この音は通りを隔てていても聞こえるほど大きい。

長期にわたる入院——ハートメイトを装着した患者がドナーの心臓を手に入れるまでの平均日数は二四五

日で、血液型がOの患者はさらに長くかかる――は、巨額の費用がかかり、患者の精神的なダメージも大きい。ヒューストンのチームは経験を積む中で、患者を病院に縛りつけておくべきではないと確信を持つようになった。それだけでなく、この機械式血液ポンプは心臓移植の代わりとしても使用できると考えた。

バッドは、現時点で米国のFDAがこの装置を永久的治療用製品として認可することはないだろうと判断し、オックスフォードにいる私に電話をかけてきた。これまで共にジャービック2000の開発に取り組んできたのだが、NHS（国民健康保険）の患者にハートメイトを用いて「永久サポート」の概念をテストできないだろうかという相談だった。サーモ・カーディオ・システムズ社が無償でポンプを提供してくれるという。この装置はすでに移植センターに拒絶された末期患者に生きる望みを与えられるかもしれない。末期患者は少し動くだけで息切れし、水がたまってむくみがひどく、家から一歩も出られない。ウォーキング・デッド〔ゾンビ〕のような状態だが、ウォーキングもままならない。

これは私が待ち望んでいたチャンスだ。装置の植え込み手術を見学し、病院で装置に頼って生きている心臓移植候補者たちに会うため、私はすぐにヒューストンに飛んだ。手術で助手をしませんかと言われて、二つ返事で引き受けた。患者は中西部の大学のアメフト選手で、ウイルスに感染し、強靭だった肉体が弱っていた。気の毒な青年は意気消沈し動くこともできなかった。理不尽にも彼の人生は消えかけている。ガールフレンドがベッド脇で付き添っているが、彼をどう励ましていいかわからないように見える。人工心臓が必要な人にかける言葉などあるだろうか。

彼女はフットボールチームのチアリーダーだった。とびきりの美人だが、応援していた恋人は今寝たきりの状態だ。彼女は彼が弱っていくのを見てきた。チームでの居場所を失い、大学にも行けなくなった。彼が病気であることがわかるまでに時間がかかりすぎた。ドラッグ使用を疑う者もいたが、そうではなかったのだ。彼女はどうすべきだろう？　彼の元を去って大学での日常に戻るか、あるいは最高でも心臓移植という窮状にある青年をずっと支えていくか？　時として人生は残酷である。私たち医師が立ち止まって患者の立場で考えることは滅多にない。たぶん、それにはもっともな理由があるのだ。そうしたところで、事態を改善できないのだから。

手術室に入ると、執刀医は看護師の手を借りて手術衣と手袋を身につける。そして、患者に消毒薬を塗り、胸部全体と上腹部だけ見えるようにして滅菌布で覆う。かつてこの患者は上腕二頭筋、胸筋、腹筋がついてガッチリした体型だったはずだが、今は肉がそげ落ちて、腫れた肝臓が肋骨の下で盛り上がっているのが見える。心臓病はむごい。私たちの研究への資金提供を断った冷血漢たちは一度手術台の横に立ってみるべきだ。

バッドは、首から腹部へとメスを入れた。ハートメイトポンプを収めるためには腹壁の中にけっこうなサイズのポケットが必要になる（装着後は皮膚の下に目覚まし時計があるかのように見える）。患者の心臓は巨大で、左心室はほとんど動いていない。通常の黄色い体液が心膜嚢からあふれ出て、新しいポンプポケットを満たし、その後吸水管へと消えていく。

卓越したスポーツマンの凋落に私がすっかり暗い気持ちになっていたとき、バッドは皮膚から硬い電気のドライブラインを出す場所について一心に考えていた。患者のベルトとズボンの邪魔にならず、できるかぎり動きが少なくかつ清潔に保つことができる位置を探していたのだ。彼はメスを刺し、その傷からラインを引き出した。一センチ以上の厚みで、通気管がねじれないだけの硬さがいる。これは家庭用の電気ケーブルではない。それは彼にとって、胎児の胎盤と同様に不可欠なライフラインなのである。次に私たちはポンプの送血グラフトを、正確さを確認しながら心臓から出る上行大動脈に注意深く縫いつけた。位置がずれると圧力で過度な出血が生じる。

　残る作業は、心尖に固定カフを縫いつけ、穿孔器具でポンプの脱血カニューレ用に一ドル硬貨サイズの穴を開けるだけだ。これで、肺から心臓に戻ってきた血液は直接僧帽弁を通って装置に入り、彼自身の疾患のある心室は完全に不要になる。しかし、私はジャービックの新しい機械のことを考えていた。あれはこのポンプの脱血カニューレより若干大きいだけだ。ハートメイトの拍動ポンプ室のチタン製容器はあちらと比較すると巨大だった。

　ハートメイトポンプのスイッチを入れる前に、血液を充塡して空気を出す必要がある。「脳《ブレイン》に空気が入り、排液管《ドレイン》から命が出ていく」などと独り言をつぶやいてみた。感傷的になっていたのかもしれないが、時差ボケや睡眠不足で躁状態だった。技術チームが接続を完了し、大きなスイッチを押すときがきた。プッシャープレート型システムがポンプ内で駆動しはじめると、蒸気機関車が始動するように、空気が通気管の中でシュッシュッと音を立てて行ったり来たりする。ポンプ室が血液で満たされると、次に血液が大動脈に吐出され、残っていた空気は勢いを失いグラフトの針の穴から泡となって静かに消える。役に立たなくなった彼自身の心筋は動きを止め、これ以上収縮することも、彼を生かしておくために震えることもない。彼は新しい心臓を手に入れたのだ。一時的なものではあるが、私は新しい心臓が彼の役に立ってくれることを強く願った。

　彼の体の中にあるこの騒がしく拍動するモンスターと、彼の腹から出ているかさばる付属部品に、彼のガールフレンドはどんな反応をするのだろう。彼女はこれからどのくらいのあいだ彼の元にいるのだろう。私は普段こんなに否定的な考え方はしないのだが、皮肉な気持ちになるのは、終わりのないストレスと疲れのせいだ。今度彼女にまた会う機会があれば、彼女を励まし、手術がたいへんうまくいったことを伝えようと決心した。彼の状態は改善し、以前よりも強靭になったと。すぐに、ヒューストンにいる誰かが自分の頭を吹き飛ばし、そして運がよければ、彼がその人の心臓をもらえるかもしれない。

心不全の患者に共通する弱った肝臓と骨髄のせいか、出血が止まるまでにしばらく時間がかかった。出血、大量の輸血注入、その後の肺と腎臓機能の悪化は、この種の手術ではよく見られる症状だ。私はもうこの病院を立ち去り、また二四時間がかりのフライトを経て、ここことはまるで違う世界に戻らなくてはならない。あちらでは、ここで見た一切は起こりえず、青年は死を待つしかない。しかし、空港に行く前に私は彼のガールフレンドに会っておきたかった。彼の両親が到着して彼女と合流したところで、その誰もが彼のことを心から案じていた。

彼女が顔を上げて私に気づいたので、私はすぐに手術がうまくいったことを彼女に告げた。この言葉はいつものように一気に人々の緊張を解き、安堵の波が広がった。固く巻きつけられていたコイルがほどけるように、彼女の愛らしい顔は喜びで輝き、それから泣き出した。なるほど、彼がフットボールのスター選手だったからだけではなく、彼女は本当に彼を気遣っていたのだ。疑った自分がとんでもないクズに思えた。青年の両親は私を抱きしめお礼を言った。「何に?」と私は思った。私はバッドを手伝っただけだ。しかし、よいニュースがあると、感謝は全方向に向けられる。早く心臓のドナーが現れるといいですね、と彼らに言葉をかけた。ただし、それは別の家族に不幸が訪れるということでもある。

ロイヤルブロンプトン病院のフィリップ・プール・ウィルソン教授の助けを借りて、私たちはまもなくロンドンでハートメイトポンプを使用する候補者を見つけた。残念ながら、その最初でもっとも若い患者は私たちが助けるチャンスを待たずに亡くなってしまった。しかし、次の候補者は理想的な患者に見えた。彼は六四歳、背が高く痩せ形の体型で、すでに移植を拒否されていた。ヒューストンのアメフト選手と同じく彼も拡張型心筋症で、遺伝的なものかもしれないが、ウイルスか自己免疫疾患の結果である可能性が高い。知的なユダヤ人男性アベル・グッドマンは特大の心臓を抱え、ほぼ寝たきりの状態だった。

プラス面は、彼の冠状動脈は健全で、腎臓と肝臓機能もまずまずであることだ。この状態であれば術後の介護が比較的楽だろうと希望が持てる。息切れが悪化し、脚と腹部に水がたまって横になれず、枕を支えに使ってベッドに起座姿勢でいなければならない。フィリップは、体調を安定させるためにアベルをブロンプトン病院に入院させた。そこで、私はアベルに会うためにブロンプトン病院を訪ねた。この病院に来るといつもなつかしい気分になるのだが、今回私は貧しい研修医ではなくプロの心臓外科医としてここに来ている。

アベルはベッドで上半身を起こし、額に玉の汗を浮かべて苦しそうに呼吸していた。目には「私はこの地球に長くはいられない」と訴えるような恐れが見えた。彼はいわゆる「散髪に行けないくらい病が重い」状態で、疲れ果てて話もできない。創造主に会う心構えはあるけれど、代わりに救済主が来てくれることを秘かに望んでいるのだろうか。私は力のない彼の手を握った。血液が行き渡っていないせいで彼の手は冷たく、私の手から滑り落ちそうだった。私はアベルにヒューストンで実際に動作しているところを見たハートメイトポンプが彼の重篤な症状を取り去ってくれる可能性があること、そして彼がこの技術の「生涯使用」を前提に提供される世界で最初の患者であることを説明した。通常は移植を待つ候補者が一時的に利用するものであることも。「一生涯」とはどれくらいの期間だろうか？　私にはわからないが、この機械がなければ彼の生涯はおそらく数週間だ。多く見積もっても。（この会話の最中にも彼が「逝ってしまう」のではないかと思ったくらいだ）

アベルが情報を理解しようとしているあいだ、彼は頭を後方に傾け白目をむいていた。脳にも十分な血液が届いていないようだが、彼はなんとか枕から頭を上げ、つぶやいた。「とにかく、そいつを試してみましょう」。彼はその日のうちに手術に臨みたかったのだと思う。

ロンドンは午後三時で、ヒューストンよりも六時間進んでいる。私はバッドに電話をして時間があまりないことを説明し、「人道的理由」で瀕死の病人にポンプを使うための許可さえあればいいと伝えた。患者は死にかけているので、来週手術を行えないだろうか？　電話の向こう側で数分とも感じられる沈黙が続いた。そして一言こう聞こえてきた。「わかった」

アドレナリンが出て、興奮がこみ上げてくるのを感じた。私たちはオックスフォードで人工心臓を植え込むのだ。それにしても私は誰のために興奮しているのだろう。アベルのためか、自分自身のためか？　私は鉄面皮な野心家だったし、誰もがみな患者のためだけでなく自分自身のために特別なことをしたい、リスクを引き受けたいと思っていた。それが新聞の一面を飾ること、そして移植団体の激しい敵愾心を煽ることを知りながらも、新しいことを試すよりも患者を死なせた方がましだという情けない態度に同調するわけにはいかなかった。

十月二二日、ヒューストンのチームがオックスフォードに到着した。その晩、麻酔医、人工心肺技師、看護師から成るチームが会議室に集まった。私たちは手術手順を話し合い、器具について理解する必要があった。ついでに、私のテキサスの友人とその服装――カウボーイブーツはオックスフォードではまず見かけない――のことも知っておいて欲しかった。

アベルはロンドンからの搬送を乗り切ったが、息苦しさで周囲を気にする余裕もなく、外国の医療チームを前にぼんやりしていた。看護師たちは、いい方に考えましょうと話しかけ、病室の用務係は翌日の夕食の注文を取った。彼はガモン〔訳注：燻製したハムの一種〕はいらないといった。死に備えるためにユダヤ教のラビが訪れた。

バッドがオックスフォードに来るのは初めてだ。古書蒐集の趣味を持つ彼を連れて、オックスフォード大学のボドリアン図書館と町の中心にある古い大学を案内してあげたいと思った。ヒューストンと比べるとまるで別の惑星に来たような感じだろう。私たちはイーグル・アンド・チャイルドというパブでビールを飲んだ。ここは、一九三〇年代、トールキンとC・S・ルイスが木曜の夜に会っていたことで知られている。ここで私はバッドからベトナム戦争の話を聞いた。彼はヘリコプターの衛生兵で、交戦の真っ最中、睾丸が吹き飛ばされないようにヘルメットの上に座っていたという。彼の医者仲間の何人かは生きて帰れなかった。バッドは自分の身を守り、その根性を平時にも発揮している。彼は誰よりも多くの心臓移植と心室補助装置の装着手術を行ってきたのだ。彼は当時の苦労や喜びを話してくれた。すべて私がまだ医学校にいたころの話だ。

私はアメフト選手の近況を尋ねた。彼は今もテキサス心臓研究所の廊下をぶらついている。もう心不全はなく、筋肉をつけてきているという。しかし、まだドナーは現れない。ガールフレンドは大学に戻ったそうだ。

私にとって今夜のこのひとときは嵐の前の静けさだった。そしてバッドは、今夜が他に一切の選択肢がない患者の治療に人工心臓を使うという新時代の幕開けとなることを願っていた。そもそも、なぜこの医療上のライフセーバー装置は心臓移植と常に同じ文脈で語られなければならないのか。移植が行われれば、命を救う技術は無駄になり、数千ドルがゴミと化す。数世紀のあいだにイーグル・アンド・チャイルドでは他にどんな歴史的議論がなされただろう。いずれにしても、人工心臓についての話し合いは今夜が初めてのはずだ。

翌朝、誰もが私の予想よりずっとリラックスしていた。ポンプ会社の代表者たちは手術棟のコーヒールームでバッドとおしゃべりしていた。バッドの技術助手ティム・マイヤーズは、看護師といっしょに器械を並べている。看護師たちは張り切っていたが、同時に高名な訪問者の前で失敗するわけにはいかないとピリピリしていた。アベルは、彼を見送るために大挙やってきた家族や友人に付き添われて病室から移動してきた。見送る先が問題なわけだが。白いガウンを着たアベルは、ストレッチャーの上で頭を下げ、骨張ったひざに手を乗せ、苦労して息をしながらぐったりと座っていた。廊下で彼らとすれちがったとき、アベルがすっと頭を上げこうつぶやいた。「後で会いましょう」。彼はこの期に及んでも楽観的だ。

今回は私が執刀医を務める。バッドが助手、そして私の同僚のデビッド・タガートが第二助手として手術に参加してくれる。この役割分担を含む政治色の濃い決定について、私たちは軽率と言ってもいいくらい平穏かつビジネスライクに話を進めた。ポンプ会社は、外科医が医療関係者の中でもっとも賢い人種ではないと知っているらしく、チタンのポンプ室に矢印を書き込んで、私たちが正しい方向でそれを植え込めるように工夫していた。私は、鍵穴手術の場合とは対照的に、メスで首からへそまで思い切り大きく切開した。自分の手技には自信があったが、時代遅れな病院の器械は恥ずかしかった。胸骨にあてた旧式の鋸は激しく振動し、危うく上端まで切れないところだった。腹壁の左上部にポンプ用のポケットを作り、ピンと張った心膜を切開して、アベルの大きな心臓をむき出しにした。

洗礼を施すように、私はバッドの方法に倣って順に植え込み作業をこなしていた。心肺バイパスのための管を患者と装置に接続し、アベルの心臓を空にする。次に固定カフを左心室の先端に、グラフトを大動脈に注意深く縫いつける。カフ内から病変のある心筋の一部をくりぬいて、顕微鏡検査のために保存。そして、ポンプの脱血カニューレを心尖部に挿入する。以上で完了だ。

最後の重要な手順は、大きなスイッチを入れる前に回路から空気をすべて抜くことだ。人工心肺装置からのフロー（流量）を減らして心臓を満たした。左心室がいっぱいになり、脱血カニューレから血液がポンプに入った。空気がグラフトに押し出され、広口径の針から吐き出される。チタンの「チョコレートボックス」がポケットの中に安全に収まっていることを確認すると、ティムに「スイッチを入れてくれ」と言った。騒がしい器械が、特徴的なヒス音を立てながら始動し、わずかに残った最後の泡がエアニードルから徐々に抜けた。アベルは強力な新しい左心室を手に入れた。通りを隔てていても音が聞こえる機械だが、人工心臓弁になった患者が真夜中に聞こえるカチ、カチという音に慣れるのと同じく、この音にも慣れる。それは生体工学を利用した生活の一部になり、他の選択肢よりも望ましい。通常はそのはずだ。

アベルはすぐに麻酔から覚めた。少し早すぎたのかもしれない。ただちに人工呼吸器から離脱され、気管チューブが抜かれた。彼が手術前とは違う気分を味わっているのがわかった。目には輝きが戻り照れたような笑みを浮かべ、麻酔から覚めた誰もがそうであるように安堵と当惑を見せていた。「俺は生きている」の瞬間だ。四肢はすべて正常に動き、神経系の問題もなかった。私は病院のＣＥＯに電話をかけたいような気分だった。あのクリスチャン・バーナードが世界初の心臓移植の後に報告したような調子で、こう言いたかった。「サー、私たちは人工心臓の植え込みを終えました。患者は元気です」。しかし、何かが私を思いとどまらせ、引き続き注意を怠らないようにした。これは私のことではなく、アベルが再び元気になるかどうかである。私は彼の血圧が高いことが心配だった。彼は弱った左心室の代わりに、循環を行う強力な機械を手に入れたが、未知のものに対する反応でアドレナリンが大量に出ていた。集中治療室の医師は彼に血管拡張剤――および自己心臓の異常なリズムによる血栓症を抑えるための抗凝固剤――を投与し、夜には鎮静剤で落ち着かせなければならなかった。術後のケアは手術と同様に重要だった。私自身も鎮静剤が必要だったが、全体としてはすばらしい一日だった。

便りがないのは元気な証拠というが、夜のあいだ私は何の連絡も受けなかった。いつも通りスケジュールが詰まっているバッドと同行者たちは翌朝早くヒースロー空港へと出発し、私は午前七時に車で病院に行った。楽観と自己満足に浸り、頭の中でプレス向け声明の文面を考えていた。「オックスフォードの外科医が人工心臓の植え込みに成功」「瀕死の男を救ったヒーロー外科医」などという見出しまで夢想した。だから、彼のベッド脇に立ったとき、泥をかぶるとすれば自分こそふさわしいと思った。アベルのそのうつろな表情を見てわかったのだ。彼は口の右端からよだれをたらし、まぶたは垂れ下がっていた。期待していたような感謝と喜びに満ちた朝の挨拶はない。彼は右の腕を持ち上げることさえできなかった。ちくしょう、彼は脳卒中を起こしたのだ。

ポンプのシュッシュッという音がする中、私の大脳皮質を罵詈雑言が駆け巡った。血液が十分に循環しているので彼の肌はピンク色で体は温かかった。だが、いまいましいことに、アベルは麻痺している。すべてうまく進んだというのに。なぜ誰も私に知らせてくれなかったのだ？　私は本能的に他の誰かを非難したくなっていた。しかし誰を責められる？　私の直感は、彼に血栓ができたと告げていた。彼自身の心臓、あるいは異物であるポンプやグラフトから血栓ができることがあり、その場合、効果が出るまでに時間のかかるワルファリンではなく、即効性の抗凝固剤ヘパリンを投与する。しかし、同僚の神経科医は、脳損傷の程度を見きわめ、脳出血の可能性を除外するためにまずCTスキャンを行うよう私を説得した。脳出血が起こった後でヘパリンを投与すれば、命にかかわる。しかし、原因がなんであれ、特に集中治療が長引いた場合は全額私の研究資金から支払われることになり、その経済的影響を考えるとこの状況は破滅的だ。

私はスキャナーまでアベルに付き添った。バッドと彼のチームは、この不幸な進展を知らぬままにすでにヒースロー空港に着いている。私は頭に血が上っていて彼らに知らせる気になれなかった。彼らには満足した気持ちのまま帰国していただこう。私はスキャナーが脳の断層データを構成するのを観察した。病変は明らかだが予想外だった。脳にも出血があった。それればかりか、その出血は、最近起こったものではない、おそらく何カ月も前の古い脳卒中の領域から生じたものだ。われわれはなぜこれを把握していなかったのだろう？　この卒中はアベルの妻も知らないうちに発生していたらしい。彼は断続的に頭痛を感じていたが、麻痺も脱力感もなかった。これまでは。つまり、以前のものは「潜在的」脳卒中だったわけだが、私たちは「悪魔と深く青い海」のジレンマを突きつけられた。一方を選べば地獄、他方を選んでも破滅なのだ。現在のところ、アベルは体の自由がきかないが、死にかけてはいない。ここは、「プラス思考でいく」か、ハイリスクなビジネスから一切手を引くか、という場面だ。

私は決心した。アベルには心臓病と神経リハビリテーションが必要だった。脳卒中の多くは時間と労力をかければ回復する。彼はものを飲み込むことができなかったため、胃ろうチューブから栄養をとらなければならない。胃腸科の専門医が腹壁から胃に直接このチューブを挿入した。彼は咳もうまくできないので、たびたび胸の理学療法を要する。肺炎を起こしたときには抗生物質を投与した。ドライブラインの出口部付近の肌を傷めるほど激しく咳をしたときには、外科的にそれを修復した。理学療法士はこわばった部位が動くように熱心に取り組んだ。三カ月もすると、麻痺は筋力低下程度に軽快し、それもエクササイズにより回復した。ほどなくして彼は動けるようになり、自らリハビリに励んだ。さらに、アベルはまた話せるようになり、飲み込む力もついてくると、じっとしていられず病院の廊下を歩き回るようになった。息切れもむくみもなく、もう心臓病ではない。彼は人生を取り戻し、私もまた自分の決意を推し進めるという選択をした。

ポンプの音と通気管のシュッシュッという音――ヘビが立てる音と似ているが、一分間に六〇回も鳴る――で、アベルの姿を見る前に彼が近くにいることがわかった。この状況で生活するのは結構しんどいが、息ができないことに比べれば格段にましである。ある日、椅子に座っている彼の前を通りすぎた。すると彼が自分から「どうも体調がよくないんですよ」と話しかけてきた。彼にベッドに戻るよう促し、モニターに接続すると理由がわかった。彼自身の心臓は心室細動を起こしていた。これは制御不能な律動で、補助装置がない患者には即座に命にかかわる。彼の右心室が現在機能していないという事実にもかかわらず、左心室補助装置が彼を生かしているのだ。すばらしい、私は思った。心室細動は全部で五回起こったが、そのたびに除細動措置を行った。すばやく鎮静剤を投与してパドルを当て、バンッ！　これで彼の自分の心臓が再び動き出す。しばらくすると、私たちは別のことに気づいた。彼の心臓が小さくなり、以前より力強く収縮するようになり、バッドが発見した拡張型心筋症が心臓を休めているあいだによくなるという現象がここでも再現された。なぜこういうことが起こるのかを分子レベルで解明する必要がある。

アベルが脳出血で死んでいたら、チームの惜しみないサポートは彼と共に消えていた。幸い彼は生き残り、機能を回復した。ハートメイトはその後も快調に動作し、もう少しで彼を退院させられるところまできた。そのころ、次の患者が紹介されてきた。

彼の名前はラルフ・ローレンス。彼はローバー社での会計監査マネージャーの仕事を早期退職した。彼と妻のジーンは、フォークダンス、バーンダンス、社交ダンスなどエネルギッシュなダンスが好きだった。それに、トレーラーで国内を旅する趣味もあった。

そして六〇代のはじめにラルフは息切れがひどくなってきていることに気づいた。胸部X線検査で心臓の肥大がわかったため、彼の地元であるウォリック州の病院はロイヤルブロンプトン病院の心臓病クリニックを紹介した。ブロンプトン病院ではプール・ウィルソン教授が拡張型心筋症の診断を下した。最初のステップは、心不全薬による治療で、次に当時の新しい治療法である特別なペースメーカーを使った電気的心臓再同期療法を試すことになった。目的は、彼の拡張した心臓の異なる部位の収縮を調整して、この臓器全体の収縮効率を上げることにある。しかし、心臓がさらに肥大すると効果が出なくなることがあり、今の彼は予後が悪く深刻な症状が出ている。彼に移植の望みはあるのだろうか？　彼の年齢では移植のチャンスはないと言われたとき、意外にも彼は希少な臓器はもっと若い人に使われるべきだと納得し、それを受け入れた。彼はとても魅力的な人で、支えになる家族がいる。私たちは、彼がハートメイトの理想的な候補者だと考えた。

ラルフは何もできない状態だったが、アベル・グッドマンほどには重篤でなく体調は安定していた。彼は装置を試すかどうか考慮するために数週間の猶予が与えられた。また、彼の家族には検討材料としてハートメイト患者のガイドラインが提供された。このガイドラインを読むと、いずれ移植を受ける見込みがある人さえ気持ちがひるむ。シャワーは電気機器をカバーしているかぎり問題ないが、水泳と入浴は禁止。ぴっちりした服や換気チューブがたわんだりねじれたりするような衣類は避ける。常に緊急バックアップ機器を手元に用意しておく。コントローラーの黄色いスパナマークが点灯したら、誤動作を示す。音声警告と共に赤いハートマークが点灯した場合はポンプ補助が失われたことを意味するので、ただちに助けを求めること、などなど。これは、時間がなくてアベルには熟慮の機会が与えられなかった検討事項である。

私はオックスフォードの自分のオフィスでラルフとジーンに会った。彼らは資料を読んでも腰が引けることはなかった。それほどラルフの生活は耐えがたいものになっていたのだ。外出はできず、椅子に座って眠らなければならず、くるぶしや脚がむくんで靴がはけず、いつ死ぬともわからない不安が常につきまとう。そして家族はそれを知っている。私はラルフがインシュリンに依存する糖尿病患者であることに不安を抱いていたのだが、彼は自分の健康に責任を持ち糖尿病も上手に管理していた。彼の態度は前向きで、できるだけ早く処置にかかることを願っていた。

「では今日始めますか?」と私は言った。夫妻がアベルに会えるように手配して、アベルが体内の「エイリアン」との生活をどのように感じているかを尋ねる機会を設けるつもりだ。私はアベルがこう答えるだろうとわかっていた。「心不全よりまし。死ぬよりましだ」。そして、ジーンは、夫と同じくらいハートメイトに詳しくならなければならない。なんといっても、緊急時には自宅で対処しなければならず、停電のときには手動で扱う必要も出てくるのだから。

私たちは、ヒューストンと調整する時間を加味して四週間後の水曜日に手術するということで合意した。しかし、今回はもう一つ考慮すべき事項がある。アベルの件が外部に知られて注目を浴びつつあった。脳出血の恐れがあることを考えて、目立たないように進めるつもりだったが、ラルフの手術が一カ月後に決まった今、マスコミにこの情報が漏れることは避けられない。これは両刃の剣だ。社会認識が高まれば、プログラムを維持するために必要な慈善寄付を集める助けになるが、患者が亡くなって悪い評判が立てば私たちはおしまいだ。重い心不全の患者は、心臓手術は言うまでもなく、ヘルニアの手術さえ受けられなくなるかもしれない。では、リスク管理はどうすべきだろう。

チームで話し合った結果、メディアスクラムを避けるために、一紙の新聞だけにラルフの手術に関する取材を許可することになった。何よりも、家族は彼が退院するとき――退院できるならば――騒がれたくはない。『サンデータイムズ』紙がその一紙に選ばれた。同紙は、患者と家族が慎重に扱われるかぎりにおいて、すべての活動について踏み込んだ取材ができる。その見返りとして、慈善寄付を考慮してもらえれば私たちとしてはありがたい。これは報酬ではない。しかし寄付がなければ、ラルフが手術を受けることは無理なのだ。

手術の前日、ラルフとジーンは病院が準備した部屋に滞在した。ジーンは『サンデータイムズ』紙に語った。「私たちはゆっくり休みました。彼はすべてを受け入れ、手術が受けられることをただただ喜んでいます」。水曜日の午前九時三〇分、鎮静剤を投与されたラルフはストレッチャーで第五手術室に運ばれた。やはり彼も横になると呼吸ができなかった。私たちは、彼が呼吸困難による死の恐怖から解放されることを切に願っていた。今回、この病院への関心が著しく高まっていたので、私たちは手術を録画してホールで放映することに同意した。私はジャーナリストと病院の経営陣が手術を見ることを歓迎した。外科では「見て覚え、やって覚え、教えて学べ」という格言がある。私はまずヒューストンで手術を見て、オックスフォードで執刀した。しかし、ラルフの手術で、指示だけを与えて他の誰かに執刀させるつもりは毛頭なかった。バッドと私は麻酔医がラルフを眠らせているあいだコーヒールームで静かに待った。

小さな狭苦しい控室は五時だった。毎日、いつでもここは五時だ。なぜなら時計がずっと昔に止まったままだからだ。重ねられた空のコーヒーカップだけが、ゆっくりとした時間の経過を示していた。ジーンはそこに座って、圧倒的な不安に押しつぶされそうになりながら知らせを待っていた。そして午後二時になり、ついに彼女が待っていた知らせが届いた。ラルフの手術が終わり集中治療室に移されたという知らせだ。

一九九六年五月十二日、ラルフの胸部と人工心臓のX線写真が『サンデータイムズ』の一面全面を飾った。見出しはこうだ。「二つの心臓を持つ男――チタンとポリエステルとプラスチックのかたまりがラルフ・ローレンスの体内で音を立てているのはなぜだ」

『サンデータイムズ』のような第一線の全国紙に、手術室の写真、家族やスタッフとのインタビューを含む人工心臓手術の内部情報を直接取材させることにはリスクがあった。しかし、彼らは取材結果を非常に優れた記事にまとめ、首相、議員、さらには女王を含むあらゆる人々が記事を読んだ。同紙は手術の経緯について真に迫った詳細な説明を掲載し、私たちの実験研究プログラムの維持におおいに貢献してくれた。この結果、イノベーションをＮＨＳの義務と見なす人々の共感を得られたが、ＮＨＳ自体からは資金を得られなかった。この技術には大金がかかる。しかし、公的サポートはない。

アベルが脳出血を起こした原因は高血圧だったと思われたので、ラルフは数時間深い眠りにつかせた。彼が意識を取り戻したのは真夜中で、ジーンは集中治療室の機材に囲まれた彼の腹の中で大きな音を立てるポンプの動きを見つめながらベッド脇に座っていた。酸素マスクの下からラルフは何かをジーンに言った。「喉が渇いたの？」と彼女が聞くと、「いや。今日は木曜かな？」と返事があった。二日後の土曜日、彼は彼のリハビリ担当の理学療法士とともに集中治療室を歩いていた。

その後、思いがけない問題が起こった。私がブレナム公園をジョギングしているとき、携帯電話が鳴った。病室にいたアベルが、ポンプ付近の激しい出血のために、出血性ショックを起こしひどい痛みに苦しんでいた。彼自身の心臓は回復しかけていたのだが、この出血のために肋骨の下部が大きく膨張していた。ただちにポンプを取り除いて出血を止めなければ彼は死んでしまう。私は手術チームをすぐに呼び出すよう電話で指示した。

私は、自分の年齢にしては速すぎるスピードで自宅まで走り、車に飛び乗った。週末なので道路はいつもよりすいていたが、手術を始める前に手遅れになるのではないかと焦った。首尾良く対応できるかどうかにかかわらず、医師は自信たっぷりな態度を崩してはならない。イライラして興奮状態だったり過度に心配性だったりする外科医は苦境に立ったときに決してそれを克服できない。運転しながら頭の中で手順を組み立てた。致命傷を与えずに再度の開胸手術をするだけの時間はないので、鼠径部の動脈と静脈を露出して、両方にカニューレを挿入し、心肺バイパスを開始しなければならない。そうすれば、彼は安全だ。十分な輸血により彼の脳への血流を維持して、ハートメイトのスイッチを切る。私たちは、アベルが死んでしまう前になんとかこの処置をやりとげた。しかし、彼の血圧は輸血にもかかわらず通常の半分まで低下していた。

私は彼の胸骨からワイヤーを引き抜き、胸骨の中央部に振動する鋸を走らせた。胸骨が左右に切断されると、隙間からぬらぬらとした紫色の血の塊が滑り出て、心尖から鮮やかな赤色の血があふれてきた。私がすぐに思ったのは、アベルの心臓の大きさが変化したせいでハートメイトの脱血カニューレの位置がずれて、小さくなった心臓の先端部が裂けて開いてしまったのではないかということだった。炎症部分を除去し観察すると、グラフトと大動脈のあいだの接合には問題がなかったので、私の推論は正しかったようだ。

次に行った決断は単純なものだ。とにかく、ポンプは取り出さなければならない。その結果は、アベル自身の心臓が後を引き継いで循環機能を果たすか、そうでなければ彼が死ぬかだ。手が届かない場所からの出血を止めるもっとも容易な方法は、患者の体温を二〇度まで下げてから完全に血液循環を止めることだ。私はハートメイトの電源ケーブルを切断して処分し、腹壁のポンプポケットから血の塊を掻き出した。事態は好転していたが、私は心の中で、週末を過ごす方法としてはベストとは言えないな、とつぶやいていた。

最初、この出来事は彼の家族にとってつらい一撃だと思われた。病院で五カ月を過ごし、よい状態で彼を自宅に迎え入れることを楽しみにしていたところだったのだ。アベルとラルフの妻はいっしょに待っている。一方は奇跡を願い、もう一方は植え込み手術に成功しても「いつまでも幸せに暮らしましたとさ」となるとはかぎらないことを実感していた。悪い噂はすぐに伝わると言うが、重苦しい空気が病院中に広がっていた。アベルの看護師と理学療法士は、脳出血から彼を回復させようとする数カ月にわたる真剣な努力の末に彼を失ったと考えた。これは私たち全員にとっての悲劇となるだろう。

しかし、すべてが悪いニュースではなかった。実際、悪いニュースにはほど遠い。アベルの心臓の変化には本当に驚かされた。彼の心臓はハートメイトの装着以降の休息の日々を満喫し、その時間が心不全を回復させ、球形だった心臓の形が正常な形に戻ったのである。私たちが脱血カニューレを慎重に抜いたとき、出血箇所を見つけた。心筋そのものが裂けていたのだ。金属製の脱血カニューレに付着した筋肉の堆積物をはがして、病理検査のために保存した。これを、最初の手術の際に脱血カニューレの挿入孔のためにくり抜いた心筋と直接比べてみるのだ。

難解な論理を振り回すより、今回の結果がずっと多くを語ってくれる。私たちは、肥大した心筋細胞が正常なサイズと構造に戻ること、そして装置によって病気の心臓の回復を助けられることを証明した。私たちはこれを「もとの心臓を取っておけ Keep Your Own Heart」戦略と名づけた。ただ、構造的な変化は持続可能なのか、心臓は機能しつづけるのか？　それは私たちにもわからなかった。

時間を経て初めて真実がわかる。それでもこれはとてつもない発見だった。

手術には七時間を要した。アベルのポンプを保存しておきたかったので、私たちはお産で赤ん坊を取り上げるように優しくアベルのポンプを取り出した。脱血カニューレの挿入部はテフロンで強化された糸でしっかり縫合して修復した。彼の心臓は今や犬のエサのような見た目だが、まだ機能し十分収縮していて、血液の温度をあげると、血液循環が促進された。私たちは、あたかも単純で通常の手術だったかのように、人工心肺装置を離脱した。すべての切断面から出血しているが、彼の血圧は正常だった。

これは、慢性的な拡張型心筋症患者に対して世界で初めて成功した「回復へのブリッジ」の症例となるのだろうか？　出血はやがておさまり、私たちは胸部と腹部を閉じた。この手術自体は勝利に終わった。アベルの家族は喜びに沸き、ラルフとジーンは安堵し、私のスタッフたちは楽観的な気持ちになった。しかし、私はまだ不安だった。私たちはナイフの刃の上で羽を休めているようなものだった。

術後は集中治療室のチームに任せる以外になかった。よく言っても私は疲れ果てていたのだ。悪く言ったら？　精神的に異常をきたしているような状態だった。次から次へとリスクを引き受けすぎた。自分の命、そしてほかの人々の命を極限まで追い込んだ。外科手術は簡単だが、政治的駆け引きはそうはいかない。それにNHSからの上限のない請求書を受け取りながらリスクを冒すストレスはひどくこたえる。ここでは個人の命以上のものが危険にさらされているのだ。影響力を持つ人物の多くが人工心臓は絶対にうまくいかないと主張していた。これは彼らが間違っていることを証明する戦いなのだ。

アベルは術後の三〇時間完全に安定していた。すべては正常だった。ショックが長引いたにもかかわらず彼の腎臓は健康な尿を出していた。それでも私は不安だった。失敗に終わる恐れは大きい。私は水の上を歩きながら、沈むのを待っているような気持ちだった。そして、それほど待たずにそのときが訪れた。夜遅く、アベルの心臓が制御不能なリズムに陥った。心房細動だ。これほど速い拍動だと左心室にはこたえる。これは、心臓手術を受けた患者のおよそ半数に起こる問題である。簡単に対処できるはずなのだが、そうはいかなかった。その場にいたジュニアドクターは誰も彼に電気ショックをする度胸がなかった。彼の容体は急激に悪化した。私が病院に駆けつけたときには手遅れだった。

アベルは、家族に見守られベッドの上で亡くなった。私ができることは二つのうち一つだ。弾道に飛び込み穴だらけにされるか、あるいはこの場から立ち去るか。私は正しい選択をし、途中でラルフのベッドを通りすぎた。ジーンは、すべてを忘れ、シーツに顔をうずめて眠っていた。ラルフは不安でぐったりし、まっすぐ前を見つめていた。私が通りすぎると彼の目は私を追った。彼は私がどう感じているのか、そして私が彼を元気づけるどんな言葉も持たないことを理解していた。彼はすでにすべてを聞いていた。「アベルに電気ショックを与えるべきだったのか？　コンサルタントを呼ぶべきだったか？　もしも……？」そして、避けられないことが起こった。なんてこった。

生と死のあいだには極細の線しかない。生き残れるかどうかは、そのときそこにいる誰かが問題に対処できるか、正しい措置がなされるか、そしてそれが正確なタイミングで行われるかどうかにかかっている。アベルは、速すぎる拍動を正常に戻すために電気ショックを必要としていた。そのためには、その場を取り仕切り、状況を読み取る誰かがいなければならなかったが、それは叶わなかった。これは「救命不成功」と呼ばれる事態だった。あらゆる努力が尽くされたあげく、彼は不必要な死を迎えたのだと私は思う。

ありがたいことに、ラルフは日に日に体力をつけていった。彼は技術により変身を遂げ、通気管からシュッシュと音を立て、力強い拍動で一分間に六リットルの血液を循環させるために騒がしくポンプを動かす体内の「エイリアン」と生きていく方法を学んだ。二週間も経たないうちに、彼と家族はこの装置をマスターした。一番重要なのは、彼の脇腹から出ている硬い白色の電源ケーブルの扱いである。ケーブルを完全に清潔な状態に保つだけでなく、周囲の皮膚がダクロン製カバーのついたケーブルと密着しているため、菌の侵入には最大限の注意を払う必要がある。ラルフにとって最大の危険はドライブラインの感染である。この装置では頻繁に起こる問題で、彼のように糖尿病の患者には特に重大な結果をもたらすことになる。実際、糖尿病患者は、まさにこの理由により、当初は心臓ポンプの使用対象者から外されていた。

ジーンは、予期しない問題に対応し、アラームが鳴ったときに対処する方法を身につけた。問題が起こった瞬間、正しい対応ができるかどうかで命が左右されるため、彼女は電気が使えなくなったときにハートメイトのポンプを手動で動かす方法を学んだ。そして彼らは、新しい人生に向かって喜びと自信を胸に病院を後にした。現時点まで、人工心臓の患者の中で最速の退院である。ラルフは毎月、定期検診のために来院するが、彼らはトレーラーでの旅行を再開し、新しい身体で思い切り楽しんでいた。

冬期には予期される問題がある。普通の風邪、咳、くしゃみがくせものなのだ。これらの症状は、腹部にあるドライブライン出口の硬くなった部位にストレスを与え、皮膚細胞とダクロン繊維のあいだの繊細な付着面を破壊し、皮膚の防御組織の裂け目にバクテリアの侵入を促す。ジーンは通常のドライブラインのケアに加えて付着部分を清潔に保つよう最大限の努力を払っていたが、やがてそこから膿が滲み出してきて熱を持って赤くなりヒリヒリと痛んだ。ラルフのGP〔かかりつけ医〕が膿を採取し、抗生物質を投与した。感染症のために彼の糖尿病の管理が困難になった。血糖値が高いと細菌に栄養を与えることになってしまう。数週間にわたり抗生物質の投与を行ったが真菌が見つかったため、ラルフを数日入院させてこの問題の解決に取り組むことにした。この時点で、ラインの周囲には感染して痛々しい陥没が見られたのでそれを外科的に治療した。その結果、患部はだいぶよくなったし、彼が何時間も費やしてエクササイズバイクで筋力をつけてきたためラルフの心臓はかなり回復していた。

しかし、真菌感染症はポンプ自体まで達し、私はこれが悪い兆候であることを知っていた。ヒューストンでは移植までのブリッジとして装置を利用するバッドの患者たちが同じ問題に直面していた。ただ、彼らの中に糖尿病の人はいなかった。私はたびたびバッドに電話をかけて助言を求めた。私たちは、抗生物質で完全に殺菌することは不可能であるとわかっていたが、アベルのときのように装置を外すリスクを取るべきなのかは疑問だった。感染がついに彼の血流に至ったとき、私はこの選択肢について真剣に考えた。感染が全身に及び敗血症を起こしているのだ。今やポンプの内側も外側も菌に侵され、ブタの心臓弁は大量の菌で覆われて崩壊しはじめている。解決手段は何もない。私は、ジーンに、もはや冒険的な治療を試すこともできないと説明しなければならなかった。

敗血性ショックによりラルフの腎臓と肝臓が機能しなくなり黄疸があらわれた。ポンプの弁から大量の血液が漏れるため、肺は水浸しの状態だ。滝のように流れる血液がポンプ室を行ったり来たりするので、ハートメイトまでも通常とは違う洗濯機のような音を立てている。シュッシュッという音はヘビの立てる音というよりもヤカンのお湯が沸騰するような調子になっている。私にはもう終わりが見えていた。そして私が「アベルの方法」を試すのは適切ではないでしょうと彼に告げたとき、ジーンもそれを悟った。ラルフはこの状態から抜け出すことができなかった。私たちは人工呼吸器で彼の呼吸を助け、彼が受けるに値する尊厳を守り、彼の最後を看取った。

ラルフは大切なことを始めるきっかけを作ってくれた。『サンデータイムズ』が名づけた「二つの心臓を持つ男」は、多大な貢献をなしたのだ。植え込み手術から十八カ月後、彼は家族に囲まれて亡くなった。あらゆる苦痛にかかわらず、彼らはこの手術がもたらした生きるチャンスとすばらしい時間に感謝していた。

私たちはアベルとラルフから計り知れないほど多くのことを学んだ。彼らは、「一生」使用する目的で人工心臓をつけた最初の患者であり、先駆者であった。この「一生」が短かったことは否定できないが、どんな一生もかけがえのないものである。このことをがん患者に聞いてみてほしい。私たちに必要なのはよりよい血液ポンプだった。そして、私たちは引き続きその課題に取り組んでいた。

第7章　ジュリーの心臓を守れ

「そう、手遅れということはありえない。疲れた心臓が
拍動をやめないかぎりは」
――ヘンリー・ワーズワース・ロングフェロー

術後に患者が死ぬのはなぜか？　外科医が技術的ミスで心臓を傷つけた、間違って別の弁や冠状動脈を手術した、患者の出血を止められず死なせたなどの過誤を犯したせいだったのか？　いや、実際にはこうした理由によることは滅多にない。通常は手術の時点で患者の病状が非常に重かったことが原因であり、たとえ手術が成功したとしても生存できるかどうかについては何とも言えない。他のすべての職業の場合と同様ミスは起こりうるし、起こっているが、患者が亡くなる理由の大半は手術中に病気の心臓が徐々に悪化するためである。

標準的に行われている手術では、血液の供給なしで意図的に心臓を止める場合、心筋保護液を注入するが、心停止中に心臓はダメージを受ける。どんな方法も完全ではないのだ。手術が終わるころには、心臓は弱りきって、回復の可能性はあるとしても疲弊して循環を維持できなくなる。人工心肺装置がオフにされても心臓はその機能を引き継がず、装置の助けがなければ手術台の上で患者が死ぬ。装置の離脱後、心臓はなんと

か動きはじめるが数時間のうちにしだいに機能が弱まり、強心剤を投与しても効果がない。患者はその手術室ですでに死者の役を与えられていたということだ。心筋から血流が奪われる時間が長くなるほど、この結果となることが多い。そして死体は霊安室に運ばれ、悲しみにくれる家族が残される。

私は、このような死への経路を回避できると感じていた。心臓に回復のチャンスを与えることが肝心であり、心肺バイパスを長く続けることは解決策ではない。実際には、心肺バイパスが事態を悪化させている。血液が異物と触れる時間が長いほど、全身に炎症が起こりやすくなり、結果的に臓器不全やさらなる出血を生じる。

だとすると、他の種類のポンプを使ったらどうだろう？ 酸素化装置のないシンプルな回路はもっとうまく機能し、数時間、おそらくは数日、そして重篤な場合には数週間、心臓の収縮機能と手術による修復の効果によって循環機能が自立するまで使用できるかもしれない。

安全で信頼性の高い一時使用の血液ポンプは、ポンプなしでは死んでしまう患者の半分から三分の二を救える可能性がある。どうしてそんなことが言えるのかって？ 死後の解剖により、ほとんどの場合心臓は構造的に健康であったことがわかっている。心臓は疲れていただけなのだ。それを休ませ、残りの臓器をサポートすれば、患者はよくなるだろう。

無理もないことだが、血液ポンプの開発に取り組んだ先駆者のほとんどは、人間の循環機能を再現する拍動を作る必要があると考えた。そのため、初期のポンプは、心臓を空にして血液で満たす機能と、通常の心臓を再現できるだけの大きさがあることが必須とされた。ほとんどの場合補助を要するのは左心室だけだが、必要とあれば、別のシステムを使用して左右の心室を補助することができる。しかし、ふいごと弁がついた初期の拍動装置は、乱流、摩擦、熱を生じさせ、血栓の形成と脳卒中という破壊的な合併症をもたらす完璧な環境を作るものだった。血栓と脳卒中は命を救う戦いではいつも不吉で恐るべき天敵である。

ペンシルベニア州ピッツバーグのアレゲーニー総合病院。外科主任のジョージ・マガバーンは、拍動の必要性に今ひとつ納得できないでいた。彼は、血液が組織に到達すると、それは細胞一個分の幅しかない極細の毛細血管を通り抜けると考えている。脈圧は毛細血管に達する前に小動脈で消えるため、このマイクロ環境では脈拍はない。もし本当に脈拍が不要ならば、もっと小型で体の負担にならないポンプ――高速で回転し一分に五リットルから十リットルの血液を送り込む――を作ることができるだろう。ポンプはとにかく血液に優しいことが求められた。そこで、マガバーンは、このプロジェクトをいっしょに進めていくために彼の友人で、ワシントンDCの国立衛生研究所の心臓外科研究チーム長を務めるリチャード・クラーク教授をチームに引き入れた。

彼のチームが回転型血液ポンプを開発するのに五年かかった。それは自転車のベルほどの大きさで、重さはわずか二五〇グラム弱、一つだけの可動部（六枚のブレードがついたタービン）を動作させる電磁石だった。最初のマシンはAB‐180と名づけられ、移植までのブリッジとして十分な期間である最長六カ月間血液循環を補助することを目的とした。設計はきわめてシンプルで、技術者の一人は庭の水まき用ホースにプロトタイプを接続し、それを使って池の水を空にした。この装置をラボのヒツジに使用したところ、赤血球を破壊することなく順調に動作した。この成果が認められ、一九九七年、FDAからAB‐180を人体に試用する許可が出た。ただし、このポンプは厳密に「最終手段」としてのみ使用することが絶対条件だった。近いうちに確実に死ぬ患者のみにポンプの使用が可能ということだ。

一九九八年二月、私はFDAからワシントン州で開催された心臓会議に招かれ、アベルおよびラルフに行った最近の手術について話すことになった。そこで私はリチャード・クラークに会った。彼は引退を間近に控えていたが、研究を続けることを望んでいた。心臓外科は彼の人生だったのだ。夕食の席で彼は私にAB－180を見せ、研究員として一年間自分を引き受けてくれないかと持ちかけてきた。私は興味を持ち、ポンプを持ってくるよう勧めた。そしてその年の八月七日、彼と彼の妻がオックスフォードに到着した。そこは母国とはまるで違っていたはずだ。高層ビル群から「夢見る尖塔の都市」オックスフォードへ、そして世界でもっとも潤沢な資金を誇るヘルスケア制度からNHSへ。ここまで、AB－180はまだ人間の患者での成功例がなかった。ショック状態にある患者を救うために三件の勇気ある試みがなされたが、すべて患者が死亡するという結果になった。このため、米国では治験が中止される見込みが高かった。

＊

一九九八年八月九日の午前二時、電話の音で目が覚めた。何だろう、今夜は当直じゃないのに。相手はロンドンにあるミドルセックス病院の心臓専門医だった。彼女はジュリーという患者を担当していた。ジュリーは、二一歳の教育実習生で、サリー州の両親と夏を過ごすために実家に帰っていた。最初、風邪のような症状を訴えて診察を受けた。しかし、数日のうちにぐったりして元気がなくなり、息切れし、汗をかいているのに体が冷たく、そして尿が出なくなった。ほとんど危篤状態だ。

地区の総合病院がこの状態を確認すると、速やかにロンドンの教育病院に転院させた。そこで撮った超音波スキャンは心臓の収縮が弱いことを示していた。彼女はウイルス性心筋炎だった。これは風邪と同じウイルス性疾患の一つだが、心臓が罹患すると命に関わることがある。炎症と体液貯留がジュリーの心臓機能を破壊し、心拍出量モニターで通常の三分の一以下と極端に血流量が低いことが確認された。前週まで健康そのものだった少女は、どこから見てもかなり絶望的な状態であった。

同病院の心臓専門医はジュリーを集中治療室に入れ、バルーンポンプ法による治療を行った。これは、ソーセージのような形状のラテックス製バルーンがついたカテーテルを外部の空気圧縮機に接続して使用する治療法で、このカテーテルを脚の動脈から挿入して胸部大動脈に留置し、心臓の拡張時にバルーンを膨らます。これにより血圧が上昇して、心臓が必要とするエネルギー量を多少減らすことができるが、これが機能するためには最低限の血圧と血流が必要である。ジュリーに関してはこの治療法は効果がなく、むしろ脚への血流を妨げることになった。脚は、乳酸が出てすでに青白くなっており、私に電話があったときにはジュリーの最高血圧は通常の半分の六〇㎜Hgだった。

ミドルセックスの心臓専門医は、私を最後の砦と考え、何か試せることはないかと問い合わせてきたのである。「彼女を助けられるような技術はないですか?」と尋ね、たとえ私に何もできることがなくても、打ちのめされている彼女の両親や妹はもうあきらめて心の準備ができているので大丈夫だと言った。家族は、彼女が麻酔をかけられ人工呼吸器につながれた段階でジュリーを失ったように感じていた。通常、人工呼吸器とバルーンポンプ法は最後の選択肢とされている。しかし治療の効果はなく、麻酔薬の投与後もジュリーの血圧は下がっていた。

ウイルス性心筋炎を発症した患者のほとんどは回復する。インフルエンザと同様、ウイルスの影響はやがて消えて心臓は元気を取り戻す。ただ、ジュリーの場合そうはならなかった。血液検査の値は最悪で、弱っている臓器機能は修復不能の状態になり、彼女は死に向かう急性心不全サイクルの真っ只中にいる。

深夜に電話を受けたとき、つい「当直じゃないのでビールを飲んでしまった。悪いけど手伝えない」などという返事をしてしまうことがある。正直言って、私はこのとき何と答えたのか覚えていないのだが、おそらく「すぐにオックスフォードに患者を連れてきてください。私はチームを集めます」というようなことを言ったのだと思う。

そして、真夜中にもかかわらず複数の医師や看護師、大量の器械と共にジュリーは救急車でオックスフォードへ搬送されてきた。私はリチャード・クラークに連絡し、彼は病院に駆けつけ、すばやい展開に興奮を隠しきれない様子でキットを並べはじめた。また、私が右腕と頼む日本人医師、タカヒロ・カツマタ（勝間田敬弘）も手を貸してくれることになった。

急遽決まったロンドン北部から一〇〇キロの強行軍の末に到着したジュリーと彼女の介護士たちには、救急外来で会った。そのときまでにジュリーの肝臓と腎臓は機能不全に陥り、血圧も著しく低かったため、すぐさま彼女を手術室に連れていく以外の選択肢は残されていなかった。彼女は死んでいるも同然だった。彼女の両親はまだ到着していない。早朝の時間にもかかわらずまだロンドンから出られないでいた。

その後メディアが報道した内容で一つ間違っていることがあった。報道では、私が病院の倫理委員会からAB－180を使用する許可を得ていたとされたが、残念ながらこれは事実に反する。完全に間違っていた。私とリチャード・クラークを除く誰一人として私たちがこの装置を持っていることを想像もしていなかったし、私たちの誰一人としてこんなに早くそれを必要とする事態になろうとは考えていなかった。この時点で、死亡率は一〇〇パーセントであり、控えめに言っても、統計的に有意であった。しかし、私は官僚的な手続きのために若い患者を死なせるような医者ではなかった。

人工心肺技師のブライアンが装置をいつでも使える状態に保持してくれていたのは幸運だった。ジュリーに付き添ってきた集中治療室の医師は、もう手遅れだとあきらめており、私がジュリーの脚に手を乗せたとき、私もまた彼女は死んでしまっているのではないかと思った。血の気のない顔と冷たい体、静脈には血が通っていないように見えたし、脚は青くなっていた。点滴、人工呼吸器、バルーンポンプを慎重に外す必要があったため、体重はたいしてないのに彼女をすばやく動かすことはできなかった。カツマタと私は彼女をそっと持ち上げて手術台に移し、看護師のリンダは手術前の手洗いをすませ、ガウンを着て、準備を整えた。

第二看護師のドーンがジュリーの病衣を脱がせた。機器の一部に、パチンコのゴムのように伸びた彼女の尿路カテーテルが見つかった。まだ膀胱内でカテーテルの抜け落ちを防止するバルーンが膨らんでいる。ドーンはそれを片づけた。私はリンダに消毒液を塗り滅菌布をかけるよう指示した。カツマタと私は急いで術前の手洗いをすませた（生存か清潔か、今必要なのはどっちだ？）。私たちの病院の麻酔医マイクは、向こうの病院から来た麻酔医（彼しかパズルの答えを知らない）の助けを借りて複数の輸液管や薬剤の整理に取り組んだ。ただ、どの薬がその輸液ラインに入っているかはどうでもよかった。どれも効果がないのだから。私はマイクに、ジュリーの胸に手術灯の光を当ててもらった。そして私はメスを手に取った。

メスの刃は一回の強めのストロークで一直線に骨まで切った。電気メスのことは忘れていい。どうせ必要ないのだ。すでに血液循環が失われているので、皮膚からも脂肪からも出血はなかったし、ジュリーの心拍数は痛々しいほどに遅い。私は胸骨の下から上へと鋸を走らせた。ここでも、骨髄からの滲出はない。開胸器を押し入れ、ハサミですばやく心膜に切り込みを入れた。マイクは心電図が止まるほどの速度になっていることを指摘したが、私はこの目でウイルスに乗っ取られ腫れ上がったジュリーの心臓を見ているところだったので、彼に言われるまでもなくわかっていた。かすかに動く心臓は哀れを誘うような姿だった。電池が切れて、ブリキの兵隊の叩くドラムが少しずつ遅くなり、最後に兵隊の腕が宙に浮いて止まるのを見ているような感じだ。疲れ果てている。

しかし、心臓が止まりかけているあいだも私は動きつづけた。私は人工心肺のチューブを固定するための巾着縫合を大動脈と右心房に配置した。大動脈は圧力がなくて柔らかく、右心房は破裂するほどピンと張っている。すべての縫い目から、酸素が欠乏した青黒い血が漏れていた。この段階に至るまで彼女の肺にはほとんど血流がなく、私は彼女を取り戻せるものか自信がなかった。

時計のような正確さで作業を進め、口を開くこともなく、人工心肺装置に接続するためにカニューレを押し入れた。重要な各手順のあいまに、私はジュリーのぐったりした小さな左右の心室を手のひらでつかみ、グレープフルーツからジュースを絞る要領で規則正しく握っては離した。これは脳と冠状動脈へのかすかな血流を維持するための開胸式心臓マッサージである。今重要なのはこれだけなのだ。他の臓器は忘れて、ドロドロになった血液にわずかに残った酸素を使って脳と心臓を生かしておかなければならない。

カツマタは普段は寡黙な男なのだが、「戦争のことは言うな（笑）」とつぶやいた〔訳注：イギリスの『フォルティ・タワーズ』という大人気コメディドラマで使われたセリフ。監修者解説を参照。〕。私はブライアンに声をかけて、静脈脱血パイプを回路に接続するやいなや心肺バイパスを始めてもらうと、黒っぽい血が緩慢にチューブへと排出された。急いでいたので、右心房からの脱血管に気泡が混じったが、たいした問題ではない。チューブを持ち上げると気泡が上部に浮かび、その後チューブを手術台から下にたらすと気泡は貯血槽で消えた。

そして、いったん空になった心臓が、装置から血液を受け取って堅実な拍動を開始すると、手術室に突然平和が訪れた。ジュリーの血中酸素濃度は急速に上昇し、黒ずんでいた血が再び赤くなった。乳酸が除去されたのだ。脳に損傷がないかぎり彼女は安全だ。滑り込みセーフで間に合った。

私はリチャードの方を振り返った。「この機械はどうやって植え込むのかな?」見たところ仕組みは単純そうだった。脱血チューブがあり、私はそれが妙に硬そうだと思った。このチューブを左心房に挿入し肺から戻ってくる酸素をたっぷり含んだ血液を遠心ポンプに送り出す。このポンプが彼女の新しい左心室になるのだ。血液を大動脈に戻すグラフトもあり、血液は大動脈から全身へと送り出される。単純だ。装置自体は彼女の右の胸、肺と心臓のあいだに留置される。左心室はバイパスされるので、彼女の脳と体は安全である。では、さっそく取りかかろう。

リチャードは、看護師のリンダに滅菌済みの機器を手渡した。小さな心房の薄い壁を貫いて硬い脱血チューブを挿入する最善の方法は何かと考えた。挿入部は、長期間血液が漏れることのないよう、人間の大動脈管を左心房に縫いつけるべきだと思いついた。そうすることで、カニューレの挿入部にある程度の柔軟性をもたせることができ、いずれ抜去するときに心臓自体に大きな穴を残さずに済む。このシンプルな工夫が成功と失敗、そして生きるか死ぬかの分かれ目となるかもしれない。

手術室の冷蔵庫には、提供された人間の心臓弁と血管の断片（ホモグラフト）が非常用として保管されている。しかも、提供された部位や解剖室から救い出された断片を整理することを仕事とする特別チームがあった。保存液の中で保存されるこれらの予備部品は、小児の心臓を再建しなければならない先天性心臓疾患手術では非常に重要な役割を果たしていた。

ドーンは、冷蔵庫の滅菌瓶に保存されていたドナーの大動脈から適当なものを見つけてきた。私はこれをジュリーの左心房の手が届く位置に注意深く縫いつけ、脱血カニューレを滑り込ませた。この一連の作業は、ヒース・ロビンソン〔訳注：イギリスの挿絵画家で、奇想天外な機械などを描いた〕的な様相を帯びていたが、なんとか形になった。次に私はサイド・クランプを用いて、AB－180の送血グラフトを、慎重に一針一針ジュリーの大動脈に縫いつけた。そして、残る作業は一つだけになった。潤滑剤ポートが合体した電源ケーブルを上部腹壁に開けた穴から出さなければならない。外から見るとアンドロイドにケーブルを接続でもしているように見えるかもしれない。

私はケーブルをリチャードに渡し、彼はそれを電源に接続した。

このときまでに、人工心肺装置からの安定した血流を得て、ジュリー自身の心臓は再び拍動していた。ただ、拍動はまだ弱かった。私は、人工心肺装置からAB－180に切り替える前に、もう三〇分間補助循環を続けることにした。人工心臓のポンプは炎症を起こし肥大した左心室を引き継ぐが、右心室は自立して働かなければならないからだ。血流が改善されたため、切開部から出血が始まった。しかも、死にゆくにつれて彼女の体温は低下していったが、人工心肺装置の熱交換器で、彼女の体温は再び上がりはじめている。

私は疲れを覚え、多少気が急いていた。肺に酸素を送るようマイクに言い、心臓に少し血液を残すようブライアンに頼んだ。私たちは、AB－180に切り替える前にジュリー自身の心臓を血液で満たす必要があった。そうしないと、その装置は空の心臓から血液を吸い出そうとして支障を来すことになる。一方から他方の装置に速やかに移行する必要がある。しかし、どうやればいい？　私は単純にブライアンに人工心肺装置を止めるように言った。彼は電源を落とし、これでジュリー自身の心臓機能は用をなさなくなる。

次に私はリチャードにAB－180の電源を入れて、徐々に一分間五リットルまで血流を上げるように言った。一分間に五リットルは正常な心臓の血液拍出量である。彼は勢い込んでスイッチを入れた。即座に、ポンプに命が吹き込まれた。今、ジュリーの体内では鮮やかな赤色の血液が流れている。

モニターには血圧を示す波形は表示されなかった。収縮も拡張もなく、フラットラインだが、遠心血液ポンプからは連続的に血液が流れている。ポンプはうまく機能するだろうか？　結果はあと数日でわかる。この時点まで、ここまで状態が悪化した人の死亡率は一〇〇パーセントだった。しかし、血液サンプルから経過が上々であることが読み取れた。ジュリーは生化学的にきわめて正常だった。しかも心房に縫いつけたグラフトも順調だ。ごつい脱血チューブの周りにも出血がない。アメリカでは、この部分から出血を起こして大きな問題になっていた。タービンは、通常の心拍出量を超える毎分四千回転で動作し、ポンプ自体はジュリーの右横隔膜上に居心地よく収まっている。

私たちは彼女を生かしておくことに成功した。

モニターの血圧がフラットラインであることにいくぶん不安を感じて、マイクはブライアンにバルーンポンプを再開するように言った。これによってモニターに弱い脈波が現れたが、体内の血流には一切変化がなかった。しかし、脈波の重要性は血流に比べ格段に低い。身体のすべての細胞は、ブドウ糖、タンパク質、脂質、ミネラル、ビタミン、および十分な酸素を含む血液を必要とするが、血液に脈拍があるかないかはまったく問題ではない。血液の流れがキーなのだ。

これは当時としては完全な新事実だった。収縮と拡張は常に最重要視されてきたし、継続的に評価する必要があった。血圧が低ければ、上がるように対処しなければならなかった。しかし、この対処方法は定常流ポンプには当てはまらない。実際、血圧が低いと、ポンプが作動する際の抵抗が低くなる。血圧が上がると、ポンプの流れは少なくなる。直観に反した生理学である。私たちはこれに慣れなければならない。

時刻はそろそろ午前八時になろうとしており、夢見る尖塔の都市を太陽が明るく照らしていた。私は胸部の縫合閉鎖をカツマタに任せ、まもなくジュリーを受け入れる集中治療室（ＩＴＵ）のスタッフに注意を与えるために手術室を出た。私は、ジュリーにとってきわめて重要な今後十二時間のあいだ、彼女に脈拍がないこと、平均血圧七〇㎜Hgで問題がないことを彼らに伝えた。患者は腎不全のため数日間透析を要する。また、彼女は肝臓病もあるため皮膚が黄味がかっていた。事実、ロンドンから救急車で到着したとき、ほぼすべての基準に照らして彼女は死んでいた。しかし、私たちは、ジュリーが今はもう死んではいないと願っている。良好な状態かどうかは別として。

看護師長のデスリー・ロブソンが、患者の家族と話しますか、と私に尋ねた。母親、父親、妹は、イギリス南部を真夜中に移動し完全に疲れ果て、しかし悪い知らせを聞くことを予期しながら親族控室に座っていた。看護師長は「彼らのところに行って、状況を話してあげてください」と言った。「お祝いは後回しにして」

その時点で私は患者の家族に何を話すべきか決めかねていた。たとえば、こんな言い方はどうだろう。「あなた方の大切な娘さんがここに来るのは遅すぎました。人工呼吸器とバルーンポンプの助けを借りていましたが、彼女は死んだも同然の状態だと私たちの誰もが考えました。しかし、私たちは、米国から持ち込まれ、前回使用したときは完全に失敗に終わった未認可の装置を娘さんに装着しました。そして今、私たちは彼女を死から蘇らせました。脳がまだ機能していれば、ですが」。これが全貌であり過酷な現実であった。

私は、あいかわらず時計が五時を指し、重い空気に包まれているコーヒールームに入った。頭を垂れ両手を膝の上で握りしめていたジュリーの三人の家族がすぐに顔を上げた。彼らは私がどこの何者か知らないが、自分たちに最悪の知らせを届けに来たのだと思っているようだ。そして彼らは私の表情を読み取った。マスクを顎の下に下げ、手術用シューズには血が飛び散っていたが、私は喜んでいるように見えたはずだ。悪い知らせを伝えるときに医者が無理に浮かべる同情の混じったおもねるような顔ではない。ジュリーはまだ生きている。科学という奇跡だ。

私は、使用した治療法がまだ成功例のない新しい未検証の技術だという説明はしなかった。ITUでジュリーを担当する看護師がごく自然に私の後ろに立ち、私が家族に何と言うかを聞いていた。しかし、看護師というのは、私が何も問題は起こらないでしょうと言うことをひどく嫌う。彼らは、何か問題が起きたときに備えて、私が厳粛な表情で術後の不安定な期間について話すことを望んでいる。看護師たちは、私から過度なプレッシャーを与えられたくはないのだ。物事を正しく行うためのプレッシャーなのだが。

私が家族に話すことができたのは、今回使用したポンプが彼女の命を繋いでいること、そして非常に運がよかったということだけだった。ポンプは二日前にアメリカから届いたばかりで、すでにジュリーに人工心肺装置がつながれている状態で、荷物を初めてほどいたのですと説明した。

「娘が生きられるチャンスはどのくらいありますか？」とジュリーの母親が尋ねた。

私は、心臓移植の準備ができるまで彼女の命がポンプによって守られることを願っていますと話した。私たちの病院は移植センターではないので、センターに話をして移植が行われるように頼むつもりだった。私が三日後には日本に行く予定になっていることを今は言うべきではないだろう。

家族をそこに残して私は控室を出た。マイクとカツマタがジュリーを連れてくることになっているので、両親はまもなく娘に会えるだろう。

小柄な体から何本もの管が出てさまざまな装置に繋がっている娘の姿に家族はショックを受けるだろう。しかし、灰色の顔、冷たくなった青白い手、気管チューブの痕がある唇で霊安室の台に横たわるジュリーを見るよりは遥かにうれしいはずだ。経験から、死ぬことに比べればどんなことでもましなことを私は知っていた。

看護師長のデスリーは、ＩＴＵで点滴を開封し、装置のプラグを差して、モニターを調整するなど、必要な作業を進めていた。一点のミスもなくやりとげなければならない。デスリーとカツマタは午前中が終わるころにはＡＢ－１８０の専門家になっているだろう。今はまず脈拍のない少女の世話をすることに慣れる必要がある。このチームはもう私を必要としていないが、それは結構なことである。と、携帯電話が鳴った。電波は弱かったが、要件ははっきりしていた。医療部長が私に彼のオフィスに来るように言っているのだ。

私はこの連絡を予想していたし、お茶の誘いではないことも承知していた。医療部長は、病院の医師の立場から見ると「シュタージ」〔訳注：旧東ドイツの国家保安省の通称〕だった。要するに彼らは、誰一人として新しいことや興味深い試みをしないよう監視するために存在している。言い換えると、病院がマスコミに悪い評判を立てられるようなことはすべからく避けなければならない。そもそも、私には前があった。要注意人物というわけだ。

　彼の顔からは激しい怒りが感じられた。君は何だって未許可の装置を使ったんだ？　誰がこのことを知っていたんだ？　倫理委員会は知っているのか？　君はいったい何をしようとしているんだ、この少女を生かしておけるのか？　彼はこうした言葉を口にしなかったが、本心はそんなところだろうと思われた。

　私は返事をせず、血が飛び散った手術衣を着てそこにただ座っていた。頭のなかでは「放っておいてくれ」と考えていた。そろそろ、切り札を出さなければなるまい。私は、患者のところに戻らなければならないので、今こうしている時間はないんですと言った。別れ際に医療部長が言った言葉は、「今度君が今回のようなことをしたら、ここを辞めてもらうからな」だった。これを聞いて、子どものころ、何かというと「問題児を矯正する全寮制の学校に入れるぞ」と脅されたことを思い出した。あの脅し文句も功を奏したことはなかったな。

　私はまっすぐＩＴＵに向かった。ジュリーの家族はベッドの横にいて、デスリーは呼吸器、バルーンポンプ駆動装置、ＡＢ‐１８０のコンソール、輸液ポンプ、電気毛布など、患者を生かしている機械類について説明していた。実際、どれもごくシンプルな装備である。その後、ジュリーの腎不全の治療のために人工透析器が運ばれてきた。そのころ手術室は、その日予定されている手術の開始を待っていた。私はスタッフに準備ができていることを伝え、最初の患者を連れてくるように言った。それは、心臓に大きな穴が開いた未熟児で、両親は不安を募らせていた。

　手術と手術の合間に、私はジュリーの様子を見に行った。医者だらけでジュリーのベッドが見えなかった。心臓外科の同僚医師が、隣にあるポンプの干渉を避けながらジュリーの鮮明な超音波写真を撮ろうと集まっていたのだ。心室筋は一切役立たなくなって完全に休止状態で、かすかに残る収縮により電気的活動の継続を示すのみだった。モニターのフラットラインを見て肝を冷やす医療スタッフもいた。夕方にはすべてが安定し、集まっていた人々も散っていった。空っぽの左心室と低い血圧に、バルーンポンプは不用だ。それだけでなく、それはジュリーの脚の動脈を部分的に遮り、また細菌が彼女の身体に入る経路を与えていた。私はこれを取り外すべきだと主張した。カツマタは病院の施設に住んでおり、デスリーはほんの数ブロック離れた場所に住居があった。彼らがジュリーを注意深く見守ると言ってくれたので、今夜はこのマッドハウスを出て家に帰ることにした。

ジュリーは翌朝早くに目を覚まし、呼吸管が喉から出た状態に驚き動揺していた。彼女は自分がどこにいるのか、なぜ身体中の穴という穴から管が出て機器につながっているのか見当もつかないのだ。加えて、彼女は明らかに苦痛に苛まれていたので、改めて鎮静剤を投与しなければならなかった。ただし、最小限必要なだけの量に抑えた。多すぎると血圧が下がってしまうからだ。バルビツール酸塩を点滴に注入すると、彼女はこの状況では最高の居場所である忘却の彼方を漂うことになった。

私はジュリーの胸骨に聴診器をあてて、磁気浮上型タービンのウィーンという耳障りな連続音を聴いた。今も四〇〇〇ｒｐｍの回転数で、正常な人体のポンプ機能と同量の一分あたり五リットルの血液を汲み上げている。彼女のベッドサイドで、ＩＴＵで、この病院で、オックスフォードで、あるいはこの国全体でさえ、このたった一つの症例の重大性を正しく理解している人はほとんどいない。拍動のない血流が、ジュリーの臓器――脳、腎臓、そして肝臓――を回復させている。人工心臓技術のパイオニアたちは、拍動流ポンプは絶対不可欠であると断言し、ＡＢ-１８０がこれまで三回失敗した原因は拍動流を欠いていたからだとして、無拍動流ポンプの有効性を否定していた。

それでは、今回の発見の意義とは何で、なぜ私が胸を躍らせているのだろう？　一定期間、拍動のない血流がこれほど順調に機能するのであれば、ジャービックの新しい人工心臓はさらに長期的な成功が見込めるということである。

午前七時、ナースステーションに電話がかかっていますと呼び出された。アメリカ人のアクセントの誰かが私と話したいというのだが、相手の名前は聞いていなかった。それは、ＡＢ‐１８０プロジェクトを立ち上げたジョージ・マガバーンだった。現地ピッツバーグではとっくに真夜中を過ぎている。リチャードが彼に電話したのだが、マガバーンは直接私に礼を言いたいということだった。彼のエンジニアリングチームはまだ外で祝杯をあげながら、ジュリーの幸運を祈り私たちのチームがジュリーにドナーの心臓が見つかるまで彼女の命を守って欲しいと願っていた。私は、全力を尽くすと答えた。これこそ、そのときの私が必要としていた後押しだった。懐疑論者に大局的な視点で捉えてもらうこと。それに、医療部長にも。

翌日、ジュリーの人工呼吸器を外し、気管チューブを抜いた。奇跡的に彼女の脳は無事だったようだ。彼女は両親と話をすることができたし、袋に溜まる尿の量も増えていた。私はモニターのフラットラインに注意を向けた。そしてあることに気づいた。彼女の規則的な心拍リズムが不規則な心房細動に変わっているのだ。このこと自体は特に異常なことではないのだが、不規則な脈拍の後に長い休止があるとき、動脈圧の波形に明らかな波が現れる。つまり、血液が貯まる時間があれば彼女自身の心臓が血液を送り出すことができるということだ。

口には出さなかったが、ジュリーの心臓はよくなってきているのではないかと思っていた。ウイルス性心筋炎では、治療によって、ショック状態に陥る前のように回復することがほとんどだ。心臓が回復しつつあるとすれば、ジュリーが心臓を移植する必要はあるのだろうか？　今回も、単に重篤な心不全に対する従来の治療法を施すべきだ。私は、彼女にステロイドを投与して心筋の肥大を軽減することを提案した。荒っぽいやり方かもしれないが、何事もなければ、彼女が感じている不調は改善されるだろう。

私は今非常に難しい決断をしようとしている。今日は水曜日だ。いくつかの手違いがあって、私は金曜日に日本の学会で講演し、土曜日に南アフリカで別の講演を行う予定になっていた。信じがたいスケジューリングである。手帳にもロンドンとバーミンガム――どちらもイギリス国内――の予定のようにしれっと書き込まれている。ただ、意外にもこの二国への出張はぎりぎり実行可能なのだ。私が迷っているのは、そもそも出張に行くかどうかということだった。時差もあるので、実際にどれだけのあいだ留守にしなければならないかわからない。しかし、代わりがきかない人などいない。ここには素晴らしいチームメンバーがいるし、ジュリーは安定している。結局、私は行くことに決めた。

私の出発前にカツマタ、リチャード、デスリー、そして集中治療室の医師たちとチームミーティングを行った。私の留守中の治療方針を決めておくためだ。ジュリーの状態はよかった。腎臓と肝臓はすでに回復してきており、動脈圧の波形は規則的な波を示し、心エコー図では心筋の収縮性に改善が見られた。ポンプはきちんと機能している。治療方針は、彼女を安定した状態でキープし、ゆっくりと回復を促すこと。これを叶えるには、動じない姿勢が必要だ。

数日後、私は恐れていたメッセージを受け取った。ヨハネスブルクの空港で携帯電話の電源を入れたとき、カツマタから気になるメールが来ていた。彼らは、ジュリーの胃から出血しているのではないかと考えていた。これはよくあるストレス反応なのだが、ポンプ用の抗凝固剤が出血を悪化させている可能性がある。しかし。大いなる「しかし」だが、彼女自身の心臓が心エコー画像で見るよりもずっとよくなっている可能性はないだろうか。ポンプを弱めると、左心室はほぼ正常な血圧を示す。ステロイドは心臓の働きを助けたが、胃の出血を生じさせたのだろうか。もっと詳しく状況を聞く必要がある。

私はカツマタにメールを送った。「今、南アフリカにいる。電話してくれ」。まもなく彼から電話があった。「日本はどうでした?」と彼は尋ねた。

「すばらしかったよ」と答え、お決まりの「戦争のことは言うな（笑）」と付け加えた。そして、決めゼリフとしてこう言った。「抗凝固剤はそのまま続けて。ポンプを一時間あたり一〇〇〇rpmまで下げてくれ。それでも心臓が快調に機能するようなら、ポンプを外すんだ」

電話の向こうで長い沈黙があった。私はカツマタの「おいおい、本気かよ」という反応を感じることができた。その沈黙は私がこう言うまで続いた。「どうしたカツ。君とリチャードならできるだろ。あいつをさっさと外してくれよ」

カツマタは土曜日の早朝オックスフォードから私に電話をしてきた。彼はリチャードとともに患者のベッドサイドに戻り、もう一度心エコー検査をした。ポンプの速度を下げたことで、左心室はより多くの血液を取り込み、送り出していた。二人がジュリーに体調の変化を聞くと、問題ないという答えだった。ジュリーはとにかくポンプを外して欲しがっていた。彼女の息苦しさはなくなり、モニターの画面には今も正常な脈圧の波形が出ていた。リチャードは、ポンプの速度を下げればポンプまたはグラフトに血栓ができるリスクが高まることを承知していた。

デスリーは輸血を始めながら、私が電話で何と言っていたかを尋ねた。

「スティーヴは、ポンプを外して、それをあえて口に出すなと言っていた」。カツマタはおそるおそるこう答えたという。「しかも、こうも付け加えたんだ。医療部長のオフィスには、外した後に報告すること。彼が脳卒中を起こしたら困るだろ、って」

「そういうことなら、あなたがたは手術室に連絡して、それに取りかかるべきだわね」とデスリーは言った。

リチャードとカツマタはジュリーと両親にメリットとリスクを説明した。心臓がすでに回復しているのに胃の出血で死ぬことになれば大変だ。ワシントンで相当の経験を積んでいるリチャードでさえ迷いがあった。彼にとって、やっとAB－180の使用が成功する寸前でこのリスクは大きい。それでも、真に問題となるのはジュリーの命だ。

そこで、カツマタはポンプの植え込みから七日後――皮肉なことに通常ウイルス性疾患が回復するまでにかかる平均的な日数――に、ジュリーを手術室に迎えた。リチャードは、彼が手がけてきた装置に関わることであったが、手術をするための病院の許可がなかったので立会いのみだった。それでも彼は気にしなかった。控えめながら、成功するだろうという楽観的な気分になっていたのだ。

ジュリーの心臓は良好に見えた。硬さも腫れも消えて、血圧は安定し、補助的に少し薬剤の助けを借りているだけだった。彼らは念のためバルーンポンプを残しておいたが、彼女には必要なかった。カツマタは温めた生理食塩水で胸全体を洗い、胸腔および彼女の小さいが勤勉な心臓の周りの心膜から古い血栓を熱心に取り除いた。彼は清潔な胸腔ドレーンを挿入し、針金を使って胸骨を閉じた。これが最後だ。

前向きの治療を進めることが重要だ。ジュリーはすぐに目を覚まし、呼吸器なしでも楽に呼吸ができるようになった。気管チューブはその日の夜に抜いた。デスリーは自分のシフトを無視してジュリーに付き添い、そのあいだずっと、深く息をして痛みがあっても咳をするように励ましていた。凝固剤の投与は中止され、胃壁のただれによる出血はその後すぐに止まった。

そう、われわれはやりとげた。ジュリーの心臓を救ったのだ。

カツマタが電話でこのニュースを知らせてくれたとき、私は講演をすませヨハネスブルク空港にいた。故郷に向けての旅は、リラックスし祝杯を上げたい気分だった。

その後リチャードは、ピッツバーグのジョージ・マガバーンと彼のチームのみんなと電話で喜びを分かち合った。しかし、私たちの誰よりも喜んでいたのはジュリーの家族である。彼らの悲しみと絶望は拭い去られ、突然、葬式の予定がなくなったのだ。まもなく彼らはオックスフォードでの恐ろしい思い出とともにジュリーを家に連れて帰るだろう。

一九九〇年代、米国では心臓移植を受けることになっている患者だけが左心室補助循環装置を装着することができた。そして、循環補助技術を利用することができたのは、その他の数カ国だけだった。ジュリーについて私たちがやりとげた方法は、従来の「移植へのブリッジ」ではなく「回復へのブリッジ」と呼ばれるようになった。これまでこの方法がイギリスで使われたことはなく、回復へのブリッジ（あるいは、私たちが名づけた「もとの心臓を取っておけ戦略」）は、その後重篤なウイルス性心筋炎患者に対して推奨されるアプローチとなった。私はこの成果を誇りに思っている。

一九九八年のクリスマス直前、ＡＢ－１８０の開発に携わったピッツバーグのエンジニアと研究者が、ジョージ・マガバーン博士により企画された特別なパーティーのために会議室に集まっていた。誰も何のためのパーティーかを知らされていなかった。その日ジュリーが妹といっしょに歩いて会議室に入ってくるまで。あの画期的手術の際、ジュリーの顔写真が一面を飾った新聞記事が掲示板に貼られていたので、みんなすぐにそれが「脈拍のない少女」であるとわかった。一瞬、部屋は静まり返り、それから大きな歓声が響いた、ジュリーはジョージと握手するときほおを赤く染めていた。

「あなたがここにいてくれることが私たち全員にとって最高のクリスマスプレゼントです」と彼は言った。

本当にそのとおりだ。開発会社も生き残って成長し、ＡＢ－１８０は改良されて心臓を切開せずに使用できるようになった。現在、この装置は「タンデムハート Tandem Heart」と呼ばれ、心臓カテーテル検査室で、ショック状態にある世界中の患者たちをサポートしている。

あれから二〇年近くになるが、ジュリーは今も元気にしていて、病院で働いている。私は毎年彼女の家族から届くクリスマスカードを楽しみにしている。ジュリーの健康がいつまでも続きますように。

第8章　黒いバナナ

「われわれは決して降伏しない」
――ウィンストン・チャーチル、一九四〇年イギリス空軍戦闘中の演説で

一九九九年二月十五日月曜日、午前三時四五分。真夜中の電話がよい知らせであるわけがない。二四時間のフライトの後、オーストラリアに到着してまだ十三時間しかたっていない。ホテルのベッドで眠っていた私は、真っ暗闇の中やみくもに伸ばした手で受話器を引っかけて床に落としてしまった。通話は切れた。メラトニンの錠剤と夕食のときに飲んだメルローワインの効果で、私はまたすぐに眠りに落ちた。十分後、再び電話が鳴った。今度はうまく受話器をつかんだが、私はイラっとしていた。

「ウェスタビーか?　アーチャーだ。君は今どこだ?」

ニック・アーチャーはオックスフォードの小児循環器専門コンサルタントだ。

「ニック、知ってると思うけど、私はオーストラリアにいる。今は真夜中だ。いったい何の用だい?」

答えは聞きたくない。

「スティーブ、悪いが、帰ってきてもらう必要がある。ＡＬＣＡＰＡの赤ん坊がいるんだ。両親は君を知っていて、君に手術をして欲しいと言っている」

なんてこった。

「いつ？」

「できるかぎり早く。女児は心不全を起こしていて、なんとか保たせている状態だ。心室がかなり弱っている」

これ以上話していても、打開策はなさそうだ。手遅れになる前に手術をして欲しいと必死で訴える両親や、小児用ベッドを囲む四人の祖父母がなすすべもなく心を痛めている様子が目に浮かんだ。私には他の選択肢はない。

「わかった。今日の飛行機でそちらに戻る。チームのみんなには、明日手術すると言ってくれ。明日が何曜なのかもよくわからんが」


南半球では季節は真夏で、早朝の陽光がカーテンを通して射し込んできていた。今から寝なおしても仕方ない。カーテンを開けてバルコニーに出ると、おそらく世界でもっとも美しい街の景観を眺めた。港の向こうに姿を見せたばかりの太陽がオペラハウスをうっすらと照らしていた。眼下の港では帆柱の旗がはためき、右手では朝焼けの空を背景に街の灯が白く光っている。そのとき、ハーレーダビッドソンのギアチェンジの音が静けさを破った。きっと、シドニーへ急ぐ外科医だろう。

オックスフォードでは、乳児の家族に現実の悲劇が明らかにされているところだった。カースティーは、生後六カ月の美しい女児だ。しかしこの子の運命は、破壊的な自爆装置をその体に埋め込んだ。病状の重篤さからして、彼女の命は一歳の誕生日を待たずに絶たれることになろう。ＡＬＣＡＰＡ（左冠状動脈肺動脈起始）は Anomalous Left Coronary Artery from the Pulmonary Artery の略で、複雑な人体構造で起こるきわめてまれな単発の先天性心疾患である。

簡単に言うと、これは一種の配線ミスだ。左右の冠状動脈は、大動脈から起始して、酸素をたっぷり含んだ血液を高い圧力で心筋に送り込む役目を担っている。圧力が弱く、酸素も少ない肺動脈から冠状動脈が出ていることなどあってはならないのだ。したがって、生後まもない時期にALCAPAから生き残れるかどうかは正常な右冠状動脈と、起始位置に異常のある左冠状動脈のあいだに新たな側副血行路が発達するかどうかにかかっている。しかしこうした血管だけでは主ポンプ室への血流を長期的に維持するには不十分である。酸素が足りていない心筋細胞は壊死し、瘢痕組織に取って代わられる、この結果乳児は苦痛を伴う心臓発作に繰り返し襲われることになる。瘢痕組織が増えると、左心室が拡張して心臓は徐々に機能を果たさなくなり、肺に血液が充満して息苦しさと極度の疲労状態を生じる。これは、授乳中にも起こりうる。

つまり、カースティーは生後六カ月にして、私の祖母と同じ問題――末期の冠状動脈性心疾患による心不全――を抱えていた。しかし、ALCAPAはごくごく珍しい疾患であるため、乳児が末期症状に至る前に診断がなされることはほとんどない。幸いカースティーの両親は高い教育を受けており、何か深刻な問題があると確信し、あきらめずに娘の助けを求めつづけた。

カースティーのケースはとりわけ痛ましい経緯をたどった。彼女の母であるベッキーは三歳の男の子を子育て中の、経験と責任感を兼ね備えた母親だった。妊娠中、ベッキーが病気をしたことはなく、酒もたばこもたしまないので、お腹の中の胎児に悪影響を与えるようなことは何一つしていない。出産前診断と超音波スキャンもすべて正常に見えた。カースティーは、一九九八年八月二一日に、母親の選択により脊椎麻酔を用いた帝王切開術で生まれ、最初は何も問題はなかった。しかし、まもなく状況が変わった。

子宮の中では大動脈と肺動脈が同じ圧力と酸素含有量になっているため、カースティーの小さな心臓は安全だった。しかし、出産後、全身への循環と新たに膨らんだ肺への循環が分離し、肺動脈の圧力と酸素含有量は低下する。このため、ＡＬＣＡＰＡの場合、そのきわめて重要な左冠状動脈の血流および酸素含有量がともに急落する。病院で初めて授乳したときカースティーはうめき声を上げ、ベッキーは、赤ん坊の鼻梁に玉の汗が浮いていることに気づいた。カースティーは授乳のたびにむずかり苦しそうな様子を見せた。

息子のときはこんなことは一切なかったので、ベッキーは、小児科医にカースティーの診察を依頼した。しかし、医師は、心配するようなことは何一つありませんと言った。これは確かに不安を感じている親が聞きたい言葉ではあるが、実際には、どんな問題があるのか誰も本気で見つけようとしなかったということだ。医学は不完全で真相の究明には困難が伴う。このときのベッキーには、機嫌の悪い、しかし大切な赤ん坊をおくるみに包んで家に帰る以外の選択肢はなかった。

数週間が過ぎたが、授乳のたびに玉の汗と嘔吐を目にしていたベッキーは、赤ちゃんに何かとんでもないことが起こっていると確信するようになった。カースティーは小さな拳をきつく握りしめて息をしようともがき、顔が暗赤色に変わるまで叫び声を上げた。母娘は何度も（多いときには週に三度も）ＧＰのもとを訪れたが、いつも当たり障りのない励ましの言葉が返ってくるばかりだった。ベッキーはノイローゼ気味で状況に対応できていない母親だと見なされ、病院側から邪険な応対を受けていたのだ。

カースティーの呼吸は速かったが、熱はなかった。したがって、肺感染症は除外され、腹部がやわらかいので胃または腸の閉塞ではない。一般的な小児疾患の疑いは除外された。親族や友人たちは、「きっとただの疝痛《せんつう》だから、すぐによくなるよ」ともっともらしい説明で彼女をなだめた。しかし、夫が海外勤務でそばにいないこともあって、ベッキーは日に日に不安を募らせていった。カースティーの体重は少しも増えていない。顔は青白く、消耗しきった表情で、犬の咆哮のような咳をする。

実は、この赤ん坊は繰り返し小さな心臓発作を起こし、激しい胸の痛みに苦しんでいたのだが、それを言葉にすることも、わかってもらうこともできなかったのである。人の体は、時にひどく残酷な仕打ちをする。

GPの診療所では埒があかなかったので、ベッキーは、GPに地元の病院を紹介してくれるよう要求した。カースティーは二回胸部レントゲン検査を受け、二度とも細気管支炎（呼吸管の炎症）と診断された。そして、ある日、昼寝中のカースティーの顔が青っぽい灰色になった。ほとんど意識がなくぐったりしている。ベッキーはパニック状態になり、赤ん坊を抱き上げると急いで病院に向かった。しかし、二人が受付に着いたときには、カースティーは目をぱっちり開けて、ほおには赤みがさしていた。そのため、また非難を浴びることになる。ベッキーは、本当に病気の子どもたちがいるのだから、大げさに騒ぎ立てるのはやめて欲しいと言われた。今回も、母と女児はいつもの抗生剤を処方され、とげとげしい態度で送り出された。カースティーの膨張した心臓は、まだ誰にも気づかれていない。

ベッキーの不安と落胆は、今や絶望へと変わりつつあった。しかし、母親としての本能が「何かしなければ恐ろしいことになる」と彼女に訴えかけていた。ベッキーは車を走らせ、地元病院の救急外来に直接駆け込んだ。そこでは、自らも子を持つ女医が親身になってカースティーを診てくれた。女医は、母親の直感の確かさを重く見て、ここより大きな街の病院でオンコールの小児科医の診察が受けられるように紹介してくれた。

凍てつくような寒い夜だった。母と娘は暖房の入っていない廊下の椅子で数時間待たされた。ベッキーはカースティーの体を温めようと必死にがんばったが、赤ん坊はぐったりとして血色が失われていた。夜遅くになってようやく診察室に通された。最初のジュニアドクターは細気管支炎だろうと言ってカースティーを診ようともせずに帰らせるつもりのようだ。医者ができる診断は細気管支炎しかないのか。ベッキーは怒りを覚え失望感に襲われたが、抗議して病院からつまみ出されることを恐れた。

ベッキーが、胸部X線の診断をしてくれるまでは帰らないと言い張ると、こんな時間に忙しい放射線技師に面倒をかけるとは非常識も甚だしいと非難された。失意の母娘は、誰にも付き添われず薄暗い廊下を抜け凍えるような外の通路を進んで自分で放射線科を探し当てた。二人がX線画像を手に戻ったときには、真夜中をだいぶ過ぎていた。ベッキーは画像を看護師に渡した。そこで彼らは再び待たされることになる。

三〇分が過ぎたころ、病院スタッフの態度が激変した。カースティーとベッキーは別の医師たちのいる部屋に案内された。そこには、ヒソヒソと話す声や深刻な表情があり、点滴や薬を運ぶ看護師たちがいた。この光景は、無視される以上に恐ろしかった。さっきまで感じの悪かった看護師が、今や恥じ入るような態度でベッキーを脇へ連れていき、カースティーはオックスフォードの小児専門心臓病センターへ転院することになりましたと説明した。突如としてカースティーは目を離せないほどの重病となったのだ。

では、この緊迫した動きを引き起こしたX線画像に映っていたものは何だったのだろう？　それは、カースティーの巨大な心臓だった。そのときまで誰も本気でカースティーを調べようとしなかったが、この子の問題はX線フィルムでは一目瞭然だった。ベッキーが、同じ病院で撮った以前のX線写真ではなぜわからなかったのかとスタッフを責めると、心臓の影は貯まった水だと解釈されたという説明だった。「すみません。でも、わりとよくある間違いなんですよ」などと言う。間違いとはずいぶんな言い草だ。母親の心配を何だと思っているのだろう。それはまるで斧が振り下ろされ、喉から血が吹き出し、足をもがれるような苦痛なのだ。

オックスフォードに到着すると、今までの応対とは大違いだった。小児心臓病専門の入院係が救急車を出迎え、母子を深刻な心臓疾患を持つ子どもたちと電子音が鳴るモニターでいっぱいの病棟へ直接連れていった。ここは、真夜中に繰り広げられる活動の中心地だ。

午前三時、ニック・アーチャーが病院に駆けつけた。カースティーを診断してすぐに体温が低すぎることに懸念を示した。ベッキーは赤ちゃんを寒さから守ろうとできるかぎりのことをしていたが、カースティーの体は冷えきっていて、保育器に入れなければならなかった。速やかに心電図と血液検査が行われ、心エコー装置が運び込まれてカースティーの心腔の画像が映し出された。一見したところでは、問題なさそうだ。四つの部屋はそろっていて、あいだに穴も開いていない。しかし、左心房と左心室が拡張し、特に左心室は著しく大きかった。心不全は明白であり、当然X線画像にも大きな影が映る。

心臓専門チームは一時間あまりで診断を下した。カースティーが複数回の心臓発作に見舞われた結果深刻な心不全に陥っていることを突き止めたのだ。今や左心室壁は、弱々しく収縮する心筋が散在するだけの薄い瘢痕組織になっている。乳児には珍しい状態だが、診断にも合致する。ただ、さらに別の検査をする必要がある。心臓カテーテル検査をすればこの診断を確定できるのだが、全身麻酔を要するため、女児の状態が改善されるまでは検査を進められない。

ベッキーは、病院で結果を待ちながら、深い悲しみで心身ともにくたくたになっていた。夫は仕事でアメリカに行っており、彼女は誰にも頼れない心細さを感じていた。罪悪感とまとまらない考えで頭がいっぱいになってもいた。妊娠中に運動をしすぎたのかしら？　コーヒーをたくさん飲んだのがいけなかった？　何かのバチが当たったってことなの？　すべてのことには理由があるはず。絶望感が募り、やがてベッキーは完全なパニック状態に陥った。間違いなくカースティーを失うことになると確信した。しかし、太陽が一番高くなるころ、彼女は意識を失い、二時間ほど眠った。目を覚ますと、楽観的で思いやりに満ちた人々が彼女を安心させようと声をかけてくれ、病室は温かい雰囲気に包まれていた。事態は深刻だが、カースティーの面倒を見てくれるすばらしいチームがいるのだ。

カースティーが心臓カテーテルに耐えられる状態になるまでに五週間かかった。つらい時間をベッキーと共有するために夫も海外勤務から戻っていた。カテーテル検査の前夜、麻酔医のマイクが二人に話をしにやってきた。普段は陽気で楽天的なマイクだが、今回はにこやかに話ができる材料はほとんどなかった。彼は、カースティーの心臓がひどく傷ついているため、処置の最中に亡くなることもありうると家族に伝えた。ごまかさず事実を知らせることが適切な状況だった。その夜、カースティーは医師、看護師、家族らに囲まれ、小児用ベッドで病院付きの牧師により洗礼を受けた。

カテーテル検査が明らかにする病名を誰もがすでに予想していた。赤ん坊にこれまでのような症状をもたらし、生まれて数カ月のあいだに何度も心臓発作を生じさせる原因は一つ、ALCAPAしかない。ベッキーは「早期の手術」と誰かが言っているのを小耳に挟んで、それが心臓移植手術のことでなければいいのだけれどと思った。ベッキーと夫は一晩中ベッドのそばで付き添い、カースティーが息をしなくなることを恐れながら見守っていた。眠れぬまま朝になり、不安で麻痺したような状態で、ベッキーはカースティーに一番上等なパジャマを着せ、カテーテル検査室へ移動するわが子の髪にリボンを結んだ。皮肉なことに、その日はバレンタインデーだった。後にベッキーは私にこう言った。「女の子は最高にかわいくしてあげないと。たとえ、最低な状況にあっても」

私はオーストラリアからの帰国便に乗るとすぐに、カースティーの大動脈、肺動脈、そして異常のある左冠状動脈のスケッチに取りかかった。ALCAPA手術における現在の技術には限界があり、失敗率が高いことはわかっていたので、フライト時間を利用して代替案を探った。飛行機がジャワ島上空に差しかかるころには、新しい手術の計画ができていた。最後に飛行機に乗り込んだ私がロンドンでは真っ先に出口に向かった。ドアに搭乗橋が接続されるのを待っていると、キャビンサービスの主任が私にシャンパンのボトルを渡し、「幸運を祈っています。あなたが手術するのは私の妹の赤ちゃんなんです」と囁いた。世界は狭い。私は彼女に礼を言った。

オックスフォードに戻ると、同僚のカツマタに電話をかけ、同意書式を持って私のオフィスにカースティーの両親を連れてくるように頼んだ。心臓カテーテルはアーチャーが予想したとおりの結果を示した。カースティーには一刻も早い手術が必要だ。

ポータキャビン社製のユニットを使った私のオフィスに入ってきたベッキーは憔悴した様子だった。しかし、私の姿を認めると直感的に誰なのかわかったらしく、表情がぱっと明るくなった。

「先生にお目にかかれて本当にうれしいです」とベッキーは言った。「帰国便はいかがでしたか?」

「おかげさまで、ゆっくり休めました」と嘘をついた。「これから力を合わせてがんばりましょう」

カツマタがどこかから温風ヒーターを見つけてきて部屋を暖めてくれていたので、すぐに本題に入ることにした。夫妻は、親族の一人が人工心臓弁の会社の社長で、私のことをよく知っていると説明した。その社長はオーストラリアのミーティングで私と会うことになっていた。夫妻は私の出張を途中で中止させることになったことを詫び、しかし帰国していただいて心から喜んでいると言った。小さなわが子の手術は他の誰でもなくウェスタビー先生に執刀して欲しかったのだ、と。部屋は暖かかったが、ベッキーは今、絶望的な不安で制御できないほど震えていた。気の毒に。何週間もの入院を余儀なくされて、ついにそのときが来たわけだが、今日が自分の赤ん坊を失う日になるかもしれない。

私は、できるかぎり相手の不安に影響されないように気をつけている。しかし、患者を託されるときに別れを惜しむ家族に直接対応することになる麻酔医たちの心の重荷は私よりもずっと大きいだろう。私は、チームのみんなに計画している手術の内容を伝え、従来の方法より優れていると私が思っている点について説明した。まず、左冠状動脈の起始部を含む肺動脈の壁を縦長のフラップ状に切り取る。次に、直近の大動脈の壁を下向きの「コ」の字状に切開し、飛行機のタラップ状に引き出す。この大動脈に開いた口とそれに連なる舌のようなタラップ部分に、先に準備した左冠状動脈を含む肺動脈壁のフラップを被せるように縫合する。作製された管は、酸素を多く含む血液を高圧で直接大動脈から送り出す新しい左冠状動脈になる（そもそも左冠状動脈は大動脈から起始しているべきものだ）。これで十分に酸素を含んだ血液が弱った心筋に供給され、以降の心臓発作を防ぐ。カツマタは私が提案したアプローチに興味津々の様子で、すぐに病院のフィルムクルーに連絡しますと病室を飛び出した。

重度の心不全の場合、手術のリスクはかなり高い。ベッキーは震える手で同意書にサインし、私は夫妻といっしょに小児病棟に向かった。ベッドにいるカースティーを見て、この子の心不全は想像していた以上に重篤であると感じた。実際、私が知っている誰よりも状態が悪い。カースティーは痩せて一ミリの脂肪もなく、うっ血した肺が肋骨を持ち上げ呼吸が速い。腹部は水がたまって膨らんでいる。この愛らしい赤ん坊はすぐに手術をしなければ数日で死んでしまうだろう。私の頭から「これはたいへんだ」という叫び声が聞こえたが、私の口はきびきびとこう言った。「今すぐ手術室に向かいます」

麻酔室ではマイクと看護師たちが慌ただしく薬品とカテーテルを準備していた。マイクは手順を知り尽くしているので、心臓カテーテルに向け、すでにカースティーに麻酔を施していた。モニタリング用ラインの一部は使える状態になっている。

マイクは私の顔を見るなり「本当にこの子を助けることができるかな?」と聞いた。

私はこれに答えず、手術室の看護師と人工心肺技師のチームにことさら明るく「おはよう」と声をかけ、まっすぐコーヒールームに入った。ベッキーが会ったばかりの他人に赤ん坊を託すところを見たくなかった。私は別れの場面にめっぽう弱い。

手術室に戻ったときには、カースティーは手術台に乗せられ、緑の滅菌ドレープがかけられていた。露わになっているのは骨張った小さな胸と膨れ上がった腹部だけだ。心臓外科医は感情を排し技術に徹して仕事をこなさなければならない。

手洗い場でカツマタとオーストラリア人の同僚で身長が二メートル近くあるマシューに合流した。私たちが黙々と丹念に手を洗っているあいだに、手術灯の横に注意深くカメラが設置された。手術室は手に触れることができそうな高揚感に満ちていた。私たちはこれからきわめて奇抜で秘儀的でリスキーな施術に臨もうとしているのだ。

私が胸骨に沿ってカースティーの皮膚にメスを走らせたとき、血は出なかった。心臓発作のショックに伴い皮膚の毛細血管へのルートが絶たれ、重要な臓器に血が流れるようになっているのだろう。次に、電気メスで骨の上のわずかな脂肪層を切ると、操作音とともに血管を焼灼するにおいがたちのぼった。ここでも出血は少ない。そして、胸骨を電気鋸で切ると、鮮やかな赤色の骨髄が露わになった。

カースティーの小さな胸を開くのに小さな金属性の開胸器を用いて、肋骨と脊柱のあいだの関節をたわませて広げた。乳児の場合、肉厚の胸腺が心臓を包む線維性の心膜と胸骨のあいだにあるが、現時点で胎児のために抗体をつくる仕事は終えているので、胸腺を切除した。

電気メスで厄介ながら重要な作業を続け、心臓が見えるように線維質の心膜を切り裂いた。心臓からあふれる淡い黄色の液体は吸引管に消えていく。この間、他のチームメンバーは黙々と自分の作業を続けた。マイクはカースティーの血が人工心肺装置の中で固まらないようにヘパリンを投与し、人工心肺技師チームは、カースティーの心臓を停止させているあいだ彼女の体を生かしておくためのポンプや酸素化装置の複雑な組み合わせの管をセットしていた。手術室看護師のポーリンは、タイミングよく手術器具を私の手のひらにパンッと渡せるよう必要な器械を準備することに集中している。私はほとんど指示を出す必要がなかった。この複雑極まりない作業は、確かな腕を持つ不動のメンバーを持てるかどうかに大きく依存しているのだが、ここにいるほとんどの者は長年いっしょにやってきた仲間で私は彼らに全幅の信頼を置いている。

心膜の端を吊り上げて心臓を露出すると、カツマタが大きくため息をついて「なんだこれは」とつぶやいた。それは本当に驚くべき光景だった。一本目のたばこ休憩から戻ったマイクは、カツマタの声に反応して滅菌ドレープの方に頭を伸ばした。私は、予想した以上に状況が深刻であることを知った。他の人々はビデオ画面でこの様子を見ることができた。

通常はクルミ大の心臓が、レモンほどの大きさになっている。膨らんだ右冠状動脈もはっきりと見え、その拡張した多くの分枝が反対側の左心室に向かって伸びている。

カースティーが生後六カ月のあいだに経験した苦痛に満ちた何度もの小さな心臓発作の結果、新たに壊死した心筋の部分が白くなった線維質の瘢痕組織に混在していた。カツマタが懸念を抱くのはもっともだが、私は彼の危惧に反応しなかった。私たちは血流を正し、願わくば事態を好転させるのだ。ここまでカースティーはなんとか生き延びてきたのだし、私たちの仕事はその命をつなぐことだ。

実際の心臓を目にして、私は、一日がかりのフライトから戻るなり、これほど複雑な手術を行うことは賢明だろうかと自問した。しかし、この子の手術を拒否し、先延ばしにしたとしても、何も得られるものはなかったはずだ。

カースティーにとって、代案は一つもない。乳児の緊急心臓移植はほぼ不可能なので、彼女が生きる唯一のチャンスは血管をつなぎ直して血流を変えることだけである。死神はビデオカメラの上に腰かけて成り行きを見守っている。私たちはみなそれを承知しているが、ここで後戻りすることなく、私たちの使命を全うすることにした。

カースティーを心肺装置につなぐために細い管が挿入され、私は、バイパスを始めるよう合図した。技師がローラーポンプの電源を入れ、カースティーの心臓は徐々に空にされた。この時点で技術が後を引き継ぎ、彼女の血は肺ではなく人工酸素化装置へと送り出された。空の心臓がまだ拍動している状態で、左冠状動脈が変則的に起始している部分ごと肺動脈の壁を切り外した。牡蠣の中の真珠のような左冠状動脈の開口部が見えた。これを引っ張ることなく二センチ五ミリほども離れた高圧力の大動脈につながなければならない。従来の方法は、血管の起始部分を引っ張って、大動脈の脇に移植するという単純なものだった。しかし、この方法だと、血栓ができたり、閉塞が起こったりすることがあるため、私は自分が考え出した新しいテクニックを試してみることにした。

この繊細な施術は、大動脈をクランプで遮断して一時的に心臓への血流を完全に止めることによってのみ達成できる。心筋保護液を直接両冠状動脈に注入し、全血液を流し出して、空気の抜けたラグビーボールのように心室を虚脱させる。心臓手術では一般的なこの心臓の無活動状態は、大動脈のクランプを外せば簡単に元に戻せる。心肺装置からの血流が再び冠状動脈に流れ込むからだ。

このきわめて細い血管の再建では、縫合が正確かつ緻密で一切漏れがないことが必須である。この作業はよどみなく進んだ。心臓を停止してからちょうど三〇分後、結合されたフラップがカースティーの冠状動脈の解剖をあるべき姿に戻した。クランプを外すと、酸素が欠乏して青みがかった血液ではなく、酸素を十分に含んだ真っ赤な血液が左心室筋に勢いよく送り込まれた。心臓は淡いピンクから深紫色に変わり、部分的には黒に近くなった。肺動脈を再建する前に、背後の縫合ラインから血がもれていないことは確認済みだ。まもなく心電図に異常な電気活動が現れ、新たな筋緊張で心臓が硬直していた。

幼児には珍しいことだが、再灌流されたカースティーの心臓は心室細動で小刻みに震えている。正常な律動を取り戻すために、心筋に直接電気ショックを与えることにした。十ジュール。バンッ！ 心臓の細動がなくなり、のたうつような動きが止まった。心臓は静止していたが、私たちは今にも正常な律動が戻るのではないかと期待した。紫色の丸っこい塊が再び身もだえするように震えはじめ、滅菌ドレープの向こう側にいた麻酔医の頭が持ち上がり、明らかな合図を寄越した。「もう一度、やってくれ！」 また電気ショックを与えたが、結果は同じ。律動は戻らなかった。

これは、瘢痕組織により生じた深刻な電気的不安定性なので、心筋細胞膜を安定させるために適切な薬剤を投与した。

「しばらく再灌流の時間をとってみよう」と私はマイクに言った。

「了解。では、僕はたばこを吸ってくる」と彼は答えた。

二〇分後、私たちはもう一度試してみた。二〇ジュール。バンッ！ 今回、乳児の小さな体が手術台から宙に浮き、心臓の細動が止まった。ゆっくりと拍動が始まったが、今にも消えそうなかすかな動きだ。不吉な予感がしたが、もっと拍動を高める予備の薬剤がある。

私はマイクにアドレナリンを投与するよう頼み、人工心肺技師には、ポンプのフローを減らして心臓にいくらか血液を戻すように言った。これは手術室の決まりごとで、軍隊の規則のようなものだ。同僚医師には要請するが、技術スタッフには命令を与える。仮に麻酔医に対して命令しはじめたら、麻酔医はふざけるなと怒って、どこかへ行ってしまうだろう。

マイクと人工心肺技師が血液検査の結果を確認し、最適な状態にすべく協力して作業しているあいだ、私はカースティーの痛ましい小さな心臓をじっと見つめていた。新しい冠状動脈は問題ない。管にねじれはなく出血もない。左心室には生まれて初めて体の他の部分と同じ圧力で酸素をたっぷり含んだ血液が流れ込んでいる。それなのに、彼女の心臓は熟れすぎたプラムのように見え、ほとんど拍動していなかった。しかも僧帽弁から派手に血が逆流している。私自身がチームに向かってもう三〇分人工心肺装置でサポートしてみようと言ったのだが、実際のところ私はこんなふうに思っていた。もうみんなくたくただし、この心臓は限界だ。素晴らしい手術だったが、赤ん坊は死んだ、と。

もちろん、私の本音を他の人に悟らせるようなことはしなかった。彼らは、私がこれまでに何度も破滅的な状況から患者を救い出してきたので、今回もなんとかしてくれるのではないかと期待していた。しかし、私はあきらめかけていた。カメラマンに、何も変化はないのでしばらく撮影をやめた方がいいのではと勧め、カツマタに、私が休憩を取るあいだ、手術台の脇の私が立っている場所にいてくれるよう頼んだ。私は手術着を脱ぎ、手袋を外すと、電話をするために麻酔室に行った。マイクもついてきた。

「僧帽弁を修復できるかな?」彼は私に尋ねた。

「無理だろうな」と答える。「アーチャーに頼んで、カースティーの両親に警告してもらうよ」

私はスツールにどさりと腰を下ろすと、受話器を持ち上げた。愛らしい看護師が私の前にコーヒーとドーナツを置いてくれた。私の肩の後方から腕を回したときに、彼女は私の首筋から冷たい汗がポタポタと落ちていることに気づいた。

「乾いた上着を取ってきますね」と看護師は言った。

五分ほどでアーチャーが手術室のドアのそばにある外来患者の診察室からやってきた。彼は何も尋ねる必要はなかった。

「問題がありそうだね。何かできることはある?」

「心エコーを見てくれないか」と私は言った。「修復はうまくいったが、心室が機能してくれない。僧帽弁が閉じないいんだ。今の拍動数では、心肺装置を外せないよ」

膀胱が限界だったのでトイレに行った。戻ってきたときには、注意散漫だった私の脳が秩序を取り戻し、やっと集中して考えることができた。何をすれば――何かあればだが――この状況を好転させられるのだろうか?　できることはほとんど残っていない。

左心室は傷つき、拡張し、通常の楕円形ではなく球形になっている。この変形のせいで、僧帽弁が閉じない。左心室が全身に血液を送り出そうとしても、その半分くらいは肺に逆流している。手術中、心臓の機能が一時的に低下するのはいつものことだが、カースティーの場合、回復のきざしが見えない。心肺装置を利用して心臓を休ませればよくなるのではと期待したが、それもうまくいかなかった。

私は手術室に戻り、改めて手洗いをし、カツマタと交代した。彼は何も言わなかったが、意気消沈しているように見えた。彼の気持ちはよくわかる。私はマイクに肺への酸素供給を開始して欲しいと伝え、技師に心肺装置を徐々に離脱する準備をするよう言った。離脱の時点でカースティーの心臓が血液循環の仕事を引き継ぎ自力でサポートしなければならない。そうでなければ、彼女は手術台の上で死を迎える。私たちはみな、モニターの波形を見つめ、血圧が上昇するのを心待ちにしていた。波形は短時間正常に近づいたが、装置の電源を切るとあっという間に下降した。

「もう一回人工心肺を回しますか?」とカツマタが訊いた。

左心室のかすかな動きをエコーで観察しながら、技師は、装置を再起動しても意味があるのだろうかと疑問を呈した。しかし、滅菌ドレープの向こう側から伝わってくる本当のメッセージは「この子はもうダメなのでは？」という問いだった。

私はまだ宣告する気はなかった。失敗を認めることは、すなわち小さな女の子の死であり、両親の苦痛に満ちた人生を意味する。

「電源を入れて、もう三〇分試してみよう」

この処置自体も問題がある。人工心肺の使用時間が長くなるほど、回復のチャンスが減るのだ。

カースティーの両親は小児病棟で待っており、アーチャーは先ほど現状を知らせ心の準備をするように伝えに行ったままだった。アーチャーに戻るように言うと、ベッキーは手術棟の入口まで彼といっしょに行くと言い張った。こんなときに母親がいかなる心情にあるかを説明するのは不可能だ。私にわかっていることは、ベッキーがカースティーの痩せこけて反応のない死体を抱きしめるという可能性が低くはないということだけだ。心臓がひどく損傷していた、一カ月早く診断されていればよかった、カースティーは忙しすぎる病院のシステムに見殺しにされたなどとベッキーに言うことになる。

ベッキーは、当時彼女が抱いた強い感情を次のように日記に記していた。

アーチャー先生が一時間おきに私たちのところに来てくれた。四時間が過ぎたころ、私は何もかもうまくいっていると思った。カースティーは人工心肺装置を外されて集中治療室に移動するものと。サンドイッチでもつまもうと食堂に行き、病室に戻る途中、病室付き看護師の一人が私を探していた。アーチャー先生が私たちのことを待っているので、上階に戻って欲しいと言う。私はすっかりうれしくなって、手術が終わったのですか、あの子に会えますか、と聞いた。看護師はひどくまじめな顔で、アーチャー先生とお話しくださいと言った。彼女はとても親切でプロらしい態度で接してくれたが、何かおかしいと感じた。

病室に戻ると、険しい顔をしたアーチャー先生が私たちを椅子に座らせた。彼は、手術チームが最大限の努力を払ってきたが、カースティーの心臓から心肺装置を外せそうもないと説明した。医師たちは今も治療を続けているが、見通しは暗いと言う。あの子を失うかもしれないのだ。

その後、先生は戻らなければならなくなった。このとき私の頭は激しく混乱していた。酔っ払っているような気分だったことを覚えている。こんなはずじゃなかった。我慢強く待っていれば、すべてが解決されるに違いない。だって、これほど恐ろしいことは他の人にしか起こらないはずだから。

アーチャー先生がまたやってきた。彼はたいへん残念ですと私たちに言った。すべての選択肢が尽きたそうだ。私たちがあの子を抱きしめてお別れを言えるように手配してくれると言う。あの子に次に会うときに、冷たくなっているだなんて絶対に耐えられない。もしもあの子がぐったりと冷たくなっていたら、私の心臓は壊れてしまうということばかり考えていた。奇妙に思われるかもしれないが、それほど強い感情だった。

明らかにこれは私たちにとって最悪の瞬間だった。カースティーが命がけで戦っているのに、私たちにできることは何もないという思いが突き上げる。世界の反対側にいるようなものだ。逆上した私の脳は沸騰しそうな状態になっている。もしもあの子が死んだら、彼らはあの子を霊安室の冷たい台に横たえるのだろう。あのぞっとするほど無情な場所に。そんなことになったら、私はあの子が埋葬されるまでずっとそばを離れない。私を止めようとする人がいれば断固戦う。私の赤ちゃんは私の腕に抱かれ、神は私からわが子を引き離そうとする人を助けるだろう。

あれほど強く何かを感じたことがなかったから、あのときの気持ちが私の頭にはっきりと残っている。

私たちは、病室にいた他の親たちと深い絆を築いた。一日中、誰かが顔を出して変わりがないか尋ね、カースティーのために祈り、私たちの願いを共有してくれたのだ。

アーチャー先生が私たちを残して部屋を出た後、他の人がやってくることはなかった。彼らを責めるつもりはない。悲しみはとてつもなく大きかった。誰もが互いの道行きに深く関与しているが、こんなときに何と言えばいいのか誰にもわからない。

滅多にないことだが、手術中に子どもが死んだときには、私は自分で両親に話をする。私はこの時間を心底恐れていて、私の仕事で最悪の部分だと感じている。

手術棟へのドアが自動的に開き病院の廊下が見えた。そのとたん、悲しみと絶望に満ちた視線にぶつかった。ベッキーが私に「赤ちゃんを助けてください」と言ったことを思い出した。私は呆然とし、何も言わなかった。アーチャーの表情は暗かった。彼はすでに困難な仕事をしてくれていた。私は薄暗い手術室に戻り、新しいマスクをつけ、また手を洗った。

マイクは、たばこを吸い終えていて、私に言った。「状況は改善していない。ポンプを外すことができるかな?」

「いや。もう一つ試してみたいことがある。酸素供給装置を切ってもらえるか。またカメラを回そう」

これは私の最後のあがきだ。これは、物理学的法則によってのみ説明が可能で、これまで子どもには行われたことのない試みだ。心室腔のサイズが拡大したためにカースティーの傷ついた左心室壁の緊張は高くなっていた。最近行われた医学カンファレンスで、ブラジル人の外科医が、シャーガス病という熱帯性の感染症により心筋が傷つけられ、心不全を起こした何人かの成人の心臓を小さくした。その手術は、北アメリカの別のタイプの心不全患者にも試みられたが、すぐに効果を否定され、顧みられなくなった。私は、この大胆なアプローチがカースティーの最後の希望だと思った。

もう一度心臓を止めるリスクを冒すつもりはないので、私は新しいメスを手に取ると、寝袋のジッパーを開けるように、拍動する左心室をてっぺんから下まで大きく切り開いた。僧帽弁を支える筋肉を注意深く避けながら、さっそく瘢痕組織の部分に取りかかった。組織を削られた心臓は、メスの刺激に反応してすぐに細かく震えはじめた。ポンプが空気を送り出すリスクはないので、問題ない。

正直に言うと、私は心臓内壁の予想外の様態に啞然としていた。それは白っぽい瘢痕組織で厚く覆われていた。心室の直径を縮小するために、開口部の両側の組織を、血のにじむ筋肉に達するまで切り取っていき、左心室の外周の三分の一ほどを除去した。僧帽弁の漏れを止めようと、二つの弁葉を中心部で縫いつけたため、長円形が二つの穴のある眼鏡のような形に変わった。次に、私は心筋の端を二重に縫い合わせて心臓を閉じた。縫合が終わると、ぐっと小型になった心臓は、震えている黒いバナナのように見えた。それが再び動き出すとは一瞬たりとも思わなかった。それは同僚たちも同じだ。彼らのほとんどは私が狂っていると思っていた。

突拍子もない手術が第五手術室で行われているという噂はすぐに広まった。カメラの撮影は続いていたので、やじうまたちが様子を見ようと集まってきていた。私たちは、心臓から空気が完全に取り除かれたことを確認する必要があった。そうしなければ、空気が脳の血管に排出されて脳卒中を起こすおそれがある。確認がすむと、残る手順は細動を止め心臓の正常なリズムを回復させることだけだ。

「よし、いよいよだ」、私は声を上げた。「二〇ジュールで試してみよう」

バンッ！　心臓の震えが止まり、永遠にも思える時間、自発的な電気活動が起こらない。私が鉗子で心筋を突くと、反応してギュッと縮んだ。今度は、血圧の波形に動きが見えた。奇跡的に、黒いバナナが血液を大動脈に拍出したのだ。

マイクは改めてエコーを見た。「確かに前とは違う。ペースメーカーを使ってみようか?」

私はすでに細いペーシングワイヤーを縫いつけていた。ペーシングボックスの速度をとりあえず一分あたり一〇〇回に設定してスイッチを入れた。拍出の一貫性を確認するためにポンプのフローを控えめにして心臓に血液を戻すよう技師に言った。大丈夫だ。しかも、エコーで僧帽弁の漏れが止まっていることが確認できた。この時点で、私はチャンスあり、と手応えを感じていた。人生は物理学と幾何学に依存しているのだ。

もう正午を過ぎていた。カースティーは三時間以上人工心肺装置につながれており、いいかげんに外さなければならない。機が熟したことに気づいたかのように、カースティー自身の心拍リズムが現れた。調和のとれた自然の心拍リズムは、電気的なペーシングよりも格段に効率的で、血流と血圧を大幅に改善する。

手術室に明かりがついたような瞬間だった。重い空気が一掃され、高揚感が高まった。自前のアドレナリンのおかげか私の疲労感はふっとんでいた。人工心肺装置から心臓へと仕事を引き継ぐ準備として、カースティーにアドレナリンを投与した。最後に私は「ゆっくりとオフにもっていくように」と指示を出した。私たちはまた血圧が下がることを心配したが、奇妙な形に作りかえられた小さな心臓はポンプ機能を果たしつづけた。

「心肺バイパスを離脱するってか。まったく信じられないよ」。マイクは言った。

私は沈黙したまま、マスク越しにカツマタを見た。彼は私がこれ以上続けられないとわかっていた。

「後は私がやっときます」と彼は言った。

「よろしく」

私は、小さな黒いバナナが拍動する驚くべき様子を最後にもう一度確認し、それからエコーのモニターに目を向けた。そこに映る理解しがたい白や青や黄色の光が燃え立つ炎のようで安心した。新しい左冠状動脈の血流と僧帽弁から左心室への二本の流れを確認できた。奇妙な形に変身した乳児の心臓がついに機能しはじめたのである。

手術棟のドアのところで遭遇した後、アーチャーも両親もカースティーが死んだと思っていた。このことでかつてないほど込み入った状況が生じていたが、私は疲れ果てていて、とてもこの混乱に対処できそうもなかった。私は麻酔科の看護師に頼んで、アーチャーをポケベルで呼び出してもう一度こちらに来るよう伝えてもらった。彼女は頼んだことをすませてから私にコーヒーをいれてくれた。

カツマタは出血がないことを確認した上で細心の注意を払って胸を閉じた。

「これはいまだかつて行われたことがないはずだ」と私の方を見て彼は言った。その後すぐ、ベッキーがショック状態で小児集中治療室にやってきた。彼女は手を伸ばしてカースティーの小さな足に触れると、こう叫んだ。「温かい。これまで一度だって温かかったことはないのに」。彼女が泣きはじめ、私は病院を後にした。長い一日だった。

風変わりだが愛すべき秘書のディーがブレイドンにある私の自宅まで車で送ってくれた。オックスフォードからはおよそ二〇分の距離だ。高揚感と疲労が混じって、気持ちが落ち着かなかった。赤く輝く大きな冬の太陽がブレナム・パレスの向こうに沈んでいた。緊張をほぐそうと、飼っているジャーマンシェパードのマックスを連れて湖の周りを走ることにした。古いオークの木々のあいだを走っていると、狩猟シーズンを生き延びたウサギやキジが四方に逃げた。影が長くなっている。マックスを追い払おうと、白鳥がクォー、クォーと威嚇する。水辺を歩いていると、太陽が姿を消した。私たちは、ブレイドン門から公園を出て、道を渡り聖マーティン教会の敷地に入った。

ウィンストン・チャーチルがこの墓地に埋葬されている。彼の墓標の周りにはいつも敬意を表すように頭を低くした枯れ花があった。墓標の反対側には、第二次世界大戦のポーランドのナチス抵抗運動家が寄付した木製の腰掛けがある。暑いし息が切れたので腰を下ろし、三メートルも離れていない場所にいるこの偉大な先人と話をすることにした。妙な連想だが、私は彼の遺体が今どんなふうに見えるかを思い描こうとし、あのときのカースティーはいとも簡単に病院の霊安室で硬直し冷たくなっていたかもしれないんだなと考えた。しかし、私はチャーチルの言葉に従った。決して降伏するな。

マックスは不謹慎にも隣の墓に足を乗せていた。そろそろ私も睡眠を取らなければ。今夜は電話が鳴らず安眠できることを願う。電話は鳴らず、カースティーも生き延びた。


私たちは、心エコー検査で心臓の成長を観察し、手術後十年以上カースティーの経過を見守ってきた。カースティーは明るく社交的で元気な少女に育った。彼女の体内に予想外の変形があることを唯一示すものは、胸の中央上方のかすかな傷だけだ。

私たちはこのことを話しても差し支えないほどカースティーが大人になったと判断したとき、改造した心臓がどのように成長しているかMRIスキャンで確認してもよいかと彼女に許可を求めた。そして私たちは途方もない事実を知ることになった。二つ穴の僧帽弁は別として彼女の心臓も新たな左冠状動脈も普通と変わらないように見えた。心臓の縫合位置を示す細い傷だけが手術の名残である。意外なことに、その他すべての瘢痕組織は消え去っていた。左心室の内壁全体を覆っていた白い瘢痕組織が今は跡形もないのだ。

この事実は、乳児自身の心臓幹細胞が心筋を再生し、事実上線維組織を除去することができるという初めての証拠を提供するものであった。成人の心臓は同じようには回復できない。しかし、成人のためにこれを実現するような幹細胞を特定し、培養することができたら？　それが実現できれば、冠状動脈疾患を持つ何十万人もの成人の慢性心不全患者に救済策を提供できるのでは？　私の祖父もこの恩恵を受ける一人となっただろう。冠状動脈バイパス形成手術のときに、この幹細胞を注入したり、あるいはカテーテルで心臓に入れたりすることができるだろう。どの細胞を使えるのか、それはどこにあるのか、細胞をどうやって保存し移植するのか？　私はいつかこの答えを見つけたいと思っている。

十八歳になったカースティーは快活で強靱なティーンエージャーだが、もしも彼女が死んでいたら、心臓の再生という夢のような可能性について私たちが知ることはなかった。もしかしたら、彼女の症例がいつの日か無数の命を救うことになるかもしれない。

第9章　ドミノ心臓

わたしはお前たちに新しい心を与え、お前たちの中に新しい霊を授ける。わたしはお前たちの体から石の心を取り除き、お前たちに肉の心を与える。

——旧約聖書エゼキエル書三六章二六節

小児集中治療室を訪れることなく一日が過ぎることは滅多にない。私が手術を手がけた乳児や小さな子どもたちの様子を確認し、彼らの親に「いずれきっとよくなりますよ」と安心させる。こうやって集中治療室に足を運んでいると、しばしば見ず知らずの人々の悲劇も耳に入ってくる。骨髄炎で四肢に黒っぽい壊疽が生じて切断しなければならなくなった子ども、路上で事故に遭い大きなけがをし、脳死に至る子ども。あるいは、がんや化学療法によるさまざまな合併症。なぜ子どもががんにかかるのだろう？　そんな不公平があっていいのか？　あるいは、水頭症で頭蓋骨が髄液で満たされた乳児は、体よりも頭が重くなり、抱き上げることもできない。はかなく、哀れな命がそこにある。

*

ジュリーの手術が成功してから三週間後のことだった。私は、緊急の症例について話し合いたいと、小児心臓病専門医から呼び出された。すぐに来てもらえませんか？

何人かの医師が少年のベッドの足下に立って、表や検査結果を検討していた。少年の母親は誰にも顧みられず背中を丸めてベッドの脇に座っていたが、諸々の不安からか思い詰めた表情をしており、男の子の汗ばんだ手を握り、心臓モニターを見つめている。少年は枕を支えにして四五度の角度で上体を上げ、目を閉じている。息をするたびに胸が持ち上がってブゴッと音がし、咳が断続的に続いている。私からは、彼の死人のような顔色、ぐったりとした様子、閉じた目、後方に傾いた頭、突き出された首が見える。呼吸をするのも一苦労で、見るからに痩せ細って末期がんのような黄ばんだ肌をしている。心ここにあらずといった様子だ。

それにしても私はどうしてここに呼ばれたのだろう？　彼の心臓に腫瘍があるのかもしれない。かなり珍しいが、私自身子どもの心臓腫瘍手術を何件か手がけたことがある。あるいは、腎臓か骨からがんが心膜に転移して、体液が貯留して心臓を圧迫しているのだろうか。こうした場合には、よりダメージが少ない胸腔に体液を排出するよう、心膜に窓を開ける手術を依頼されることがよくある。

問題が何であれ、この子の状況はかなり絶望的に見えた。私はしばらくのあいだ誰にも気づかれることなく、他の医師たちの背後に立って耳を傾けていた。心臓外科医にはあまりない場面だ。

少年の名前はステファンといい、十歳だがもっと幼く見える。彼の母親は彼について、このころ「何かがおかしい」と説明していた。友達についていけず、授業でも集中できないらしい。彼はサッカーさえやめてしまった。数メートル走っただけで息が切れてしまうからだ。

学校が休みに入ると、両親はますます彼の様子が心配になってきた。そしてまもなく彼の体調は本格的に悪化した。ＧＰは聴診器で胸の音を聴くと、「湿っぽい音だな」と言って、すぐにＸ線検査のために病院を紹介した。結果は悪かった。湿性肺の原因は左心室不全で心臓が拡張して肺に血液がたまる肺浮腫のせいだ。ステファンには先天性の心臓病など過去の病歴は一切なく、この病気は青天の霹靂であった。なぜ彼がいきなり死にかけているのか説明がつかない。

室内が非常に張り詰めた雰囲気なので、こちらから声をかけることにした。

「おはよう。何か私に手伝えることはあるかい？」

私の言葉に、アーチャーがいつもの調子で答えてくれた。「やあ、ウェスタビー。どこにいたんだい？エコーを見てもらえるかな？」

ステファンは、強制収容所にいたかというほど痩せていて、胸壁にまったく脂肪がついていない。つまり、何カ月かにわたって病気だったということだ。母親は痩せていないので、貧困のせいではない。ただ、脂肪がついていないと、鮮明なエコー画像が得られるというメリットがあり、画像を見て私はすぐに問題の原因がわかった。心室がどちらも大きくなっているが、左心室の拡張が特に顕著だ。巨大化した左心室はほとんど動きがなく、僧帽弁に閉鎖不全が生じている。本来は円すい形である心臓が拡張して球形になったために、僧帽弁の二つの弁葉のあいだに大きな隙間ができてしまった。カースティーの場合と同じく、ラグビーボールの心臓だ。

いろいろな考えが頭を巡った。彼らは私に僧帽弁を修復して少年の肺のうっ血を取るよう言ってくるだろう。しかし、主たる問題が僧帽弁でないことは確実だ。これは、付随的に弁の閉鎖不全を伴う、末期の心筋疾患だった。従来的ないかなる心臓手術を試みても、少年にとどめを刺す結果に終わるだろう。とはいえ、少年の両親を不安にしないよう、声に出しては言わなかった。そのとき私はこの会話の行き着く先を悟った。そうか、ポンプだ。

このとき、誰もがジュリーのことを知っていた。ジュリーはまだ入院中だが順調に回復している。病院には全国から助けを求める電話がかかってくるようになっていた。仮に下したステファンの診断は慢性心不全を伴うウイルス性心筋炎だが、何カ月も具合が悪かったことを考えると、ステファンがジュリーのように回復する見込みは低い。

真っ先に考えたことは、彼には新しい心臓が必要だということ。すぐに。一刻も早く。その当時子どもの移植を行っていたのはグレート・オーモンド・ストリート病院だけだった。私はそこで勤務していたことがあるので医師たちにも顔が利く。だから、ステファンをあの病院のシステムに入れて、緊急待機リストに加えてもらえばいい。単純な話だ。

ところが、実際はそう簡単ではなかった。アーチャーはすでにロンドンの移植医と話をしたが、残念ながらベッドの空きはなく急を要する複数の患者が待機しているというのだ。加えて、裁判所命令による移植の可能性もないという。子どもには適用されないのだ。もちろん、状況が好転すれば病院から連絡が来ることになっているが、それまでは「そちらで最善を尽くしてください」とはねつけられたそうだ。

ステファンは、心臓のポンプ機能を上げる静注薬物と、肺うっ血を軽減するための利尿剤を大量に投与されている。適切な血圧が保たれていないと腎臓が働かないため、腎機能も低下している。彼は崖っぷちに立ち、今にも奈落の底に落ちようとしていた。ステファンのベッドに付き添う小児心臓専門医の一人が私に向かって単刀直入に尋ねた。「彼にもＡＢ－１８０を使うわけにはいきませんか？」ジュリーの手術により、私たちは先例を作った。実際に彼がウイルス性心筋炎ならば、私たちは彼を、そして彼自身の心臓を、救うことができるかもしれない。あるいは、少なくともグレート・オーモンド・ストリート病院が受け入れてくれるまでのあいだ、彼の命をつなげるかもしれない。これは家族に残された唯一の希望だった。

私は、気の毒な母親が私たちの会話に耳をすませているのを感じていた。看護師が母親の肩に手を乗せ、なんとか落ち着かせようと空しい努力をしていた。全員の視線が私に向いている。私は口をつぐみ、しばらくのあいだ考えた。確かに私たちはＡＢ－１８０の予備を持っている。しかし、役に立たないだろう。脱血カニューレが太すぎるし硬すぎるために子どもの左心房におさまらないのである。

ざわつく医師たちに私の考えを伝えた。失望した医師たちは深刻な表情になり、母親は泣き出した。アーチャーは前もって母親に人工心臓が今のところ唯一の選択肢であり、状況がこれ以上悪くなったら（その可能性は高いが）、ステファンは急速に衰えて避けられない結末を迎えると説明していた。そう、今私は、死刑宣告をしたようなものだった。

ステファンは労働者階級の家族に生まれた普通の子どもだった。少し前まで彼の前には長い人生が待っていた。白衣を着て難しい顔をした大人たちに囲まれて集中治療室のベッドで起座姿勢にされるのではなく、友達と校庭を走り回っているはずだった。彼はベッドに横になっているだけで疲れ果て、自力で呼吸するという簡単な仕事さえ彼を消耗させる。加えて、いつまでも続く咳が彼の喉を締めつけ、窒息しそうに苦しい。彼のシーツは汗でぐっしょり濡れているが、彼自身は寒さを感じている。知らない人たちが鋭くとがった注射針を彼の腕や首に突き立て、血を吸い出し、性器からゴムの管を入れる。十歳の子にしてみれば、どれもこれも信じられないほどひどい仕打ちだ。母親と父親が明らかに感情的になっているのを見て彼は動揺した。それに、周囲の人たちはわけのわからないことを言っている。まもなく彼は目まいを感じるようになり、現実感を失い、物事が遙か遠くに消えてしまうように思えてきた。モルヒネだけが彼の不安を取り除いてくれる。

ステファンの父親と母親はベッドの両側に腰かけ、彼の方に体を寄せていた。二人とも緊張していたが、感情的には空っぽの状態だった。彼らは、病院ではなく職場にいなければならなかった。できることなら、たった一人の息子が死んでいくことを止めることも、何か役立つこともできずにここにいるよりは、どこでもいいから他の場所にいたいはずだ。

こんなことが唐突に起こったのはなぜだろう？　彼らが何か間違ったことをしたというのか？　両親は今、助かる見込みは少ないという残酷な事実を聞かされ、「移植」という言葉も聞こえてくる。グレート・オーモンド・ストリート病院の名前も出ている。しかし、何事も速やかには進まない。彼らはステファンがショック状態にあり、臓器の機能が低下していることを知っている。時間は彼らの敵だ。恐怖が彼らの喉を締めつけ、心が張り裂けそうな苦痛が胸に重くのしかかる。文章を組み立てることが難しくなり、言葉も意味をなさず、やがて感情をぶちまけずに話すことが不可能になる。それでもなお、両親は息子の前で泣かないようにがんばっていた。泣くのは最後のときだ。

アーチャーは、この段階に至って、いよいよ大きなプレッシャーとストレスにさらされていた。彼はグレート・オーモンド・ストリート病院をよく知っていて、他の子どもたちも同じ苦境の中で絶望的な両親と手術を待っているという現実があり、奇跡を起こすのが難しいことを理解していたが、それにしてもこのままではまもなく手遅れになってしまう。彼は血液検査の結果を改めて見直していた。カリウム値が高く、乳酸値も高かったが、重炭酸ナトリウムでこれを中和した。ステファンには遠からず腎臓の透析が必要になる。アーチャーは、確実に死を引き起こす壊滅的な変化が心拍リズムに起こらないようにあらゆる予防策を講じてきた。この絶望的な状況で、彼は他にできることはなかった。

集中治療室のコンサルタントは、後方で待っていた。彼は、死を待つ多くの子どもたちの世話をしてきたので、こうしたやりとりもすべて経験済みだが、それでも最善を尽くすつもりだった。しかし、最善とは何か？　苦しそうにあえいでいるステファンにはまもなく人工呼吸器の助けが必要になり、モルヒネでさらに呼吸困難を緩和しなければならない。このため、コンサルタントは、麻酔薬と気管用挿管チューブを持ってうろうろし、同時に病棟回診の待機中でもあった。彼には、気を配らなければならない病気の乳児や子どもが他に九人いるのだ。

そして今度はステファンの看護師が現れた。小児集中治療室の看護師は特別な人たちだ。なぜなら日常的に激しい不安と悲嘆に対峙しなければならない仕事など誰にでもできるものではない。自らも子どもを持つ一人の看護師は、私が心臓手術をした乳児の世話をするのが好きだった。私の患者は回復するからだという。彼女は子どもたちが死ぬのを見ることが心底嫌いなのだ。今も彼女はステファンの両親に深く同情しているのがわかる。誰かが何か画期的な治療を行わなければ手遅れになり、小さな患者の命が消えてしまう。彼女の緊張が透けて見えるようだ。そもそも彼女がアーチャーに私と連絡を取るようにせっついたのだ。

ステファンのベッドの周囲は霧が立ちこめているように重苦しく、差し迫った不幸を予感させた。ドナーから提供された心臓をどこからともなく探してきてくれる人はいないし、まして子どもの心臓はどこにもない。毎年ほんの一握りの子どもにしか心臓移植は行われない。だから、彼らは別の可能性を私に求めたのだ。だが、それは見つかりそうもない。

悲しみに沈む両親を見つめ、私は自分がとんでもなく役立たずだと感じていた。私が彼らの立場だったら、私の子どもが、何の前触れもなくある日突然ステファンのような状態になったらどんな気持ちになるだろう。今、最後の希望も打ち砕かれた。私も子を持つ親だから、家族の痛みがこれほど胸に突き刺さるのだろう。当時、娘のジェマは二〇歳で、息子のマークはオックスフォードの学校に通っていた。

ステファンをわが子のように考えたことで共感が生まれた。彼は単なる患者の一人ではなく、人になったのである。共感こそがよい医師になるキーだと言う人がいる。「思いやりのあるケアのためのキー」だとかなんとか。しかし、集中治療室で日々繰り広げられるすべての悲劇や悲しみを自分のものとして受け止めていたら、医師は全員溺れ死んでしまう。だから、集中治療室で働く私の同僚は、時々病棟回診に出かけて、ステファンの目前に迫った死という混乱の渦に吸い込まれないようにする必要があるのだ。

今私は動揺していた。その当時手に入る小児用の補助人工心臓は一種類しかなかった。それはベルリンハート（Berlin Heart）という製品で、ベルリンにあるドイツ心臓病センターのローランド・ヘッツァー教授が最近発表したものだ。幸いなことに彼は親しい友人なので——科学会議の副産物の一つだ——彼に電話して頼みごとをしてみようと思う。ステファンがドイツ人だと言ってもいいかもしれない。名前がドイツ人ぽいし。ちなみにローランドは英国びいきである。

運よく彼がオフィスにいたので、一回の電話でローランドをつかまえることができた。互いに挨拶を交わした後、私はすぐに本題に入った。

「ローランド、実はベルリンハートが必要なんだ。患者の男の子は十歳だが、年齢よりも小柄だ。彼の心臓が回復する見込みはあるかもしれないが、今の状態ではあまり長くもちそうもない。装置はいくらぐらいかかるだろう？」　費用は私の慈善基金から支出しなければならないだろうと承知の上だった。

彼は期待どおりの返答をくれた。「費用については後で考えよう。装置はいつ必要なんだい？」

短い沈黙の後、私は言った。「明日の朝までに私が受け取れるようにしてもらえるだろうか。補助のために君のスタッフもいっしょに」

ローランドは、ぜひ力になりたいと言ってくれた。

リアジェットは翌朝午前八時にオックスフォード空港に着陸した。そのあいだに、私は私たちの病院の最高責任者にメッセージを送り、写しを医療部長に送って、私がやろうとしていることを伝えた。話のわかる前任CEOのナイジェル・クリスプは、すでに異動していた。私がジュリーを救おうとしたときに、医療部長から次は首にすると脅されてから一カ月も経っていなかった。

アーチャーは高潔にも最高責任者と医療部長に会いに行き、これが私たちが持っている唯一の選択肢であると説得しようとしていた。関係者の医学的所見は、この少年がその日の夜までに死ぬ可能性が高いということで一致していた。彼は責任者の二人に情報を伝え、すでにあらゆるつてを当たったことを話した。誰一人助けてくれそうもない。ウェスタビーに解決策があるなら彼に任せる道徳的義務があると、彼は熱弁を振るった。まずは行動、非難を受けるのは後回しだ。ああ、ところで、病室にいるジュリー・ミルズにはお会いになりましたか？　オックスフォードが成し遂げた世界初ですよね。今度もそうなるかもしれませんね。

アーチャーは信心深い人物だったし、今もそうだ。彼は「死んだ者たちの復活」という比喩は控え、ウェスタビーが神ではないことはもちろん、彼がすることは罰当たりな所業かもしれないのではという彼らの言葉に同意した。それでも、人命を救うのが彼の仕事ですよね？　彼がしようとしているのはそのことに尽きます。ですから、今は譲歩して、ドイツ人の来訪を待ちましょう。

私としては、どんな手段を使ってでも命を救うことこそが倫理的であるという立場だった。これについて疑いを差し挟むうるさい倫理委員会など知ったことか。それに私は首にされたとしてもかまわない。私は自分の潜在的な力を発揮し、限界に挑む仕事をしなければならなかったのである。

ベルリンハートはオレンジくらいの大きさのポンプである。ポンプ容器の内腔はしなやかな樹脂製の膜で二室に仕切られており、片方に血液、もう片方に外部から空気が圧入され、弁付きの管を通じて血液が押し出される構造である。ポンプ室は体外に設置され、内部に凝血が見つかれば交換できる。脱血と送血管は心臓の両側でポンプに接続され、すべての管は弱った心臓から腹壁を通って外部のポンプに出ていく。肺と全身への血流を確保しながら、左右の心室はバイパスされることにより休養を取ることができる。医師の注文通りの製品だと思う。

いよいよ、ステファンを手術室に連れてこなければならない。リアジェットは、手術が終わってドイツ人チームの人々が帰国のために再び乗り込むまで待機し、この費用は私が支払う。メーターがついたロンドンのタクシー、ブラックキャブとまあ似たようなものだ。

ステファンは人工呼吸器につながれることなく、なんとかその夜を乗り切った。今の彼は体力を使い果たし、とても怖がっていた。十歳にして彼は、人々の暗い表情や母親の涙から事実を感じ取る能力を身につけていた。麻酔室では、私ができれば避けたいと思っている感情的な別れの場面が展開された。小児麻酔医は毎日こうした状況に対応しているわけだが、私としては必要のないプレッシャーを感じてしまうだけなので、ドイツ人チームを連れて手術器具の準備に取りかかることにした。この備品室を見せるのは恥ずかしかった。灰色のロッカーがいくつも置かれたみすぼらしい部屋で、茶色の木製ベンチはペンキがはげ、トイレの壁からは剝がれた漆喰がぶらさがって、あちこちに手術用シューズ、マスク、服が脱ぎ散らされている。彼らにはどの靴をはいてもらえばいいんだろう。それぞれにサイズの合うシューズをやっと見つけ、次にキット類を見せるために人工心肺技師の部屋に移動した。

デスリーはもう来ていて新しい技術を学ぼうと身構えていた。何人かの外科研修医がカツマタといっしょに待っていた。帰宅したときにパートナーや子どもたちに話したくなるような、画期的な展開への期待感が高まっている。手術は今晩のニュースで流れるだろうか？　いや、それはない。地元オックスフォードではニュースになるか？　それもない。私は首になるだろうか？　かなりありそうだ。そのことはニュースになるかもしれない。しかし、今の段階で私たちは何も発表していない。とにかくまずは少年の容態を改善しなければ。

車椅子で連れてこられ、手術台に乗ったステファンは、すっかり痩せて痛ましくて見ていられないような姿だった。このとき、もうウイルス性心筋炎は患っていないと私は確信していた。おそらく、今は重篤な慢性心不全で、回復の見込みの低い心筋の病変があると思われる。いずれにしても、最初にやることは同じだ。まず彼の生命を確保し、それから状況を吟味する。

私は電気鋸を彼の胸骨上方へと走らせ、開胸器で胸骨を左右に開いた。さらに心膜を切開してその断端を吊り上げ皮膚に固定し、心臓を露出させた。藁色の液体がどっとあふれ出した。私は、彼の体重のおよそ四分の一は心不全により体内に貯留したタンパク質と塩分をふんだんに含む液体であると推察した。そして、それは今吸水管により引き取られていく。こんな悲惨な世界に身を置くことにした自分は馬鹿者なのだろうか。もっと楽な仕事はいくらでもあるのに。

今私の目には苦悶する巨大な臓器がはっきりと見えている。青みがかった右心房はピンと張って、静脈にかかる強い圧力で今にも破裂しそうになっており、肝臓がうっ血している。右心室も拡張している。私はステファンがカースティーと同じ問題を抱えている可能性を除外するため、右冠状動脈を注意深く確認した。同じ問題はなかった。もしあれば、アーチャーがとっくに見つけていただろう。極度に拡張した彼の左心室に瘢痕組織はなく、壊死した青白い線維状の心筋があるだけだ。彼の心臓はジュリーのように腫れていないし炎症を起こしてもいない。心筋の生検をして、顕微鏡で問題を正確に特定することにしよう。

ドイツ人たちは手術台の上部から術野を見ていた。ローランドが擁する二つの最先端移植チームの一員として、彼らはベルリンでステファンと同じように重篤な心臓を何例も見てきた。彼らはこうした症例を「特発性拡張型心筋症」と総称しているが、十歳の子どもに発症するのはきわめて珍しいという。

ステファンが生きつづけるには左右両側のサポートが必要であることは明らかだ。左心系の心臓ポンプだけだと全身により多くの血液を供給するが、その血液が静脈を通って戻ってきたとき、右心ではそれを処理しきれずに破綻する。このため、右心のサポートも必須となる。腹壁から四本の管を出して、圧縮空気で駆動する二つの人工心室につなげる。人工心室は、正常な子どもの心臓と同じ量と拍出速度で、まず血液が受動的に満たされ、その後、強制的に排出される。うまくいけば、だが。

へたりきった彼の心臓では、私たちが操作のために心臓に触れただけで不整脈を生じる懸念があった。その場合、ポンプが接続される前に状態がよけいに悪くなってしまう。そこで安全を期して、ステファンをあらかじめ人工心肺装置につなげた。それから私は場を和ませようと思ってジョークを言ってみた。

「携帯のアドレス帳からドイツ人をすべて削除したんだ」。ここで一呼吸。「今は、ハンス・フリーってわけさ」

受けなかった。カツマタも笑わない。私たちはみな無言でカニューレを出す四つの穴を胸に開けた。カニューレの片方の端を心臓、反対側の端をポンプに固定する。特に重要なのは、心臓から空気を完全に抜くことだ。ここで私は別のジョークを披露した。

「ヒッポ（かば）とジッポの違いは何だと思う？　ヒッポはすごく重くて、ジッポはライター（少し軽め）だよね」

またしてもすべった。

すべてが計画どおりに遂行され、スイッチを入れるときがきた。人工ポンプは通常の心室のような造りだが、体外に設置され、動くところを見ることができる。ドクン、ドクン、ドクン。着実かつ効果的だ。ステファン自身の心臓は空っぽにされしぼんだ風船のようになっていたが、血圧が劇的に改善し、大動脈と肺動脈に力強い拍動が戻っていた。ドクン、ドクン、ドクン。これはばからしいほど単純なアプローチだが、命が死を乗り越えるという驚くべき結果をもたらした。拍動流については、もっと美的で満足度の高い方法があったが、ステファンに関して言えば、ポンプは体外になければならなかった。少なくとも、定常流装置であれば小型なので体内に植え込むことができたのに。

カツマタは、じくじくと出てくる血を止めるため切開部に生物由来の接着剤を噴射して、出血がないことを確認してくれた。血を排出するためにステファンの胸の中に二本の排液管を留置する必要があったため、つごう六本の管が彼の脆弱な体から飛び出していた。彼の体には複数の刺傷があったが、すべて必要なものだった。通常の太いステンレススチールのワイヤーを使って、内部のハードウェアをすべて覆うように、分離した胸骨の端と端をしっかり引き寄せ、最後にワイヤーをより合わせて閉胸した。

ステファンはこの後小児集中治療室に戻され、スタッフはそこで初めて彼の心室補助装置を目にすることになる。看護スタッフはこの装置に近寄りがたい印象を持つかもしれないが、実際にはむずかしいことはない。私たちは彼らにこう説明した。「管やコンソールのつまみは変更の必要がないので気にしなくていい。とにかくステファンの世話をすることに全力を傾けるように。彼が目を覚ましたときには驚いて動揺するかもしれないので特に注意してあげて欲しい」

この他にも、ステファンが管を引っ張って抜くことがないように重々気をつけて欲しいということを強調しておいた。管は彼のライフラインなのだ。彼が目を覚ましたら、上半身を起こしてあげ、少しでも不快感を取り除くために気管チューブを外すのがベストだろう。そうすれば、彼に今の状況について納得させ、安静にしてもらいやすくなる。両親は彼のそばにいるだろうし、デスリーが近くで世話をし、非番のときでも力になる。

　ドイツ人が帰国し、私たちだけで技術と向き合うことになった。しかし、ステファンはぐんぐん回復し、問題はなかった。彼の尿はカテーテルを通して採尿バッグに流れるようになった。予想通り、彼は夕方の早い時間に目を覚まし、気管チューブが取り外された。彼はすごく機嫌が悪く、気の毒な母親にやつあたりした。それでもステファンは血色がよくなり、頬に赤みがさして、父親と母親がきつく握った手も脚も温かかった。彼はとにかく自分のおなかから出て、鼻先でドクン、ドクンと音を立てているエイリアンが気に入らなかった。金額がつけられないほど価値があり、人の命を救う優れた技術ではあるが、子どもにとってはとびきりうっとおしい代物なのである。

　数日が過ぎ、私は生検の結果を心待ちにしていた。原因がわかれば次の手順を計画できる。ベルリンハートは数週間、あるいは数カ月のあいだステファンを生かしつづけるだろうが、果たして彼自身の心臓は回復するのだろうか。私はその見込みはなさそうだと考えている。だから裏では心臓移植の計画も立てておかなければならない。気になって仕方ないので、病理検査室へ自ら出向き、処理されたジュリーとステファンの組織標本を見せてくれるように頼んだ。自分の患者が亡くなったときにいつも解剖に参加するのと同じ気持ちだった。病理学者たちは私のことをよく知っていて、臨床上の意見を歓迎してくれた。

　ジュリーの心筋は、ウイルス感染に反応するリンパ球と呼ばれる白血球の一種によりみっちりと浸潤されていた。ウイルスは微細すぎて光学顕微鏡では見えないが、リンパ球の浸潤がウイルスの存在を示唆する。何百万というウイルスが存在し、心筋は炎症過程で肥大化し浮腫となる。

　ステファンの場合はこれとは異なる。彼の場合は十歳という年齢を考えるとちょっとしたショックだった。彼の心筋のほとんどが線維性組織で取って代わられていたが、これは血液供給が欠如した結果ではない。白血球がゼロだった。ステファンは慢性特発性拡張型心筋症である。原因は不明だが長期的に心臓が拡張する症状で、彼の心臓は休ませただけでは決して改善されない。彼の場合ただ突然に機能が止まった。ジュリーとステファンの唯一の共通点は、私たちが辛くも間に合ったということだけだった。しかし、この先にどんな手を打つべきかはまだ不透明だ。ステファンは誰かの心臓をもらって家に帰る必要がある。

当時も今も、個別の医療機関もしくは外科医が独断で心臓移植を計画することはできない。たとえ適合する脳死患者が、心臓のドナーを必要とする患者の隣のベッドにいたとしてもだ。そこには従うべき意思決定プロセスがあり、この業務を行うのは英国移植サービスだ。彼らは、乏しいドナー臓器を有効利用するために、そして公平に分配するために、「緊急」カテゴリーにいる患者は見捨てるという決定をした。当時、ドナー臓器は厳密にローテーションを基準として移植センターに提供されていた。ドナー心臓をもらった人々の多くは、ステファンのように生命維持装置につながれているのではなく、地域社会の一員として活動できている人たちだった。今では、このような歩行可能患者が心臓を移植されてもほとんど、またはまったく延命効果がないことがわかっている。多くは手術後の合併症で亡くなっている。臓器の浪費のことも、私が別の選択肢を探そうとした理由の一つだ。さらに、心臓移植が、非公式に提供された臓器を使って行われた場合、関与した移植部門は英国移植サービスに報告義務があり、同サービスはこれを受けてその移植部門を待機リストの一番下の順位に下げる。

私はステファンのために心臓を見つけられるのか不安だった。それに、彼をグレート・オーモンド・ストリート病院のシステムに入れなければならなかった。私は移植専門外科医のマルク・デ・レバルに電話した。彼はいっしょに研修を受けた友人で、私が非常に尊敬する人物であり、彼は私がゼロからオックスフォードで立ち上げた先天性心臓疾患サービスをなにかと支援してくれている。長年にわたり、私よりも彼が手術した方がよいと思う複雑なケースでは患者を彼にまかせていた。幼児が相手の手術となれば、プライドとか傲慢さの入り込む余地はない。今回の件では、ステファンの状態が悪くなる前に転院させようとすでに試みたが断られたことを説明した。

マルクはこうした事情をよくわかっていて、協力を申し出てくれた。彼はベルリンハートを見てみたいと言う。ステファンは今のところ安定しているとはいえ、いつ容態が変化してもおかしくない状況なので、あたかも先週私たちが彼をなんとか転院させることができたかのように、グレート・オーモンド・ストリート病院の移植リストに載せることができるだろう。

しかし、これには問題があった。ベルリンハートを接続した状態でロンドンへ彼を搬送するには大きな危険を伴うことがわかったのだ。救急車サービスに連絡すると、交通渋滞や機械的な故障のリスクを考慮すると、搬送にかかる時間を十分にカバーできる電源を保証できないと言われた。そこで、私たちはオックスフォードの移植コーディネーターとともに準備を始めることになった。臓器移植前の組織適合検査を手配し、彼の血液の珍しい抗体を探した。適切なドナー心臓が見つかった場合にはオックスフォードで移植手術を行う。つまり、医療部長は、ほぼ間違いなく心臓発作を起こす状況になるということだ。

最終局面は私たちの予想よりも早く訪れたのだが、私たちは準備ができていた。ステファンは体力的にはまだ十分ではないが、日に日に回復してもう心不全ではない。翌週末、私たちは移植の予告を受けた。陸路でわずか五〇キロほど南のヘアフィールド病院で、ひどく衰弱し肺不全で死にかけている囊胞性線維症《のうほうせいせんいしょう》のティーンエージャーの心臓および肺移植を準備中だという。患者の女の子はここ数年在宅酸素療法を続けていたが、今は寝たきりとなり、肺循環の圧力が上がってあえぐように呼吸し咳には血が混じっている。彼女が心臓と肺の移植を受けることになれば、彼女自身の健康な心臓をステファンがもらうことができる。これが手術のプランだった。このように順繰りに手に入る臓器はドミノ心臓と呼ばれ、「ドミノ（将棋倒し）」に由来する。ドミノ移植は当時まれにあったが、現在では行われていない。

臓器受取チームが待機するなか、嚢胞性線維症の患者がヘアフィールドに搬送されてきた。臓器の運搬は、ドナーが何十キロも離れた場所にいて、心臓と肺、肝臓、および二つの腎臓の移植に向けて四つの外科チームが関与するため複雑だ。臓器はどれも異なる都市に向かうことになる。非常に高潔な目的のためとはいえ、死体の一番よい部分を手に入れようと上空を旋回するハゲタカを連想してしまう。運搬は夜に行われ、危険なことはなかった。以前、飛行機輸送の移植チームが悪天候で行方不明になったことがあった。

心臓はドナーの組織に適合することが確認され、彼と嚢胞性線維症の患者は同じ血液型だったので、移植手続きは土曜の夜のあいだに開始するということになった。これ以上の好条件はないだろう。私たちは面倒ごとの少ない静かな日曜の朝にオックスフォードで手術をする。

さらに好都合なことに、今回のドナーは通常とは違って脳死による生理的な悪影響にさらされていない。頭部を損傷したドナーは、多くの場合、頭蓋内の圧力を低下させるために水分制限や利尿薬療法を受けており、このことが下垂体の損傷とあいまって、数リットルもの血液を使っての蘇生措置が必要となることがある。多くのドナーは適切な血圧を維持するために大量の薬品を必要とし、結果的に、損傷したドナーの心臓は移植後に不調を起こすことが多い。私はヘアフィールド病院で三年間勤務したので実情を知っていた。

グレート・オーモンド・ストリート病院の移植コーディネーターは一刻の猶予も与えてはくれまい。ドミノ心臓は、午前七時ごろ、心臓と肺の移植を受ける患者から切除され、それがビニール袋とクーラーボックスに入れられてこちらに到着するまでにステファンの胸を再び開いて準備する。彼を人工心肺装置につなぎ、ベルリンハートを取り外し、役に立たなくなったステファンの心臓を切り取り、カニューレその他をすべて取り除く。私のチームは早めに到着し、待ちきれない様子で待っていた。

十歳にこの状況は過酷だが、ステファンは事情を理解し、エイリアンがいなくなることに安堵し、状況を受け入れた。そもそも彼はホースのような太さの管が四本も腹から出ていることがイヤでたまらなかった。二本には青っぽい血、別の二本には真っ赤な血が流れていて、鼻先でディスクが騒々しく拍動音を立てているのだ。装置をつけた当初、ステファンに数カ月はこの状態だと思うと言ってあったので、早期の移植は喜ばしいニュースだった。

ただ、彼には失敗のリスクについては話していなかった。当時、ドナー心臓の不全、感染、または拒絶反応により、失敗するリスクは一五から二〇パーセントあった。しかし、健康な脳を持つ、生きている人から切除されるこのドミノ心臓は特別に強い。それに、組織検査でも十分な適合を示していた。不安材料はない。後は手術を成功させるだけだ。ステファンの両親は午前六時から彼のそばで座っている。昨晩はほとんど眠らず、希望を持って見守りながらも時とともに不安が高まっている。彼らが緊張すると息子にも不安が伝わる。

私は両親に会わせるためにマルクを連れていった。両親はステファンに付き添って麻酔室にいた。そこには機材類がゴタゴタと置かれていてあまりスペースがない。マルクはチラチラと何度もベルリンハートを見ていた。この装置は当時幼児に使用できる唯一の心室補助システムだったのだ。グレート・オーモンド・ストリート病院も、命を救うためにこの装置を必要としていた。

ドミノ心臓がヘアフィールドを出発したという知らせを持ってカツマタがドアのところに現れた。日曜で交通渋滞がないので、三〇分もすればオックスフォードに到着するだろう。ということは、ステファンを眠りにつかせなければならないときがきた。父親と母親にとっては身を切られるようにつらく、ステファンにとっては「しばしの」別れのときが来た。麻酔医のケートは準備万端で落ち着いていた。彼女が点滴に麻酔薬を投与すると、すぐにステファンの心から苦しみが消えた。麻酔担当看護師のルイーズがうなずき、両親は足をひきずるようにドアから出ていった。身を寄せ合う二人の心痛はまだしばらく続く。これまでの苦しみだけでは十分ではないかのように。

その後の展開は速かった。手術室看護師のリンダとポーリンがクロルヘキシジン消毒液を彼の胸に塗布し、乾燥させた。液体は発火のおそれがあるのだ。次に、緑色の滅菌ドレープをステファンにかけた。マルク、カツマタ、私は手を洗い、手術着と手袋を身につけた。そのときが迫っていた。

私たちはステファンの皮膚の縫い目をほどき、胸骨をとめているワイヤーをカットして、多数の管のあいだに慎重に開胸器を差し込んだ。胸骨を開くと、心臓や管に血の塊や線維素が付着していたので、完全にきれいになるまで剝ぎ取って吸い出した後、温かい生理食塩水で心臓と心膜を洗った。何もかもが清潔でなければならない。新しい住民のために、ごみためのような場所ではなくきれいな家を用意するのだ。人工心肺装置の管のスペースも確保しなければならない。装置が接続できたら、ベルリンハートのスイッチを切ることができるので、心臓の近くで管を切って術野から取り除く。

ただし、ベルリンハートを外すのは、ドナー心臓が手術室に届いてからだ。搬送の途中で交通事故とかパンクといった不慮の出来事がないとは言い切れない。あるいは、誰かが手術室の床にドナー心臓を落とすかもしれない。これはケープタウンのクリスチャン・バーナード医師に実際に起こった話だ。彼の弟のマリウスは、ドナーから取り出した心臓を隣の手術室のレシピエントのところに持っていく途中で落としてしまったのだ。あっ、しまった！

午前九時十五分、多数の氷囊といっしょに箱に入れられた心臓が到着した。私たちは箱を専用の台に置くと、氷嚢を一つずつ注意深く取り出し、最後にドナー心臓をステンレスの皿に置いた。それは四度の生理食塩水の中で柔らかく冷たそうに見えた。肉屋の作業台に置かれたヒツジの心臓のようだ。しかし、私たちはそれを蘇生させる方法を知っているし、それが再び拍動してやるべき仕事をしてくれることに絶対の自信を持っていた。私はブライアンにベルリンハートのスイッチを切るように言い、人工心肺装置に引き継いだ。

ステファンの心臓は最後にもう一度空にされ、心膜の中で完全に役目を失ってだらりとしている。マルクはドナー心臓のトリミングに取りかかり、私は四本のプラスチックカニューレを切り取る作業を行った。カツマタがカニューレを彼の体から引っ張り出して捨てた。次は、ステファンの哀れな心臓を切除して新しい心臓を受け入れる準備だ。心臓を切り取ると、空の心嚢が残された。空っぽの心臓。興味深い眺めである。バーナードが初めて心臓移植手術を行ったときには心底こわかったに違いない。車のボンネットの下をのぞいたらエンジンがなかったのだから。

ドナーの心臓は厳密に順序どおりに移植され、歪みなく正確に配置するよう慎重に調整された。当たり前のことのように聞こえるかもしれないが、ドナーの心臓は滑りやすく、湿っていて、目指す位置で保持することは容易ではない。

最終形をはっきりと三次元的に思い描くことができれば何かと便利である。私は、この点で運がよく、遺伝的に共優性の大脳半球を受け継いでいる。言い換えると、私は脳の運動皮質の両側を使って手術ができるのである。物を書くときは右手だが、バットを振るのは左だし、ボールを蹴るときは左足の方がやりやすい。共優性はさまざまな場面で役立つが、特に手術の際は、勉強ができて試験にパスできる能力よりも重要なのだ。

心臓移植はかなりシンプルな手術である。ドナーとレシピエントの心房組織をそれぞれ十分な厚さで深く重ねて隙間ができないように細心の注意を払って縫合していく。心房と大動脈を縫い合わせたら、大動脈の遮断を解除できる。これにより「虚血」時間が終了する。これは、ドナーから切除して以降冠状動脈の血流がない、生死にかかわる重大な時間帯である。ところで、私たち医師は、最高の心臓とは血液型が同じで虚血時間の短い若いドナーから得られたものだと知っている。しかし、知っていることはあまり助けにはならない。患者は、手に入れられる心臓をもらうしかなく、そもそも心臓を受け取れるだけでも運がいいのだ。このため、近ごろではたとえ「限度すれすれ」のドナー、すなわち六〇歳以上、喫煙者、場合によっては何かのがんにかかっているドナーからも提供を受ける。

幸いこの心臓はステファンにとってどこをとっても完全に見えた。血液が冠状動脈を勢いよく流れて心筋を蘇らせた。しおれて薄茶色だった心筋は紫に近い色に変わり、ピンと張って細かく震えはじめた。心臓の回復過程が始まったので、切断された肺動脈間の最後の接合部を縫い合わせ、さらに入念に気泡を取り除いた。脳に空気が入ったらたいへんだ。

マルクの提案で、ステファンの新しい優秀な心臓を人工心肺装置で一時間休ませることにした。この貴重な器官は、だめになった肺といっしょにゴミ箱に捨てられていたかもしれない。それがこうやって生きつづけているのは現代医学の奇跡である。細動は自然と止み、血液を駆出し、時間とともに強さを増した。やがて人工心肺装置も容易に外すことができた。

さて、これ以降は主として二つのリスクが考えられる。一つ目はドナーの心臓の拒絶反応で、免疫抑制薬がうまく効かない場合だ。この調整が二つ目のリスクで、免疫抑制薬を過剰に摂取すると深刻な、場合によっては致命的な感染症を招くことがある。このため、ステファンが回復したらグレート・オーモンド・ストリート病院移植センターの専門家のところに行く必要があった。私たちは、彼を生かしつづけるという役割を果たした。マルクは、ベッドが空き次第、私たちに連絡してくれることになっている。

次の週のあいだ、アーチャーと小児集中治療室のスタッフもステファンの世話をしてくれた。その後彼はロンドンに移された。私たちはその後も連絡を取り合い、彼の術後の経過を追っている。拒絶反応が数回一時的に出現したがそれもすぐに快方に向かった。彼は最初に会ったときのおそろしく重篤な容態から事実上合併症なしで回復した。私たちは彼のその後を二〇年近く追いかけている。ステファンは今、彼自身の小さな家族を持ち、ベルリンとグレート・オーモンド・ストリートにいる私の友人たちのおかげで、速やかに理想的なドナーの心臓を移植された恩恵を受けている。

あの夏の常軌を逸した数週間は、いわば開拓時代の冒険物語であった。私たちはウイルス性心筋炎において、イギリスで最初の「回復へのブリッジ」を成功させ、次に子どもの「移植へのブリッジ」を成し遂げた。これらは、即興的な判断により講じられた必須の緊急的処置であり、私の海外の仲間たちを含む献身的なチームと協力して昼夜を問わず努力した成果であった。グレート・オーモンド・ストリート病院は、最初は慈善寄付を利用し、心臓移植プログラムにベルリンハートを採用した。その後（現在に至るまで）、ベルリンハートは米国で重い心不全に苦しむ乳幼児の補助のために唯一承認されたシステムになった。言うまでもなく、その後私たちがオックスフォードでこの装置を使ったことはない。心臓病の子どもたちは手遅れになる前にグレート・オーモンド・ストリート病院に受け入れられるか、そうでなければ死ぬ。ジュリーとステファンは私自身の研究基金を使い果たしたが、二人の若者の命に値段などつけられるだろうか？

第10章　バッテリーに頼る命

生存闘争についてもう少し踏み込んで論じよう。
――チャールズ・ダーウィン『種の起源』

千年紀の変わり目の年、六月の第一週の暖かい夏の朝だった。午前十一時、私のオフィスのドアを叩くためらいがちで、ほとんど申し訳なさそうなノックが聞こえた。そちらを見ると、ピーターの大きな影が戸口をふさいでいた。彼は杖にもたれかかるように立っていたが、その体は不安定に揺れ、汗がだらだらと流れている。頭を下げ、唇と鼻は青く、息をあえがせている。車椅子に座ったままドアから入ることは彼のプライドが許さなかった。ピーターが死に臨む儀式を受けたのはわずか数週間前のことだが、まだ彼にはこうしたこだわりがある。彼はまだ私の方を見ていないが、彼もまたステファンのように、強制収容所に囚われた人々を私に連想させた。すべての望みを奪われたゾンビがさまよっている。

秘書のディーが痛々しいピーターの様子に動揺していたので、私から声をかけた。

「ピーターさんですね。中に入ってそちらにかけてください」

腰の曲がった彼の背後にいて見えなかったが、ピーターの養子の男性が同行しており、廊下に車椅子を停めていた。私は得意のジョークで二人の緊張を解こうとした。

「駐車場の料金は払いましたか？　なんといっても、ここはNHSですからね」

ジョークは通じなかった。

ピーターは足を引きずりながらゆっくりと私のオフィスに入り、壁に貼ってある証明書や賞状など外科医の装備一式を眺めはじめた。私のことを値踏みしているのだろう。信仰心の厚いピーターは、かつてAIDSの末期患者のカウンセラーをしていた。しかし、人生は回り回って、今彼が死と向かい合うことになった。彼の存在は、心不全により役に立たなくなった体に知性に満ちた心がくっついているという状態になっていた。彼は遠からず終わりが来ることを予期し、それは早ければ早いほど慈悲深い。彼は杖をわきに置いて、低くうめきながら腰を下ろした。

今度は私が彼を評価する番だ。少し動いただけで息が切れる、腹部はうっ血した肝臓と体液で膨らんでいる、脚もむくんで紫色になっている。彼はサイズの大きなサンダルを履き、ふくらはぎがぱんぱんに腫れているため靴下が伸び切っていて、下腿潰瘍までソックスを引っ張れず、シミの付いた包帯が巻かれていた。彼の検査は必要ない。見ただけで、心不全の末期であることがわかる。今死んでもおかしくない状態なのに、ここまで出かけてきた気迫に圧倒された。

数カ月前、ピーターは私の同業医師の診療所を訪れた。私はその医師を含む英国心臓協会（当時の名称だが）のメンバーに向けて、画期的な新タイプの人工心臓「ジャービック2000」の治験実施を告知する案内状を送っていた。私たちは、治験のために心臓移植を拒否された末期の心不全患者を探していた。ピーターはこの条件を完全に満たしている。

私はその心臓専門医から受け取ったピーターの診療メモをすでに読んでいた。ピーターは拡張型心筋症と診断されていた。これは、心筋に影響を及ぼすウイルス性疾患により引き起こされる疾患である。彼はインフルエンザに罹患し、それが心筋炎を生じさせたが、そのときは回復した。あるいは、回復したように見えた。しかし今、彼は拡張して力ない心臓のために不整脈と僧帽弁の閉鎖不全が起こっている。この疾患を持つ患者は一般的に診断から二年以内に亡くなることが多いが、ピーターはそれよりもかなり長生きしている。呼吸困難や水気の多い痰の混じった咳のために何度も入退院を繰り返し、利尿薬による迅速な治療なしには、この「肺にたまった水」が彼の命を奪うだろう。

治療のたびに薬品の投与量が増やされたが、効果は薄く、すぐに悪化する。現在、有用な薬はすべて最大量に達し、一つしかない腎臓は機能不全に陥っている。何カ月も前に、彼の心臓専門医がロンドンの病院の外科医に、ピーターの僧帽弁を修復することができないかと問い合わせた。ピーターは希望を抱いたが、外来でその病院の診察を受けると、完全に手遅れだしあまりにもリスクが高いので、修復はまずありえないと全面的に否定されてしまった。

その病院の書類には、「大量の体液貯留、息切れ、わずかな運動での疲労感があり、臥位になれず枕を支えにした起座姿勢でいるか肘かけ椅子に座っていないと眠れない」といった症状が記されている。これはまさに私が覚えている祖父の悲惨な状態と同じだ。

私のオフィスでは、ピーターがまだ汗をかきながら、話をしようと息を整えていた。そのとき私は、この人は髪を切る時間すら命がもたないのでは、と思った。こんな状態の患者の手術を私がすると本当にこの親子が期待しているとすれば驚きだ。しかし、人工心臓はまさにこういう患者のためにあるのだ。装置は、この耐えがたい状況を改善し重い症状から患者を解放して、少しでも長く生きられるよう設計されている。このころにはディーも落ち着きをとりもどし、紅茶を出してくれた。ピーターは彼女に礼を言った。やっと話ができそうだ。

まず私はピーターと彼の息子にたいへんな思いをして訪問してくれたことの礼を述べてから、彼がこちらの病院を紹介されることになった経緯を尋ねた。ピーターはロンドンのミドルセックス病院で精神分析医として勤務していた。そして、皮肉にも『健全な死 *Healthy Dying*』という本を執筆していた。ほんの数日前、彼は、この本の共著者で、ユニバーシティカレッジ病院で緩和医療のコンサルタントをしているロバート・ジョージ博士に会うために気力を振り絞って外出した。

ピーターは友に最後のお別れを言うつもりで彼を訪ねたのだが、ピーターの具合がひどく悪そうなのを見かねて、ロバートは何か処置をしてもらおうと心臓専門医を探しに行った。そしてロバートが、診察中だった同僚の心臓専門医を待ちながら彼の部屋のメッセージボードを眺めていると、オックスフォードで行われている人工心臓プロジェクトの記事の切り抜きが目に入った。ロバートは、そこに書かれているスティーヴン・ウェスタビーという外科医の名前に心当たりがあった。彼はジュニアドクターだったころの私を知っていた。彼と心臓専門医は、もしかしたら私がピーターを救えるのではないかと思ったのだ。

私は早々に本題に移ることにして、「私たちは互いに助け合うことができるかもしれません」とピーターに言った。この瞬間、私はかつてなされたことのない何か、もしうまくいけば世界中の何十万人という患者を救う可能性のある何かを実行する機会を与えられたのである。私は単刀直入にこう言った。私は実験台を必要としていて、あなたはおあつらえ向きの候補者なのだと。

私はジャービック2000を机の引き出しから取り出して、彼らに見せた。チタンのタービンは私の親指、あるいは単二乾電池ほどの大きさだ。ポンプは彼の機能していない心臓の内側に収まるサイズで、心尖部に植え込まれると説明した。ピーターの心臓は大幅に拡張していて場所は十分に確保できるので、ポンプを定位置に維持する固定カフを心筋に縫着し、次に心臓壁に穴を開けてポンプを滑り込ませる。そして、高速タービンがグラフトを介して機能不全の心臓を空にするとともに、全身に向かう主要血管(大動脈)へと血を送り出す。

私は彼に魚雷のような形をしたインペラ(羽根付きのパーツ)がチューブ内でどのように回転するかを説明した。それは一分あたり一〇〇〇〇回から一二〇〇〇回という超高速で回転し、一分に五リットル以上を汲み上げる。これは普通の心臓とほぼ同量だが、連続的な血流である。この装置では普通の心臓のように、血液を満たし、駆出して空にするという動きはせず、拍動もない。人工心臓に唯一問題があるとすれば、彼の右心が増強された循環に合わせて動かない場合だ。右心室がこの人工ポンプに十分対処できれば、心臓移植と同じくらいの効果を得られる。しかし、対処できなかった場合、彼は死んでしまう。

ピーターは「移植」という言葉に顔をしかめた。命が今にも終わりそうなときに、最後の望みの綱である心臓移植を拒否された精神分析医の深い心の傷を軽く見てはならない。彼は二回の審査プロセスを経験し、つらい思いをしたのだ。最初のときは、心臓移植するほど病状が悪くないと言われ、五五歳だった二度目の審査では、病状が重すぎるという理由ではねつけられた。

私は彼の場合に当てはめてこの説明を試みた。心臓移植の審査は残酷なプロセスである。移植を心不全のための「究極」の治療と称するのは、宝くじの当選は金を稼ぐ最高の方法だと主張することに等しい。第一に、心臓移植は年齢を差別する。一九九〇年代は六〇歳を超える患者は考慮すらしてもらえなかった。イギリスには重い心不全に苦しむ六五歳未満の患者がおよそ一万二千人いるが、移植例は一五〇件に満たない。もっとも大きなメリットを生む患者を選択することは移植専門医師の当然の責任であるが、こうした専門医がごく少数しかいないのが現状である。

私がしたかったのは、ピーターと同じような立場の患者を助けることだった。きわめて重篤な病を抱えながらも、決して移植の機会を与えられない患者、そして長く耐えがたい死の苦痛を麻薬で鈍らせる「苦痛緩和治療」に頼るしかないすべての年齢層の患者を。ピーターは、苦痛緩和薬を拒否してきた。彼は私にこう話した。彼は死について嫌というほど知っている。人生の終末期にいる一〇〇人以上の患者を慰め、彼らに何をすべきか、何ができるか、死までどんな段階を踏むことになるかといった話をしてきたのだ、と。数を競っている場合ではないが、私はすでにその三倍を超える人々を来世に送り出している。

少し疲れがとれたピーターは私のこともある程度わかってきたのか、病人然としていた最初の雰囲気がなくなり活発で魅力的な性格が表に現れてきた。彼の微笑みは灰色の顔と紫色の鼻をかすませ、私はこの男性に共感を覚えるようになっていた。彼は繰り返し拒否された心の傷のせいで、今回のミーティングに何の期待もしていなかった。しかし、予想とは逆だった。彼は追い返されるものと思い込んでいたのだ。

私は彼が全身麻酔に耐えられるかを本気で心配していた。それでも、私たちが彼を受け入れた場合、誰も私たちが安易な患者を選んだとか、ポンプの必要がない患者を選んだと文句を言われるおそれはない。私の病院の倫理委員会も医療機器庁も、ジャービック２０００を使用する最初の患者は末期症状で余命がわずかであるとの第三者による検証を義務づけているが、ピーターはこれらの条件を満たす。よって最終的な判断は私に委ねられている。ほとんど衝動的に、私は彼にこう言った。もしも私たちにあなたを助けるお手伝いをさせてもらえるならたいへん光栄です。そして、あなたが最初のポンプを欲しいと言えば、それはあなたのものです。私の言葉に、彼は驚きの表情を見せたがそれはすぐに満面の笑みに変わった。彼は宝くじに当たったのである。

彼は勝算を尋ねた。私は五分五分だと答えたが、それが甘めの数字であるのは承知の上だ。多くの患者と同様、彼にとって最大の心配は脳に障害が残り手術前よりも状況が悪くなることだ。私は彼に、手術が成功しなければ、彼が間違いなく死ぬと言って安心させた。人を安心させる方法としては邪道かもしれないが、失敗が死を意味するという概念に感銘を受けたようだ。現在の人生は耐えがたいが、彼と同じ立場にいるほとんどの人と同様、カトリック教徒として、家族のために自殺することはできない。手術は、道徳的な議論をする必要なく選べる安楽死の権利だった。

彼に奥さんのことを尋ねた。どうしていっしょにここに来られなかったのですか？　妻のダイアンは教師をしているため、急に決まった予定には対応できないそうだ。ピーターは妻とともに全国子ども協会を創立し、『子のいない人生の対処法 *Coping with Childlessness*』を共同執筆し、十一人の養子の世話をしてきた。彼は若いころラグビーをしていたそうで、私との共通点も見つかった。彼は追加の人生を最大限に利用できる優れた人物だと思った。

私は装置の備品を彼に見せて、バッテリーに頼る人生にうまく対処できると思うか聞いてみた。彼はコントローラーとバッテリーをショルダーバッグに入れて常に持ち歩く必要がある。バッテリーの残りが少なくなるか、接続が外れるとアラームが鳴り、バッテリーは一日に二回交換する必要がある。夜のあいだは、自宅の電源プラグに差し込むことができる。きわめて未来的な光景である。

もう一つサプライズがあった。ジャービック博士と私は、体内に電源を植え込む革新的な方法を編み出した。腹壁から出す電源ケーブルにまつわる大きな問題は感染の可能性が高まることだ。脂肪と皮膚を通るケーブルは常に動くために細菌が侵入しやすく、ポンプまで感染することがある。七〇パーセントの患者がどこかの時点でこの問題に遭遇し、その多くが再手術を強いられる。これに代わるものとして、私たちはピーターの頭蓋に金属のプラグをはめ込んでネジ留めすることを予定している。この方法ではプラグが骨にしっかり固定されるので、電源ケーブルの感染リスクを最小限に抑えられると私たちは確信していた。

というわけで、ピーターは頭に電気プラグを備え、ここから首と胸の内部を走るケーブルを介して電力をポンプに送ることになる。まるでファンタジーだ。私は本物のフランケンシュタイン博士になる。

ピーターは声を立てて笑った。彼の気分は変わってきている。私は、ポンプを植え込むために胸の左側に大きな痛々しい傷跡が残ることを説明した。笑いごとではない。電源システムを固定するために、首と頭蓋にも小さな傷ができる。ピーターは、この処置を前にもしたことがあるのかと尋ねた。いいえ、今回が初めてです。

「なるほど。うまくいくんだろうか？」

「はい。ヒツジにやったことがありますから」

彼はまた笑った。そして、心臓の中のポンプの音が聞こえたり、何か感じたりするのかと聞いた。

「うーん。ヒツジは文句を言いませんでしたが」

そういえば、脈拍がなくなることを話しておかなければ、と思い当たった。インペラ――高速に回転するポンプの稼働部――は連続的に血液を彼の体に押し出すだけだ。つまり、普通の生物学的心臓が拍動により血液を送り出すのとは違って、こちらはパイプから水を流すようなものである。だとすると、看護師も医師も私の脈拍や血圧をはかれないってことかい。そうです。生活はこれまでと違ったものになりますが、避けることのできないその他の選択肢に比べるとずっといいでしょう。彼はこの分野での開拓者になるのだ。

彼は別の質問を思いついた。「病院から離れた場所で意識を失ったら、私が生きているのか死んでいるのか知る方法はあるのかな？」この質問は私が確信をもって答えられる範囲を越えていたので、推定的な答えだけ返した。ただ、彼が質問したことは正しかった。それから数カ月後の冬のある日、別の人工心臓患者が自宅でころんで頭を打った。発見されたときの彼は意識のない状態で、体が冷え切り、脈がなかった。救急車のクルーは、彼をまっすぐ霊安室に搬送した。

最後にピーターが尋ねたのは、「先生は、このまるっきりＳＦみたいな、私を殺しかねない手術をすることにブルッたりしないのかい？」という問いだった。

「いいえ、全然。あなたが手術を望むかぎり、それはありません。もともとあまり神経質なタイプではないんですよ。この仕事には向いていないかもしれませんが」

私の言葉にすぐに返事が返ってきた。

「それじゃあ、やってみましょうや」

私は彼に、あまり時間はないが、家族と友人たちともこの手術について話し合ってみるべきだと進言した。もう一つやっておくことがあった。彼の心臓のエコー画像を私自身の目で見ておかなければならない。車椅子を押してピーターを心臓科まで連れていき、長椅子に横になるのに手を貸した。彼はまた息切れを起こし、その原因はまもなくはっきりした。彼の左心室は大きく肥大しほとんど動いていなかった。心臓壁がいっぱいに伸ばされているために僧帽弁が開きっぱなしになっているが、ポンプを入れればこの問題はなくなる。ただし、大動脈弁の閉鎖不全がないことが条件である——よし、大動脈弁はオッケーだ。ポンプは単純に血液を吸い出す。彼の右心室は正常に機能しているように見え、他のすべての解剖学的所見も手術の障害になるものはない。そろそろリスクに焦点を合わせるのは止めるべきだ。失敗というオプションはない。最初の患者が死ねば、このプログラムは頓挫する。

ピーターは長椅子から自分で降りて、ドアのところまで歩くと言い張った。彼の足取りが弾むようだったと言えば嘘になるが、彼はとても重要なもの——希望——を持って出ていった。最初の移植審査の結果に絶望し、病院をふらふらと出たとき以来初めて希望を持てたのだ。あとはこの手術に挑むだけだ。

ピーターの妻のダイアンと養子の子どもたちは、感情が揺さぶられるような話し合いに臨んでいた。ピーターは残された短い時間を大切にすべきか、あるいはよりよい人生を送るチャンスのために術死のリスクを冒すべきか？　ダイアンは夫に、彼女は彼の代わりに決断することも、どうすべきかを言うこともできないけれど、彼が決めたことに従い、全力でサポートすると言った。

私たちが話し合ってから二日後、ピーターは手術に同意することを正式に知らせてきた。となると、ヨーロッパを代表する心不全専門医、フィリップ・プール・ウィルソンにピーターが植え込み手術をしなかった場合の余命診断を依頼する必要があった。彼は六月十九日の夜遅くにオックスフォードに到着する。彼が悲観的な診断を下すことを確信していたので、私は手術を二〇日に行えると計算した。

ヒューストンとニューヨークからもチームメンバーを呼ぶ手配をしなければならなかった。テキサス心臓研究所で動物を使っての研究を開始し、他のどの外科医よりも圧倒的に多くの人工心臓植え込み手術を行った経験のあるバッド・フレイジャーは、今回の手術チームにとって重要なメンバーとなる。ジャービック博士その人もニューヨークから装置を持って駆けつけてくれる。ピーターは手術の二日前に入院することになっている。彼の心不全治療を最適な形で行うとともに、彼に装置のコントローラーとバッテリーの扱い方を指導する必要があった。チームの他のメンバーがピーターの人となりを知ることも同様に重要だ。

手術前日の午後、ピーターを心臓集中治療室に連れていった。看護師長のデスリーが彼の頭部左側の髪を剃って、金属製の電源プラグの固定台を頭蓋に取りつける準備をした。麻酔医のデーブ・ピゴットは、ピーターの手首の動脈にカニューレを挿入し、続いて太い静脈カニューレを首の右側の内頸静脈に入れた。次に彼は、右心に続く静脈からバルーン・カテーテルを肺動脈まで進めた。

夕方、私はジャービックとバッドを連れてピーターのもとを訪れた。十二時間足らずで五分五分の賭けに挑むにしては、和気藹々として希望に満ちた会話となった。このとき、何カ月かのあいだで初めて彼は未来――彼が生き延びたときどのような形で私たちのプログラムをサポートできるか、ここ何年かで初めての休暇はどこへ行こうか――について語った。この前向きな態度は、私たち全員を力づけた。そして、そろそろ教授を迎えなければならない。

フィリップは午後十時三〇分に到着し、時間をかけてピーターと話をし、データすべてに目を通し、夜中の十二時を少し過ぎたころに部屋から出てきた。彼は私たちの幸運を祈ってくれた。オックスフォードでのピーターの心臓専門医エイドリアン・バニングは、ピーターの苦境について、飛び込み台の上から今にもジャンプしようとしているが、プールに水があるかどうか確信のない男のそれだとたとえた。

ピーター・ホートンは機能的には死んでいた。彼に残されているのは、胸いっぱいのフラストレーションだけだった。心不全はどんながんよりも熾烈な経過をたどる。心臓移植の待機リストの基準から外れてしまったら、従来の医学が提供できることはほとんどなかった。すべての心臓専門医のクリニックは、仕事をすることができず、ただ歯を食いしばって死ぬのを待っているこうした人々であふれている。

午前七時三〇分、全員が第五手術室の麻酔室に集まった。いつものように、バッドはステットソンのハットとカウボーイブーツ姿で登場した。テキサスでは珍しくないが、オックスフォードでは目立つ。私はピーターに、何か言っておきたいことはありますかと尋ねた。彼は、いずれにしても、手術後の自分は今よりましな場所にいるはずだと答えた。私は、あなたはきっとよくなります、と麻酔の前にすべての患者が聞きたいであろう耳に快い言葉を言った。

彼が眠りにつくと、私たちは手術台の上で左脇腹が上になるように彼を動かし、頭部と頸部の左側が見え

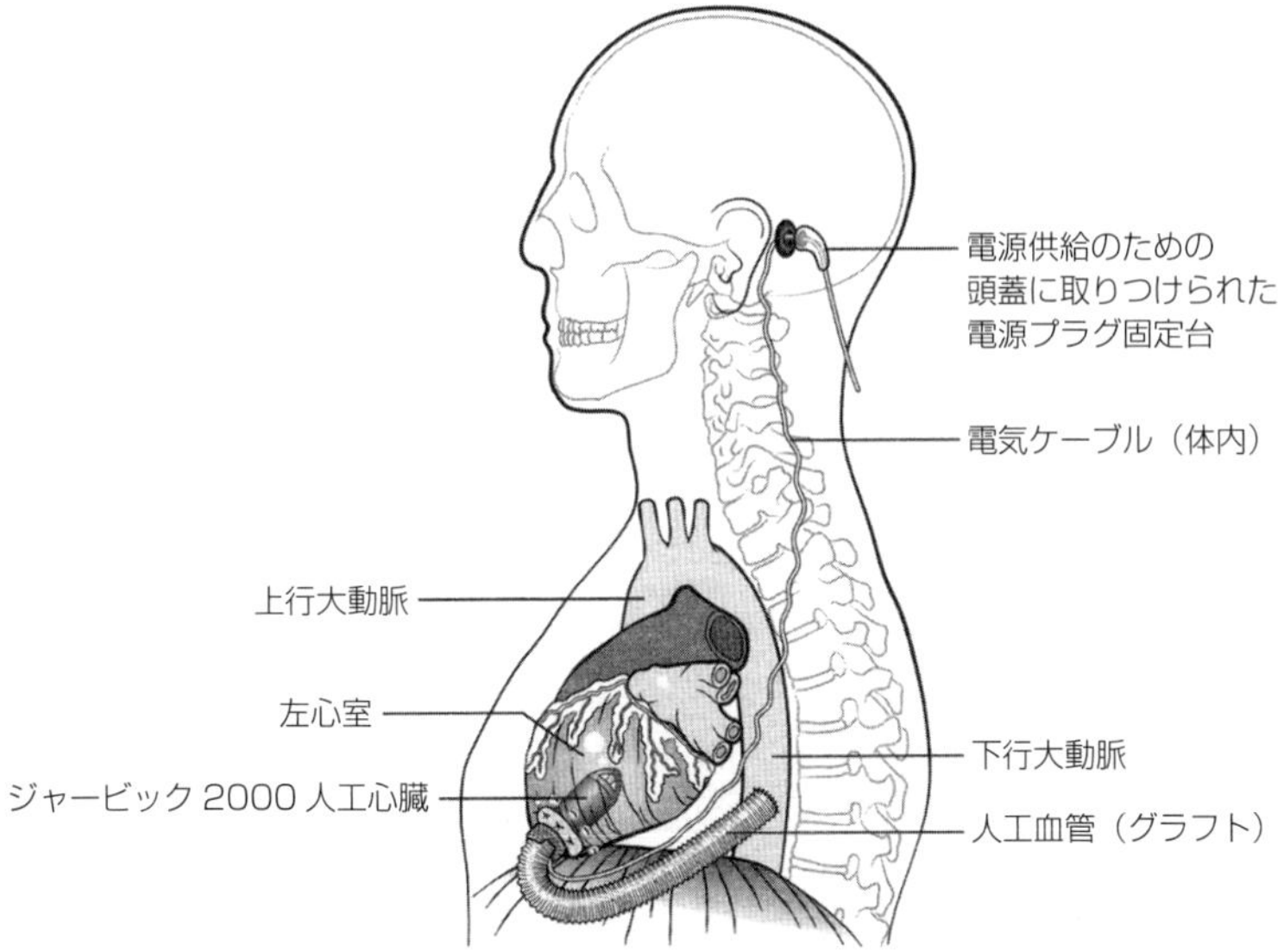

左心室に植え込まれたジャービック2000、
ピーター・ホートンに行われた手術

るようにして、黒の油性ペンで予定している切開位置に印をつけた。電源ケーブルを胸の上方から首を経由して頭部の左側まで進めることになっている。私の同僚で人工内耳の専門家であるアンドリュー・フリーランドが金属製の電源プラグ固定台をピーターの頭蓋にネジで留め、そのあいだに私たちは胸の左側から心膜と大動脈を露出する。この処置のために、肋骨のあいだを大きく切開する必要がある。

　幾ばくかの不安を感じながら、私は、ピーターを人工心肺装置につなぐために、彼の鼠径部から脚の動脈と静脈を露出し、次に、脂肪と壊死した筋肉の深さまでメスを入れ胸を切り開いた。金属製の開胸器で肋骨を開き、肺および心嚢が見えるようにした。肺の背後に大動脈がある。肩に開けた別の創傷から、彼の首、さらに左耳の後ろへと絶縁された電源ケーブルを通した。生命維持に必要な神経は言うに及ばず、大きな動脈や静脈の近くに重要な組織や器官があるので、この作業は困難を伴った。

電気ケーブルの端はミニチュアの三ピンプラグである。文字通り。このプラグは、ピーターの頭蓋の外板にしっかり固定されるように、六個のネジ穴があるチタンの台から差し込まれる。アンドリューは耳の後ろにCの形の切り込みを入れて、骨から表面の線維組織をこすり取った。次に電気ドリルを使って頭蓋にネジ穴を開けた。チタン周囲の治癒を早める乾いた骨粉とともにプラグが頭蓋にネジでしっかり留められた。こうした工夫は作業を進めながら即興で考え出された。

最後にCの形の皮弁の中央に穴を開ける。この穴がプラグの出口となり、ここにバッテリーとコントローラーへの外部電源ケーブルを接続する。その後頭と首の切開部は縫合され、いよいよポンプを植え込むときが来た。

私はピーターの心膜を大きく開いた。それは非常に痛ましい光景だった。かすかに震える巨大な左心室は筋肉よりも大量の線維組織が密集している。ほとんど動きはなく、手術開始から一時間経過した今、ピーターの血圧は危険なレベルまで下がり、血液中の乳酸値も上がっているので、血液循環を助けるために人工心肺装置を始動しなくてはならなかった。バッドがチタンのポンプを支えているあいだに私が肺を前方に引っ張り大動脈を露出した。ポンプを心臓の中に植え込む前に、グラフトの端を大動脈に縫いつけなくてはならない。それに、グラフトはぴったり正しい長さにする必要がある――長すぎるとねじれてしまう、かといって短いと使い物にならない。さらに、出血を避けるために、どこまでも細かく几帳面な縫い目に仕上げなければ。

ここまで完了したら、ついにビッグイベントである。まず、丸みのある心臓の尖端部に固定カフを縫いつける作業に取りかかった。心臓は腐ったメロンにそっくりだ。今後一切、ピーターの心臓が独自に血液循環の責任を負うことはない。この瞬間から、彼の人生は技術に依存するのである。

残るは、カフの中心から心筋の塊をくりぬき、ポンプを入れる作業である。リンゴの芯を抜いて、懐中電灯の電池を入れるようなものだ。これがピーターの救命ボートになる。私たちは今まさに、拍動のない人間を造ろうとしている。これまでのところ首尾は上々だ。私はカフに取り囲まれた心筋に十字の切り込みを入れ、穿孔器具を使って穴を開け、ポンプをそっと滑り込ませた。ポンプは中に収まった。計画どおりだ――ここまでは。

デスリーはコントローラーとバッテリーを手に持ち、スイッチを入れろという指示を待っている。ポンプにもグラフトにも空気が残っていないことを確認すると、ポンプの速度を一〇〇〇〇rpmまで上げた。血流計の針が、一分間に四リットル半の血液が汲み上げられていることを示している。人工心臓とピーター自身の心臓に仕事を引き継ぐ――サポートの役割を一方のシステムから他方のシステムへと徐々に移行する――ために、人工心肺装置のフロー（流量）を抑えはじめた。そして、私はついに「心肺バイパスをオフにして」とブライアンに言った。ここまでの全過程に二時間がかかっていた。

今、全員が息を詰めてモニターの画面を見つめている。動脈圧の波形は、正常な血圧の三分の二を示して完全に平坦で、静脈の血圧も通常より低かった。このことは右心室がおおむねうまく機能していることを示唆するが、それにしても低すぎる。ピーターの血液循環において血液が十分に充当されないと、強力なタービンが左心室を空にするまで吸い出して、ポンプに閉塞が生じる。ポンプにほとんどの仕事を任せるとはいえ、ピーターの左心室も引き続き多少の血液を送り出すようなバランスを目指して私たちは調整に努めた。

ここでは、まったく新しい無拍動の生理学――フラットライン生理学――に私たちの治療案を適応させなければならない。私たちは多数のヒツジを世話してきた。だから、正しい扱い方法を承知している。

残っている、しかももっともやっかいな問題は止血だ。すべての切開創や針の穴からじくじくと血が出ている。ピーターの拡張した肝臓が凝固因子を作れないためにこの問題が起こる。人工心臓を必要とする患者のほとんどに共通する問題でもある。そこで、針の穴を塞ぐように凝固因子製剤や血小板と呼ばれる粘着性の組織を投与して、胸の縫合は研修医に任せた。

私たちは手術室を出て電力消費を確認した。七ワットだ。ポンプのフローは、一分間あたり三・五リットルから七・五リットルのあいだで上下している。この速度はポンプのローター速度とピーター自身の血圧――今はポンプのフローに抵抗を示している――次第である。これは直観とは逆の生理学である。つまり、ピーターの血圧が上がると実質的にフローが下がる。体と脳へのフローが十分ではないと、乳酸が血液内に蓄積して、腎臓は尿を作らなくなる。しかし、今のところすべて滞りなく進んでいる。ポンプはしっかり自分の仕事をこなしている。

胸部の縫合が終わり、滅菌ドレープが剝がされ、ピーターはストレッチャーで集中治療室に運ばれた。ここでは慎重に準備をすませ、術後の手順を承知している選りすぐりの看護チームが待機していた。ピーターにモニターが接続され、永久使用を目的とした革新的な新型の人工心臓を初めて装着した脈拍のない患者を見ようと人々が集まってきた。私たちは、何か異常があれば呼ぶように言って、後は看護チームに任せた。

これまで経験したなかでも飛び抜けて刺激的な手術を終えた私は興奮状態にあり、その晩はほとんど眠れなかった。なので、午前四時半に日が昇ると私は病室にいるピーターを訪ねた。彼の心臓に聴診器をあてて耳をすませたが、ドクン、ドクンという音はせず、ポンプのローターが回転するヒューンという連続音だけが聞こえた。機能していた方の腎臓は尿を作る作業を停止していたが、これは織り込み済みだった。私がもっとも心配しているのは、輸血が肺に悪影響を及ぼしていないかということだった。もう三〇ユニットも輸血している。今は血が下行大動脈を逆流して脳に流れている。あとどのくらいでピーターは目を覚ますのだろう。そのときが来るまで待つしかない。

安定した状態のままさらに三六時間が過ぎ、ピーターは意識を取り戻しはじめた。呼吸や咳をすることができ、指示を理解できるほどまで彼が覚醒するとすぐに、私たちは大柄な彼の上半身を起こし、気管チューブを抜いた。

私を見た彼の第一声は「ひどい奴だ」だった。肋骨のあいだから胸を開く手術は痛みがひどく、それ以外にも頭部、首、鼠径部に切開創があった。ただ、彼はニヤニヤしながら、ユーモアたっぷりにこれを言った。彼は生きていることを喜んでいた。私たちは手術の経緯についてしばらく話した。あなたが信仰するキリスト教の教義に反して、今や頭にボルト——もっか彼に頭痛を起こしている原因——がついたフランケンシュタインの怪物になってしまいましたね、と私は冗談を言った。しかし、彼は早くよくなって、新しい人生を思い切り楽しむんだ、ときわめて前向きだった。

最初の一週間で彼の腎臓機能は改善して、透析の必要はなくなった。彼は理学療法士の助けを借りて、ベッドを出て、自由に動ける力を取り戻そうとかなりがんばった。ポンプはただちに通常レベルの流量になったが、慢性心不全により消耗した体力を回復するにはまだ何カ月もかかる。これは心臓移植の場合と同じだ。ただ、息苦しさが消え、機能不全だった左心から肺に血が逆流する圧力がなくなったことがすでに感嘆と安堵をもたらしている。長期間かけてピーターの体内に蓄積してきた数リットルの体液が減り、下肢潰瘍が治癒しはじめ、彼の顔と鼻はこれまでの青色ではなく、赤みがさしている。

驚くべきことに、ピーターは手術後わずか十一日で退院し、迎えに来た家族とバーミンガムの自宅へ戻った。米国では、これほど短期間での退院はありえないだろう。帰路につく前、彼は、病院の玄関で待ち構えていた多数のカメラマンやプレス関係者の前に姿を見せた。ピーターは大勢の人々を前にして水を得た魚のようにしゃべり、その時間を大いに楽しんだ。私たちのアングロ・アメリカン・チームは世界初の快挙を成し遂げたが、脈拍のないバイオニックマンことピーターこそが主役だった。彼は自分のことをサイボーグ・モデルと称した。

ピーターの運動能力は着実に向上した。数週間経つと内臓のまわりにあった腹水がなくなり、彼の腹部の膨らみはだいぶ小さくなった。むくんでいた脚も以前のようにほっそりしてきた。手術から五カ月後の十一月、外来で診察を受けに来たピーターの心拍リズムは正常に戻っていた。

彼は話の種が尽きないかのようにおしゃべりした。人生の楽しみをすべて捨て旅立つことを強いられた難民の立場から、六月以降は、無期限の休暇を与えられたみたいな気分だと彼は言った。話をする彼は人を惹きつける魅力に満ちていた。かつては逃れられない恐れと混乱に襲われていた彼が、今は死を回避できた喜びをかみしめ、何年もなかったほど健康で元気だった。彼はそのころのことをこう語っている。

人から「勇敢でしたね」と言われると本当に居心地が悪い。私は少しも勇敢ではなかった。ただ、確実で緩慢な死の代わりに、迅速な死のリスク、あるいは完全な回復のチャンスを選んだだけなのだ。退院したばかりのときは、先のことを計画する勇気がわかなかった。今日、そして次の日と、とにかく自分の人生を生きていた。今では、与えられた時間に何をすべきかと考えるようになったし、友人たちに連絡しては、私は死んでないよと伝えているんだ。

バーミンガム近辺で、ピーターは注目の的だった。側頭部の毛が生えそろうまでにしばらくかかったので、最初のころはプラグと黒い電源ケーブルがすれ違う人々からはっきり見えた。子どもは彼に寄ってきて、どうして頭にボルトをつけてるのと尋ねた。おじさんはロボットなの？　ピーターは立ち止まり、嬉々として子どもたちに事情を説明した。二度と迎えられないと思っていたクリスマスは、彼にとってとりわけ楽しいものだった。

一月のバーゲンセール期間中に買い物に出かけたピーターは、突然頭をグイッと引っ張られ、鋭い痛みを覚えた。窃盗犯が、コントローラーとバッテリーの入ったショルダーバッグを、カメラが入っているものと思ってひったくったのだ。頭部のプラグが抜けて、ポンプが停止した。十代の窃盗犯はバッグを持って逃げようとしたが、電源異常のアラームが大きな音で鳴り響いた。わなだと思った少年はバッグを捨てて逃げ去った。数人の買い物客がピーターの電源ケーブルを取り戻してくれ、彼はできるだけ早く頭部にプラグを接続しなおそうとしたが、うまくいかなかった。老婦人が彼に代わって事態を収拾したが、彼女は自分がしたことに当惑しているようだった。再接続されたポンプは、引っかかることなくヒューンと音を立てた。

「気を失いそうになった」とピーターはそのときのことを思い起こして言った。「でも、なによりもショックのせいだったんだろうと思う。頭の一部をもぎ取られそうになって何日もひどく痛んだよ」

最初の年、彼は健康状態を最大限回復させることに専心した。そして二年目になり、彼は「追加の人生」を価値あるものにするために有意義な目的を見つけようとした。この第二のチャンスは、彼の全人生の十パーセント以上を占めることになるかもしれない。重要症例の生き証人となるだけでなく、何か自分の存在意義を見つけることが彼にとってどうしても必要だった。そのため、彼は私たちの研究のための資金集めに奔走し、注目を集めるために飽くことなく活動を続け、他の患者も自分と同じチャンスの恩恵を受けるべきだと熱心に説いて回った。すぐに彼は私たちのチームにとって欠かすことのできないメンバーになり、補助装置を必要とする患者やその家族の相談に乗るようになった。

ピーターはとりわけ人工心臓がぴったり適合した患者というわけではなかった。彼は鼻血に悩み、これに対処するために抗凝固薬を減らそうとした。その後、命拾いしたツケを払うことにもなる。彼は使用済みのバッテリーを充電しながら、バッテリーを八時間ごとに交換し、装備一式を必ず持ち運ぶ必要があった。たまに外出の前にバッテリーをフル充電されたものに交換することを忘れることがあった。あるときなど、歯医者で歯に詰め物を入れているときにバッテリー切れのアラームが鳴り、歯科医が急いで彼を家まで送ったことがある。

彼は多作の作家で、自著『死、死ぬことと死なないこと *Death, Dying and Not Dying*』を発行している。ピーターは自らの慈善活動により他の患者への人工心臓植え込みの促進に貢献できたことに大きな満足感を得て、さらにバイオニック仲間――ほとんどの人がアクティブで時に向こう見ずな生活を取り戻していた――との新しい友情を心から楽しんだ。

心の底でピーターがいつも願っていたのは、ハードウェアを取り外せるぐらいまで自身の心臓が回復することだった。確かにある程度までは回復したのだが、私たちは装置を外すという誘惑を退けた。これは幸運な決断であった。というのは、ピーター自身の心臓機能がまた悪化し、彼の人生の最後の三年間、彼は全面的にこの装置に依存することになったからだ。皮肉にも彼は心臓移植の申し出を受けたが、当てつけのようにその選択肢について相談することを拒否したのだった。

付与された彼の六番目と七番目の年、彼は想定したことのなかった加齢の問題に悩まされた。両手にリウマチ性関節炎を発症して執筆活動を妨げられ、手術が必要になるほどに前立腺が肥大した。この手術は、オックスフォードでできるように私たちが手配した。どの病院も彼のような患者の手術を引き受けようとはしなかったのだ。ピーターはこんなふうに言っていた。「どこかの時点で、価値ある人生を生きるという重荷が、人生の奇跡を上回ることになるのだろうか」

彼にとって最後の渡米となった二〇〇七年八月、ピーターは『ワシントンポスト』紙のインタビューで思いを打ち明けた。人工心臓が宗教上の危機を引き起こし、自らのカトリック信仰に疑問を生じさせたと認めた。そして来世についても疑問を呈した。「来世のことなど誰にわかる？　いるのは神父だけで、彼らはこの話題についてあまりうまく説明できないんだ」。彼は何度か強度のうつ状態に陥り、十八ヵ月間抗うつ剤を処方されていたが、一度も服用しなかった。「自分はここにいない方がよかったと思ったことも何度かあった。生きることは他のみんなに任せておけばいいってね。私は自分の人生を終わらせたいと感じた。ただ、死ぬ方法を考える段になると気が削がれた。自分を殺すことが怖かった」。彼は精神科医に自殺願望について話したそうだ。

精神科医はあまり心配しなかった。それは困難な状況に対するきわめて合理的な反応だなんて言う。彼は驚きもせず、「横道にそれず、じっくり自分がしていることについて考えてみてはどうでしょう」という助言を私にくれた。彼は私を試したんだろう。あなたは本気で死のうと思っているのですか、と。私は本気だったが、実際の手順をこなすことの怖さを克服できるほどではなかったんだな。

愛すべき私のサイボーグ氏は、誰も行ったことのない場所で漂流していた。装置の植え込みから七年半が過ぎて、私たちは未知の領域にいた。それまで機械の心臓で四年以上生きていた人は一人もいなかった。ピーターは言った。「この手術は、人を誰も耐えたことのない場所――バッテリーに頼る人生――に追いやる。あなたは造られた存在であり、新しい環境に慣れようと苦労し、その感情的な落としどころを探ろうとしている。あなたは冷酷な人になる」。彼は、今の自分が金銭に対して無頓着になっていると認めた。「クレジットカードなどでお金を使いすぎたかどうかなんて気にしない。残された時間がないならば、それを楽しむべきだ。そして考える。そうさ、もし私が何かを欲しければ、それを手に入れるんだ」

ピーターが集めた慈善資金の多くを彼は国際カンファレンスの訪問に使った。そしてその会場では、新技術を支える立役者として尊敬を集めていた。にもかかわらず、『ワシントンポスト』紙の最後の段落で彼はこう明かしている。

物事は正常化した。あなたはもう自分を奇妙だとか一般基準から外れているとは思っていない。死の間際から救い出され、サイボーグ人生のイメージキャラクターになったことは、深刻な精神的変化にかかわらず、なかなかの経験だった。ローラーコースターだ。死ぬよりましだ、そう思う。五日のうち三日は。

当時ピーターはバーミンガム福祉事業団でホームレスや恵まれない人を助ける仕事に就いていた。同時に、彼はウェールズの山地に精神的避難所を設立する活動に励み、九一マイルのチャリティーウォークを企画し、スイスアルプスやアメリカ西部でハイキングをした。この結果、米国やヨーロッパの多くの国々が心臓移植の代わりに小型化されたロータリー式の血液ポンプを採用するようになった。多くの患者が仕事に戻った。十六年経って、ポンプ患者の管理において私たちが蓄積したすべての専門知識により、私たちは、人工心臓において心臓移植と同等の生存期間を達成しようとしている。

ピーターは『ワシントンポスト』紙の記事が出てから数週間のうちに亡くなった。そのとき私は日本にいて、心臓移植を受け入れない文化に補助人工心臓を紹介しようとしていた。ピーターの死はポンプや心臓に起因するものではない。彼はおびただしい鼻血に苦しんでいたが、それが原因で一つしかない病気の腎臓が機能しなくなったのだ。彼は容易に透析を受けられた――最初の手術後の一週間、私たちが彼に透析を行ったように――はずだが、地元の病院は関与することを拒否した。治療しないために、血中のカリウムと酸のレベルが彼自身の心臓を細動させ、ポンプのスイッチがオフにされた。私がイギリスにいれば、私たちが彼の世話を引き受けて、彼を治療することができた。これは完全に不必要な死だったと私は考えている。

私たちはピーターの妻のダイアンに、無拍動循環の長期的効果を調べるためにピーターの解剖を許可してくれるよう頼んだ。ポンプ自体は新品同様で、血の塊もローター軸受の痛みもない。私たちは装置をニューヨークのロバート・ジャービックに返却した。ニューヨークでは、何年にもわたり、装置の耐久性試験を続けている。ピーター自身の左心室はあいかわらず大きく拡張していて、機能的に役に立たなかった。ポンプに関する唯一の発見は彼の大動脈壁筋層の菲薄化だった。彼はほとんど（または全然）脈圧がなかったので、彼の大動脈は普通の人々のように筋層の厚みは必要なかった。これは自然（人体）が環境に適応した完璧な例である。

ピーターは重要な遺産を残してくれた。彼の経験は、重度の心不全を患い、しかし移植を受ける条件を満たさない何千人という患者に高いクオリティ・オブ・ライフを提供する機械式血液ポンプの大いなる可能性について身をもって示すものだった。倫理的ジレンマはないも同然だ。この治療の対象となる患者たちには短くつらい命しか残されていないのだから。

ピーターは、追加の人生が普通の生活と同じではないことも証言した。支払うべきツケがあり、二度目の死は確実にやってくる。しかし彼は血液ポンプ技術の真の可能性を初めて明確に世に示し、私は、ほとんどの人が不可能だと思っていたことに関して自分の役割を果たせたことをうれしく思っている。ピーターは本当に並外れた人物だった。

第11章　アンナの物語

体と心は、夫と妻と同じく、いっしょに死ぬことにいつも同意するわけではない。
——チャールズ・C・コルトン

私の仕事は人々がもっとも弱っているとき——重度の心不全と診断された後——に人々を助けることである。彼らが私に会う段階で、彼ら全員にとって自分が近いうちに死ぬかもしれないことは既知の事実であり、なかには死を期待している者すらいる。ある女性は死を確信しきっていたため、ごく単純な手術の後それを現実のものとした。人の心を見くびってはならない。心は恐ろしく強い。

一つ確かなことがある。患者とその家族にとって、医者とのアポイントメントは感情をかき立てるものだということ。アンナにとっては特にそうだった。彼女は人生の最初から苦難を負っていた。アンナの母親は彼女がまだ生後十一カ月のときに死んだ。ただ、幸いにもアンナの人生には二人の力強い味方がいた。彼女の父であるデビッドはオックスフォード州の教会に近い——地理的な距離だけでなく——静かな村でアンナを育て、後に夫のデスがどんなときも彼女を支えた。

アンナが生まれて七カ月のとき、母親が大きな脳卒中の発作を起こして倒れた。母親はまだ三〇代半ばだったので降ってわいたような不幸であったし、その若さで脳卒中が起こった原因は結局わからずじまいだった。そのときが母親が小さな娘に触れた最後だった。デビッドは、妻が死にかけていると告げられたとき、おむつを洗うためにまっすぐ家に帰った。

それでも、アンナは幸せな子ども時代を覚えている。ヨークシャーやガーンジーで過ごした休日、日曜の午後の散歩やピクニック。デビッドはアンナに大自然や野外生活について教え、彼女はそこで鳥や草花に親近感を持つようになった。彼女は学校で真面目に勉強したが、村での宗教的、社会的活動の方が本よりもずっと魅力的に思えた。わけても、アンナは小さな子どもや乳児の世話をするのが大好きだった。教会では、古くから続く家族の伝統として、新生児を抱きベルを鳴らす役割を果たした。

私の母親と同じく、アンナは卒業後銀行員になった。早朝から仕事を始め、遅くまで残業することも多かった。彼女は何事にも一心不乱に打ち込むタイプだった。父親は言っている。「アンナの精神力と粘り強さは私の影響を受けたからでしょう。私はそのことを誇りに思っています」

アンナは夫のデスと彼が村で犬を散歩させているときに出会った。二人は恋に落ち、一九九四年七月に結婚して家を買った。アンナは二五歳で、村にある自宅で過ごす時間も銀行での仕事も楽しんでいた。

そして、結婚式から七週間ほど経ったころ、突然彼女は疲れを覚えるようになり、時には動けないほどくたくたになった。アンナは疲れの原因は職場で長時間働いているせいだろうぐらいに思っていた。しかしその後、突然の激しい呼吸困難に襲われるようになる。これはパニック発作が原因とされた。そしてなぜかつま先に赤い斑点ができてヒリヒリする。それは水ぶくれになり感染した。抗生剤で感染症は治ったが、アンナは今も残っている水ぶくれの原因は何だろうと不思議に思った。そのときの彼女は知らなかったが、これらは、彼女の母が罹患した命にかかわる珍しい疾患の典型的な症状だった。しかし、誰一人原因を突き止めようとはしないまま、彼女の人生は続いた。

一九九四年八月二九日午前九時、アンナはベッドで激しい頭痛に耐えていた。二日酔いではない、彼女は酒を飲まない。デスは階下で新聞を読んでいて、彼女はそのときテレビでドラマシリーズの『カンガルー・スキッピー』をやっていたことを覚えている。突然部屋が回転しはじめ、彼女は現実感を失い、頭の中の見知らぬ場所に連れていかれるのを感じた。完全に意識を失う前に、アンナは階下のデスに医者を呼んでちょうだいと叫んだ。アンナは電話で話す心配そうなデスの声に不安を感じた。彼女は救急車を呼ばなくちゃと思った。脳は彼女が声を出したいことを認識しているが、彼女の口と声が言うことを聞いてくれない。まるで脳が体と切り離されているかのように、今彼女の体は命を失い反応しなくなっている。このときの経験は彼女を震え上がらせた。

アンナは直接オックスフォードのジョン・ラドクリフ病院に緊急搬送された。到着時、彼女には意識がなく麻痺しているように見えた。救急隊員は彼女をストレッチャー乗せて蘇生エリアに向かった。「気道確保(Airway)、人工呼吸(Breathing)、心臓マッサージ(Circulation)」が救急の暗記法で医療行為のＡＢＣである。医師も看護師も救急隊員も全員がこれを学ぶ。

医師は、アンナが窒息死しないよう彼女の気管にチューブを入れ、人工呼吸器のスイッチを入れて人工呼吸を始めた。彼女の脈拍は強く安定していて、血圧はあがっていた――脳損傷に伴う高血圧だ。ということは、循環器に問題はなさそうだ。あるいは、あったのか？　誰かが彼女の心音を聴き、つま先の水ぶくれに気づいただろうか？　方程式に彼女の母の死は代入されただろうか？　公正を期すために言っておくと、そのときは家族の病歴を確認する余裕などなかった。なによりもアンナの命を救うことが最優先であり、今回の惨事の原因追及は後回しだ。

診断はジグソーパズルのようなものである。まずはピースを集めて、次にそれをはめ込んでいく。パズルが完成して初めて全体像がわかる。アンナが突然重大な脳損傷に見舞われたことは間違いない。患者が若い場合、普通この状態は先天的に脆弱な血管が破裂して脳に出血することで生じる。

しかし、第二の可能性――奇異性塞栓症として知られる事象――もある。塞栓は、血流に浮かぶ異物片で、折れた骨が骨髄から脂肪球を遊離させたり、血栓が脚の深部静脈血栓症から分離して肺に浮遊したりする場合がある。カニューレや点滴から循環に空気が入ると脳に通じる血管を詰まらせたり、心臓でエア・ロックを生じさせたりする。奇異性塞栓症は、脚や骨盤の血管から剝がれた血栓が、肺に行かずに、心臓の穴を通過して脳に到達する病態で、突然で、場合によっては致命的な発作を生じさせる。アンナは緊急脳外科手術を視野にいれて、脳スキャンをする必要があった。ただ、一つよい兆候が見られた。彼女の瞳孔は正常なサイズで、光にも反応した。彼女は脳死状態ではない。

脳のスキャンは脳の動脈を見やすくする造影剤を注射した上で行われる。この検査により、オークの木の枝のような、見事な脳の構造が明らかにされる。出血はなかったが、一本の血管が途中で流れを止められ、枝が切り落とされた命の木があった。それは、生命に関わる神経中枢への流れを遮り、脳幹に血液を供給する重要な動脈に詰まった塞栓だった。

腕と脚への神経、発話を制御する神経を含む脳の白質の重要な部位が、身体の自動反射を制御する神経とともにすでに壊死しているか損傷を受けている。彼女は深い無意識状態にあるように見えた。おそらく目は見えないだろう。

にもかかわらず、完全に意識がないように見えたアンナはどうやって物音を聞いたり考えたりできたのだろうか？　これはホラー映画そのものだ。小さな窓がある棺桶に生きたまま入れられ埋められる。このとてつもなく恐ろしい状態は「閉じ込め」症候群と呼ばれ、体のあらゆる部位の随意筋が完全に麻痺し、唯一目だけを動かせる。といっても、できるのは垂直眼球運動と瞬きだけである。脳の思考を司る部分——大脳皮質（または灰白質）——には損傷がないため、患者の脳は働いていて完全に意識があって考えることができるのだが、口をきくことも動くこともできない。まさに悪夢のような状況である。

アンナは一度も意識を失わなかった。彼女の声帯は麻痺していなかったが、発話と呼吸を連動させる能力が失われていた。このため、外から見た彼女は深い昏睡状態にあったが、アンナの側では、聴力も思考プロセスも普段と同じように機能していた。当然ながら、閉じ込められた新しい人生は彼女を恐怖に陥れた。彼女には外の世界が見え——周りにいるのは知らない人ばかりだったが——断続的なビープ音がずっと聞こえている。モニターの音のようだ。神経系の制御が失われているため、暖かい毛布に包まれていても寒くてたまらない。まるで体を冷凍されてひもで縛りつけられているような感じだ。

アンナは、上下緑色の服を着た黄褐色の肌の男性が彼女の手の甲の血管に管を入れようとしていたことを思い出す。血管を探っているのか、痛みを感じた。彼女は筋肉を動かすことも音を立てることもできないが、心の中で叫んでいた。緑の服の男は彼女に話しかけることはせず、彼と自分がまるで別の世界にいるように思えた。アンナは、もしかしたら自分は死んでいて、何かの実験をされているのかもしれないと思った。神様も天国もどこへ行っちゃったの？

そして、塞栓はどこから来たのだろうか？　それが彼女の脚の血管に由来するとすれば、心臓の右側から左側に抜ける穴が心臓に開いているはずだ。健康であっても、子宮にいたときの胎児循環の名残で右心房と左心房のあいだに小さな穴がある人が一定数いる。出産時に肺が広がるまで、右心房から左心房に血液を通すための穴だ。アンナには心エコー検査が必要だ。実際、すべての脳卒中患者は検査すべきだ。この穴を閉じることにより将来の発作を防止できる可能性があるのだから。

　アンナのスキャン結果は、母親の早逝と彼女自身の状況を関連づけ、彼女の物語を雄弁に語った。アンナには左心房全体を塞ぐほどの大きな腫瘍があった。腫瘍は容易に破砕される寒天のように見えたが、心房が収縮するたびに僧帽弁に押しつけられ、結果的に心臓の左側の血流を遮っている。このせいで、彼女は息が切れ、疲れやすかったのだ。

　アンナのつま先の感染も始まりは塞栓——腫瘍が僧帽弁にぶつかるときに剝がれ落ちた小さな破片——だった。別の破片は下方向ではなく、頸動脈を経由して脳底動脈、脳幹へと上方向に向かった。自己破壊装置の付いた衛星ナビゲーションでもここまで正確にナビできないと思われるほど、破滅的なルートである。

　心臓の腫瘍は珍しいが、私は多くの心臓腫瘍の手術を手がけた。アンナには粘液腫——比較的ありふれた良性の腫瘍——があった。彼女の腫瘍がそうであるように粘液腫は砕けやすいことが多く、そのため破片が剝がれて落ちることになる。多くの場合、最初の症状として脳卒中を起こすため、発見された場合ただちに手術するのは、この理由による。幸い、一旦切除すれば、ほとんどの粘液腫は再発しない。

　彼女の診断のために心臓専門医たちが呼ばれた。フォーファー博士は、緊急を要するとして、彼女の腫瘍切除を私に依頼した。私はアンナの物語、そして麻痺してベッドに横たわるその姿に心を動かされた。彼女のうつろな目は開いていたが、動きも反応もない。皮肉なことに、私が聴診器を彼女の胸にあてると、異物に遮られた僧帽弁の雑音や、粘液腫が弁の穴にドサッとぶつかる音が聞こえた。私以外に誰も彼女の心臓に聴診器をあてたことはないのだろうか？　その時点で私たちは神経学的な予後に関して何も知らなかった。

　通常、最近脳卒中を起こした患者には手術を行わない。というのは、人工心肺装置に使う抗凝固薬が脳への出血を促進してしまうことがあるからだ。しかし、今回は今にも彼女の腫瘍の破片が塞栓となり、命にかかわることになるという切迫したリスクがあった。

決断するのはアンナの夫と父親であるデスとデビッドだ。たとえ予後が思わしくなかったとしても、彼らは手術を望んだだろうか？　この決断は彼らにとって非常に難しいものだった。なんといっても二人とも大きなショックを受けていたし、デビッドは自分の妻をなくしていて、今大切な娘が同じ状態にある。彼らは二人ともアンナにチャンスを与えたかった。二人は私の意見を聞きたがった。私は手術によって失うものは何一つないと感じていた。デスとデビッドが手術をすることに決め、私はその日の午後、彼女を手術室に連れていった。

アンナの心臓は小さいけれど元気いっぱいで、規則正しく拍動し、外からは完全に正常に見えた。しかし、内部は、地中に設置され今にも爆発する地雷だった。クランプで大動脈を遮断して飛散する経路を断つまで、これに決して触れず、壊れやすい腫瘍の薄い破片を刺激しないことが肝心だ。

まず循環を補助するために人工心肺装置に接続して心臓を空にした。次に、クランプで冠状動脈への血流を止め、心筋保護液を注入して心臓を止めた。小さな心臓がぐったりと冷たくなった状態で、私は右心房を切開した。心臓手術はシンプルである——あるいは、通常はシンプルだ。粘液腫は、心房中隔と呼ばれる左右の心房間の隔壁の向こう側に付着していた。この腫瘍にアクセスするもっとも安全な方法は心房中隔を切開して粘液腫の基部を見つけることだ。心房中隔と血流の中で浮いているような状態の腫瘍のあいだには短い茎があることが多い。私は、再発を予防するために茎を含む腫瘍全体を切除するつもりだった。これを実行する最善の手順は、まず茎部分を切り、破片が剝がれ落ちないように砕けやすい病変をそっと持ち上げ、次に基部全体を切除することだ。私たちは正確にこの手順をこなした。そして私は誇らしい気持ちで腫瘍をホルムアルデヒドの防腐液が入った容器に落とし入れた。これは腫瘍が悪性ではないかどうかを確認する病理学者へのプレゼントだ。私が手術した患者のなかに、良性の粘液腫が切除後に再発して悪性になった人がいた。まれなケースだが再発することもある。

腫瘍がなくなると、アンナの心臓を速やかに人工心肺装置から離脱し、切開部を閉じることができた。彼女には大きな傷が残ったが今後の損傷は避けられた。手術そのものは最大級の挑戦というほどではない。四肢に麻痺があったことから、手術後に回復できるかどうかには疑問がある。アンナは指示に従うことができないし、私たちは彼女が自発呼吸できるのか、咳をすることができるのかもわからなかった。横になって動かないでいると、肺感染症や脚の血管に血栓が形成されて肺塞栓症を招きやすくなる。

私たちはアンナが術後の期間を無事に乗り切れるようできるかぎりの対応をしなければならないし、私たちだけではなく、理学療法士やアンナの友人と家族もいっしょにこの仕事に取り組む必要がある。彼らには、たとえアンナが周囲のことを何一つ認識していないように見えたとしても、積極的にアンナに話しかけ、音楽を聞かせるように助言した。

しかし、驚くことに、アンナは実際には彼女の近くで起こるすべてのことを感じていた。麻酔薬の効果が切れると、聴覚が戻ったが動くことはできなかった。最悪なのは、痛みを感じるのにそれを伝えることができないことだ。外界で彼女を観察しているすべての人からは、彼女は深い昏睡状態のままだと思われていた。

ある晩アンナが汗をかきながら横たわっていると、新顔の看護師がベッドのシーツを替えた。思いやりの気持ちから、看護師はアンナの頭をそっとなでて話しかけた。「ごめんなさいね。何もしてあげることができなくて」。同情的なこの言葉に、もうすぐ自分は死ぬんだと思い、アンナは心の中でパニックになった。

別の日にあまり同情的ではない看護師がやってきて言った。「この患者、死んでるみたいに見えるわ！」

ある日、二人の看護師がアンナのベッドのシーツを替えていた。看護師たちが新しいシーツをセットしながらアンナを転がすように左右に動かしているときアンナの右膝が脱臼したが、本人以外誰にも気づかなかった。脱臼したまま放置され、アンナはひどい痛みを強いられたが、それを誰かに伝えることは不可能だった。やがて観察力の鋭いジュニアドクターが彼女の両膝が非対称だと気づいて膝蓋骨を正しい位置に戻した。麻酔なし。優しさなし。

デスと父のデビッドは、毎日仕事の後に何かよい兆候はないかと願いながら見舞いに訪れた。私のオフィスと手術室のあいだにアンナのベッドが置かれている集中治療室があったので、私は毎日数回彼女のベッドのそばを通った。私の第一印象は、アンナは回復不能な重度の脳損傷を受けているというものだった。しかし、私は脳専門医ではない。

アンナの叔父が九月五日月曜日の夕刻に見舞いに来た。誰もがするように、彼もベッドの横に座り彼女に話しかけた。普段は目の表面が乾いてしまわないようにまぶたを閉じておくテープが貼られているのだが、そのときはこのテープがなかった。突然アンナは目を開き、彼女の叔父は驚きで飛び上がった。そして叫んだ。「起きた、起きた、アンナが起きた！」目を開いただけでなく、目の前で指を動かすと瞳が上下に動いた。これは、一週間前にアンナが脳卒中を起こして以来、彼女の意識を示す初めての兆候だった。

デスとデビッドはその日はずっと病院にいたのだが、ほんの少し前に立ち去っていた。二人は知らせを聞いて急いで戻ったが、そのときにはアンナは眠っていた。アンナが脳死していないことがわかったので、当然の流れとして彼女が自分で呼吸できるかを試すことになった。それから二四時間かけて、私たちはアンナの喉から呼吸管を外した。これで彼女はぐっと楽になるし、理学療法とベッドメーキングがやりやすくなる。

数日後、アンナは一日中ほとんど目を開けていて、普通に呼吸し、脈拍と血圧も安定していた。いつものことだが、集中治療室のベッドの空きを待つ患者が多いため、家族の望みと私の不安に反してアンナは一般病棟の個室に移されることになった。

胸部理学療法の回数が減り、彼女はすぐに肺炎を起こした。あいかわらず寝たきりで咳をすることもままならないため、肺炎は命を脅かす状態をもたらし、高熱、脱水症になるほどのおびただしい発汗、制御できない身体の震えがアンナの日々を耐えがたいものにしていた。

肺炎は快方に向かわず、むしろ悪くなっていった。そんなとき、デスはアンナの診療メモが収められた茶色のフォルダーの表紙にある「DNR」という走り書きを偶然目にした。このDNR――Do Not Resuscitate（蘇生処置禁止）という文字は、その患者について予想されるクオリティ・オブ・ライフが受け入れがたいほどに低いという根拠のもとに書かれ、しかも家族から一切の許可を取っていないものだった。つまり、医療スタッフがさじを投げたという明白なメッセージである。

具体的には、肺感染症が手の施しようがないほど悪くなったときに、アンナを再び人工呼吸器につながないということを意味する。デビッドはこう訴えた。「たぶん、あの文字は妻が集中治療室から移動されたときに書かれたものでしょう。倫理的にどうかはわかりませんが、スタッフの人たちはまずこの件について私たちと話し合うべきだったのではないでしょうか」。彼の言うとおりだ。彼らは家族と話すべきだった。獣医師は飼い主と問題について話し合うことなくペットを安楽死させることはない。控えめに言っても、処置のことを家族に話していて当然であった。ゾッとする話だ。

今アンナは病棟の個室にいるので、管理責任は集中治療室の医師ではなく私にある。私は症例検討会を開き、私自身の外科アシスタント数名と病棟の看護師たち、理学療法士たちを呼び、デスとデビッドにも参加してもらい、忌憚のない意見を交換することにした。アンナとともにここまで頑張ってきたので――今彼女は目覚め、神経学的改善の見込みは限られているが――、家族は彼女にできるかぎりのチャンスを与えたいと思っていた。

「蘇生処置禁止」は、実際には何を意味していたのか？　粘液腫を切除した今彼女は、簡単には止まらない正常な若い心臓を持っているし、彼女の胸に除細動器のパッドをあててショックを与える予定はなかった。彼女に必要なのは、しばらくのあいだ理学療法を続け抗生剤を与え、同時に彼女が人間らしい気分でいられるように愛情をもって世話をすることだ。病状がどうであれ、アンナはベッドに置かれた、普通より少しばかり手間のかかる面倒な物体では決してないのだから。気を引き締める話し合いの後、チームは気持ちを立て直して、アンナの肺炎の治療に全力を尽くそうということになった。

アンナが完全に覚醒している時間は次第に長くなり、やがて椅子に座っていられるようになった。呼吸が改善され、彼女は質問に瞬きで「はい」または「いいえ」と答えることでコミュニケーションすることを学んだ。看護師たちが、よかれと思ってアンナと人々がウィンクと瞬きでコミュニケーションするための手順を考えたのだが、指示を書いた紙をアンナからだいぶ離れたロッカーにテープで貼ったため、アンナには見えなかった。そして、誰もアンナに眼鏡をかけることは思いつかなかった。そのうち彼女は頭を動かすことができるようになり、さらに特別に考案された「会話ボード」の使い方を覚えて、見舞いに来た人々と対話するようになった。進歩の過程は非常にゆっくりとしたものだったが、アンナに残されていた優れた知性を表現する手段が確立しつつあった。やがて、アンナは、彼女が覚えている自分自身の物語をベッド柵の向こう側から語りはじめた。

たぶん真夜中に目を覚ましたことを覚えています。すごく暗かった。断続的なビープ音が常に聞こえていて、テレビのようなものが何台も光っていました。今ではそれが集中治療室の心臓モニターだとわかっています。自分の頭がボウルの中に入れられたような感じがしました。誰かが温かいお湯を私の髪にかけて頭皮全体をマッサージしてくれました。誰かはわからないけれど、その人たちは私の髪を洗ってくれたのです！　本当に気持ちがよかった。

洗髪を終えると、ボウルが取り去られ、私はなんとか頭を上げたままの状態を保とうとしました。自分がどこにいるのか見ることができたらいいのにと思いました。私の首は力を失い、頭の後ろ側にコンクリートが詰め込まれたような気がしました。しゃべることができなかったし、以前どんなふうに泣いていたのかを思い出すこともできません。こわくてたまらなかった。私の上には四角いカーテンレールがあり、明るい色の天井が見えました。動くことも頭を上げることもできず、私はただ仰向けに横たわりまっすぐ上を見つめていました。私の視界には生きているものの姿は見えませんでしたが、いろいろな声が聞こえてきました。一人の声は聞いたことのあるものでした。女性です。勤めている銀行のライン・マネージャーでした。彼女が私の居所を確認しにきたのかと心配になりました。私が職場に行っていない理由を知るために来たのだと。誰かが来週の葬式の話をしていました。きっと私の葬式のことだと思いました。おじさんが私に気づいてくれて、ほっとしました。私の脳はきちんと動いています。でも、私の体はどこにあるの？

白衣を着たたくさんの人がよく私のベッドのところに集まっていました。いつも私のことを話していますが、私に話しかけることはありません。私が聞いたこともないような話をしています。そして、彼らはあいさつなしで去っていきます。私はあの人たちにいろいろ聞きたいことがありました。私はどこにいるの？　どうして私はここにいるの？　みんな私がいないかのように話をしているのはなぜ？　腹が立ってしかたないけれど、それをぶちまけることもできない。私の混乱した状態や恐ろしい考えのほとんどは、誰かが私に話しかけてくれさえすれば防げたと思います。でも、誰も私に何が起こったのかを説明してくれませんでした。

ある日、リバーミード・リハビリテーション・センターのイマドという名の研修医が彼女のもとを訪れた。彼は親切で、アンナに心を込めて話しかけた。彼は、鼻に入れている栄養補給チューブを胃に直接挿入するチューブに交換したいかどうかをアンナに尋ねた。

「鼻のチューブが大嫌いでした」とアンナは思い出す。「私は目を大きく開け、ほほえむことで「はい」という気持ちを伝えました。私が覚えているかぎり、誰かが私自身のケアに関して私に関与させようとしたのは初めてのことでした」

イマドは、アンナが退院できるほど回復したときに、リハビリテーション・プログラムに対するアンナの適性を評価するために足を運んだのだ。退院までにはそれからまだ三カ月かかった。アンナはもっと体力をつけて、退院前にものが飲み込めるようになる必要があったのだ。回復には時間がかかったが着実によくなっていた。彼女はその後何度か肺感染症にかかり、抗生物質を投与された。だが、少なくとも、彼女の診療メモの表紙からDNRの指示は除去された。アンナはしっかり生きていたし、生きつづけたいと願っていた。一月末までに、彼女は頭を持ち上げて瞬きすることができるほど体力がついて、さらに先へ進む準備ができていた。彼女の四肢は麻痺したままだが、人工呼吸器なしで呼吸ができることは大きな幸運と言える。

結局、アンナが退院できるまでに三年近くの年月がかかった。一九九七年の復活祭の日、アンナはデスとともに改修されたわが家に帰り、人生の建て直しに取りかかった。アンナは、身体的には人に依存していたが、精神的には覚醒していた。平日、デスが朝早く仕事に出かけると二人のヘルパーがやってくる。二人でアンナをベッドから起こすと、その後は一人が残って午前中彼女に付き添う。ランチタイムになると、別の介護人が来て、午後七時まで滞在する。それから別の二名が到着して、アンナをベッドに入れる。かっちり決まったルーチンである。アンナは、頭部の動作により制御できる洗練された電動車椅子に乗り、スーパーマーケットや近所の公園に出かけた。彼女は普通の人のように扱われることを望み、人々に話しかけられることを好んだ。

電気椅子に搭載されているプログラム済みボックスから、アンナは玄関のドアを開閉し、カーテンを引き、テレビを操作することができた。そのボックスは赤外線コントローラーで操作できるようにプログラムされていた。頭を傾けて頭部の左側のレバーを押すと、カーソルがコマンド一覧を下方向へと移動しはじめる。目的のコマンドに達したところで、再び頭でレバーを押すとそのコマンドが選択される。

アンナの自宅には庭を見下ろすコンピューター・ルームもあった。ここには、メガネのブリッジ部分に貼った白い丸形の反射シールにより受信機が彼女の頭の動きをモニターする。このシステムを使用すると、コンピューター画面上で直接マウスを動かすことができ、専用のソフトウェアで電子メールを書いて友達と連絡を取り合うことができる。携帯電話で入力中に推測候補が表示されるように、アンナのコンピューターも次に書く語を推測してくれる。

可動性を失ったことを別とすれば、アンナは脳卒中を起こす前と変化したことはほとんどないと明言する。強い信仰心に支えられ、アンナは自分の状況を受け入れ、それを最大限に活用していた。地元のラジオ局が、彼女のために車椅子仕様のバンを買おうというキャンペーンを打った。父親のデビッドは、アンナに贈られたボクスホール・コンボを、ローマ教皇の専用車「ポープ・モビル」にならって「アンナ・モビル」と名づけた。アンナが自分の人生において一番懸念していることは何だろう？　それは、私が切除できない粘液腫が心臓に再発することだ。アンナは自分の体に満足していて、新たな脳卒中で人生を中断されるのはまっぴらだと思っていた。

フォーファー博士はその後も六カ月ごとにアンナに心エコー検査を行っていた。最初の粘液腫は根本的に切除できたので再発は考えにくかった。しかし、遺伝による家族性粘液腫があることはわかっていたし、アンナの母親の死亡原因が粘液腫だったことを確信していた。家族性粘液腫の遺伝子を持つ患者の場合、別の部位に新たな腫瘍を発生する可能性があり、アンナにこれが起こらないことを祈ることしかできなかった。

しかし、一九九八年八月、フォーファー博士から電話をあった。アンナとデスも彼のオフィスにいるという。今回行ったエコー検査で非常に残念な結果が出た――粘液腫が再発したというのだ。アンナはひどく動揺していて、ウェスタビー先生はいつこれを摘出できるかと尋ねている。

私はフォーファー博士に、今日の午後アンナを心臓外科病棟に連れてきてくれれば、翌日手術をすると約束した。今回は再手術になるため、血液の準備が必要になる。通常再手術はより複雑な要素が増え、今回の場合心臓の周囲の心嚢が最初の手術のときの炎症性癒着により充満しているだろう。何年も前にロイヤルブロンプトン病院でこれを身をもって学んだように、心臓が胸骨の裏側にくっついているかもしれない。しかし、私は最初の大失敗以降、何百例という再手術を行ってきたので、問題はない。

私が病棟でアンナを見たとき、彼女は呆然とした表情で自分の車椅子に座っていた。デスはすっかり落胆しており、父親のデビッドは病院に向かっているところだ。私は「明日の朝手術室で会いましょう。何も心配は要りません。私は手術予定を組み直さなければならないので、失礼します」と言った。実際には、私は感情的なブラックホールに引きずり込まれそうになっていて、逃げ出す必要があったのだ。

デスがアンナを伴って麻酔室に現れた。妻の気持ちを落ち着けるため、デスはアンナの意識がなくなるまで付き添っていた。私が初めてアンナに会ったとき、彼女の全身はすでに麻痺していたが腕や脚は筋肉がついていてたくましかった。しかし今手術台に乗っている彼女は、三年間動くことができなかったためすっかり痩せ細ってしまった。消毒液を塗布する前に、胸に聴診器をあてて耳をすませた。この音を聴くに違いないと思っていたが、予想どおり粘液腫の発生位置は前回とは異なり、左心房の左心耳に向いていた。今回の腫瘍には茎部分がなく、単純な広基性だった。私は腫瘍を切除し、その後心房壁を元のとおり縫合した。

私は心臓の残りの部分も慎重に調べて、奥まったところに他の腫瘍が隠れていないか確認した。何もない。人工心肺装置を速やかに外し、胸を閉じて、アンナを集中治療室に連れていった。今回は目を覚ますとわかっているので、アンナはコミュニケーション用の装置類をあらかじめ準備していた。理学療法士も待機している。一度リハーサルをしているようなものなので、すべて以前よりもスムーズに進んだ。ベッドの周りにはまた家族や友人が集まっている。アンナのために、私が彼女に会うのはこれが最後になるよう祈った。

ところがそうはいかなかった。最初の手術から七年がたち、アンナは三二歳になっていた。二〇〇一年四月、定期診療の心エコーで、左心房に新しい巨大な粘液腫が見つかった。今度も前とは違う場所で、僧帽弁の真上にあった。この腫瘍は前のものよりも硬く、弁の開口部から出たり入ったりしている。危険な状況である。大きな粘液腫がいまにも弁を塞いで、突然死をもたらす恐れがある。今度もまたアンナと家族は画面に表示される心エコー画像に見つめながら苦悩をあらわにしていた。

私は翌日手術を行えるようただちにアンナを入院させた。三度目の胸骨切開となると厄介である。私はまた右心房から心臓を切開し、隔壁の残りを開いた。腫瘍が私の目の前に現れた。腫瘍は僧帽弁の横（一部は心房中隔）から発生している。私は、普通のキッチンスプーン――ゼリーのような壊れやすい組織に使用すると便利――で左心房から持ち上げようとした。心臓の腫瘍で三回以上手術をしなければならなかった患者は他に聞いたことがなく、この調子だとじきに彼女の小さな心臓にはバイパスのカニューレを挿入する場所がなくなる。

アンナはまた元気を取り戻した——正確には、這うようにゆっくりと回復した。彼女の精神力もデスとデビッドのサポートも並外れてすばらしい。彼女は避けられない胸部感染症にかかり、理学療法士たちの助けでなんとか切り抜けた。私たちは細心の注意を払って疼痛管理を行い、以前と同じコミュニケーション装置を使用した。当時は看護チームが常に同じメンバーだったおかげでこれが可能であった。

アンナはそれからさらに三週間してから退院し家に戻った。私たちは、アンナがずっと抑うつ症状と闘っていたことを知った。しかし、彼女の場合、落ち込まないでいられたらむしろ驚きかもしれない。大きな発作と複数回の心臓手術、若くして亡くなった母親も同じ病気だったということ、そして最悪なのは、腫瘍が再発するかもしれないという絶えざる不安。腫瘍は別の場所に二度再発した。だとするとまた同じことが起こるのか、四回目の手術があるとすれば、それは技術的に実行可能なのか？　安全にできるのか？　私たちはみな、そのときがこないことを願っていた。

デスは、定期診療に同席することができなくなっていた。画面のエコー画像を見ながら、そこに座っていることにこれ以上耐えられなかったのだ。代わりに彼は教会に行って祈った。アンナは痛々しいほど痩せていたので、エコー画像はきわめて鮮明で、定期診療のたびにそこに横たわり、腫瘍の影のない空っぽの心室と心房——手術のたびに小さくなっている——が見えますようにと必死で願う。

二〇〇二年八月、最後の手術からわずか十八カ月後、また不吉なサプライズがもたらされた。フォーファー博士が、怪物——これまでで最大の腫瘍——を見てくれと私に電話をかけてきた。数カ月のあいだに新しい粘液腫がこの大きさにまでなるとは信じられない。私は何も言わなかったが、これは良性なのだろうかと考えていた。以前ある若い女性の手術を手がけたのだが、アンナと似た経緯をたどった。最初の粘液腫は良性だったのだが、二度目は悪性の粘液肉腫だった。アンナにはそんなことは起こって欲しくない。私は、四回目という異例の手術をするためにアンナを入院させた。

手術の同意書に署名をもらう際にはリスクの説明が義務づけられている。四回目の心臓手術中に患者が死亡するリスクは二〇パーセントに満たないなどとは誰も主張できない。しかも、粘液腫の欠片が落ちてそれが脳に達する現実的な可能性があるため、また脳卒中が起こる重大なリスクがあった。しかし、手術をしなければ、腫瘍がどんどん大きくなり心臓の機能を阻害する。腫瘍が大きくなるほど塞栓症の危険が高まる。私たちは悪魔と深く青い海のあいだで立ちすくんでいた。そして、私は悪魔を取る方がましだと考えた。アンナと家族は、彼らの戦いに神のご加護を得られるだろう。それに、アンナは泳げないのだ。

アンナの手術当日、教会は彼女のために徹夜祭（夜通しのミサ）を行った。そしていつものようにデスとデビッドがアンナを手術室に連れていった。私は手術室のコーヒールームにいた。彼らにとって、感情が揺さぶられ消耗する時間である。ちょうど父親と母親が幼いわが子を麻酔室に連れていき、知らない大人たちのところに委ねなければいけないときのような気分だろう。デスは、アンナが今度の手術を乗り切れないかもしれないと不安になっている。

今回の腫瘍はこれまでのところ最大で、もっとも侵略的な粘液腫であり、左心房をほぼ完全に占領していた。私は根治的切除術を施し、その後、戦いの傷跡が残る空洞を徹底的に調べた。新たに腫瘍が育つことを阻止するために何かできないのか？　私は、電気メスを使って、内壁全体の細胞――アンナの命を断つべく遺伝的にプログラムされた層――を焼滅させることにした。私は目視できるかぎりの細胞を焼灼した。トウモロコシ畑で切り株を焼くときのように煙が立ちのぼった。この戦いにアンナが屈服するところを見たくない一心で私は焦土作戦を採った。

内壁の細胞を取り除いているときに私は思いがけない大きな幸運に恵まれた。僧帽弁を押し開き、左心室の付近をチェックしていると、僧帽弁に連なる乳頭筋の一つに極小の粘液腫があるのが目に入った。小さすぎて最高級の心エコー装置でも絶対に見えないが、見逃せば必ず大きくなる運命にあったものだ。出てきた悪者を切り取って、他の厄介者といっしょに容器に入れた。残らずすべてを病理学者に分析してもらうのだ。

心臓は引き続き良好な状態に見え、正常なリズムを刻んでおり、左心房の内壁を焼いたことで悪影響が生じている様子もなかった。私は滅菌ドレープ越しにその後の処置を見守った。私のチームは一流のメンバーばかりなので、私が完投する必要はないのだ。

胸骨が閉じられ針金で固定されると、私はデスに電話するために手術室を出た。できるかぎり早く家族の人たちの不安を軽くしてあげたかった。手術中の出血は微量だったため、全体の進行が予定よりも早かった。デスはまだ教会にいるかもしれない。彼に電話が通じると、私は彼に戦いが終わったことを伝えた。またしてもアンナは自分の能力の許すかぎりの安全を確保し、傷を乗り越えて帰ってきた。

ただ、アンナが繰り返される再発の問題について考えはじめたら、すべてを投げ出してしまいたくなるのではないかと心配だった。これから数週間を乗り切り、痛みと恐れと不安を超えて前に進むために、アンナには士気を高める過剰なほどのポジティブ・シンキングという薬が必要だった。私はデスに神様も連れて病院に来てくださいと頼んだ。

アンナの回復はゆっくりとしたペースだったが、今回は重い胸部感染症にはならなかった。アンナの姿を見ようと彼女の周りにあらゆる人々――医療スタッフ、看護師、理学療法士、牧師、そして彼女の友人と家族――が集まった。こうしたすべての人々が、大量のポジティブ・シンキング薬となる。このときまでにアンナは当病院と地域コミュニティの有名人になっていて、誰もが彼女の回復を望んでいた。そして彼女は退院してまた家に戻った。ただ、定期診療と空恐ろしい心エコー検査を逃れることはできない。何ごともなく数カ月が経過した。そして数年が過ぎた。少なくとも二年間が。

そして、二〇〇四年ガイ・フォークス・ナイトの前日、それは今にも雨が降りそうな十一月の午後だった。アンナは定期診療のために心臓専門医のもとを訪れた。今回は父親が付き添い、エコー検査のときアンナに手を貸して長椅子に移した。プローブの超音波を伝わりやすくするジェルがアンナの骨張った小さな胸に塗られると、父娘は期待でアドレナリンレベルが上がった。しかし数秒後、ジャムの瓶の中で泳ぐ金魚のような、左心房に浮かぶ新しい塊を目にしたとたん、二人は血の気が引くようないつもの感覚を味わっていた。

私の焦土作戦もこれまでか。

今回の再発はアンナを限界に追い込み、デビッドとデスも耐えられないところまで来ていた。彼らの立場を理解するのはむずかしくない。人はどれほどの苦痛に耐えることができるのか、神はなぜまたこんな試練をお与えになるのか、そして何よりも、これからどうしたらいいのか？　最後の疑問に答える前に慎重に考慮する必要がある。この女性からどれほど心臓の組織を切除してよいものか。感情的になりすぎていてすぐに答えを出すことはできない。アンナと父親は絶望的な気持ちで帰宅した。フォーファー博士もこの件について私と話し合う必要があったが、彼はアンナの家族にクリスマスのあいだゆっくり過ごすように助言した。むろん、ゆっくりするなど無理な話だ。アンナも今回の検査結果は死刑宣告と同じだとわかっていたので、心の平和は得られない。

二月初旬、アンナはデビッドとともに病院に戻ってきた。今回はデスもいっしょだ。今の彼に迷いはなかった。唯一話し合うべきことは、何ができるか――できることがあるとすればだが――である。繰り返される心エコー検査は途方もない重荷を彼らに強いている。これまでに見つかった四つの粘液腫は、良性ではあったが、どれも急激に大きくなった。この新しい腫瘍は直径二センチだったが、すでに僧帽弁から危険なほど飛び出しているので、脳卒中が生じる可能性が高い。

フォーファー博士は、電話でこの残酷な結果を知らせてきた。君はどう思う？　アンナは心臓移植の条件にあてはまるだろうか？　残念ながら移植はありえない。心臓移植の場合、ドナーの心房を縫いつけるために左右の心房のかなりの部分を残すため、アンナを守ることにはならない。心肺の移植ならば心臓をすべて切除するが、彼女の両肺は過去の手術のために胸壁に癒着してしまっているので、この選択肢もない。私はもう一度手術をしたいと思っていると言ったが、私たち全員が、今回の手術が最後となることに合意する必要がある。博士と私は、このまま手をこまねいてアンナを死なせることはできないと感じていた。

私たちの問いに対して、家族全員が、見捨てられるよりは手術中の死を選びたいという意見で一致した。成功した場合、二度と心エコーは行わない。砂に頭を突っ込め戦法だ。つまり、差し迫る危険を見ないようにして現実逃避しよう、というプランである。これ以上誰かを不幸な気持ちにさせても意味はない。

アンナはバレンタインデーに入院した。彼女とデスが婚約した日から十一年後である。この五回目の手術は困難かつ危険なものになると予想された。私たちは、忍耐強さと細心の注意をもって開胸し、右心房に至るために十分な分だけ心臓を剝離した。ここまでの処置を安全に終えると、私は休憩のため手術室を出た。休憩は、複雑な再手術ではよい気分転換になるし、加齢により我慢のきかなくなった膀胱を持つ外科医にとっても必要な時間である。では第二ラウンドに臨もう。

私は左心房にアプローチするために右心房を切開した。三回目の手術のときのパッチを通じて直接向こう側に達するつもりだ。腹部から血液が送られてくる下大動脈の出口のところに、まったく予期していなかった右心房の粘液腫が鎮座していた。左心房から摘出することになっている腫瘍と同じくらい大きい。私たちはこれを摘出したが、実際にはほとんど崩れて落ちてきたような感じだった。それから左心房の粘液腫を切除した。大満足で今回も仕事を終えた。心臓を閉じ、空気を出し、血液を温める。五回もの無礼な扱いにも負けず、この虐待されつづけた小さな臓器は、バイパス装置を外しても元気に拍動した。一回分のお値段で二個の粘液腫をゲットした。前回に続く快挙である。最後にアンナの胸部を閉じた。二度と開くことはない。私にとっては安堵で、家族にとってはあきらめである。

今回初めて術後の問題が起こらなかった。アンナは二日間人工呼吸器につながれていたが、その後チューブが抜かれ、何度も理学療法が行われた。彼女が無事に手術を乗り切ったことにみんな大喜びだった。その後アンナは適切な補助を受けずにスープを与えられた。脳幹卒中の後、彼女にとって飲み込むという行為には困難がつきまとった。彼女は熱い液体を吸い込み、むせた。胸部感染症が起こり、長期間人工呼吸器の補助が必要になり、何回か抗生物質治療を受け、結局気管切開に至った。それでも最終的に彼女はこれらを克服し、以前より悪いところはなくなった。アンナとデスは自宅に戻り、不安を抱えながらも絶望を抑え込み、可能なかぎり最善の人生を送る努力を続けた。

月日が過ぎていったが、アンナを入院させるようなことは起こらなかった。リバーミード・リハビリテーション・センターはアンナをずっとサポートし、彼女を見守りつづけた。また、アンナはわけても教会と地域コミュニティに支えられていた。たまに私からフォーファー博士に彼女の様子を尋ねたが、やがて私たちはどちらもアンナの近況がわからなくなっていた。しかしあるとき、私の隣人が教会を通してアンナをよく知っていると聞いた。それ以降は逐次彼女の近況を知るようになる。彼女は幸せに暮らしている。デスも満足そうだ。デスは病めるときも健やかなるときもアンナのそばにいた。私のところには時々カードが届いていた。

二〇一五年、五回目で最後の手術から十年以上過ぎて、アンナ・モビルが私の家の前に停止した。アンナは車の後部で自分の車椅子に座り、輝くような微笑みを浮かべていた。デスはケーキを持ってドアのところに来た。彼らの二一回目の結婚記念日を祝して、アンナが介護士の助けを借りてこのケーキを作ってくれたのだ。

それはそうと、粘液腫はどうなったのだろう？　遺伝子が巻き起こした嵐は勢いを失い、ついに彼らは戦いに勝利した。おそらく神の助けを借りて。ふと、十七世紀の詩人ジョージ・ハーバートの「花」という詩の一節が思い浮かんだ。「しぼんでしまった私の心が、また緑に萌える日が来ようとは誰が想像したでしょう？」

二人がいつまでも幸せに暮らせますように。

第12章　ミスター・クラーク

患者に真実を告げる前に、自分が真実を知っていること、
そして患者がそれを聞きたがっていることを確認せよ。
――リチャード・クラーク・キャボット

二〇〇八年三月十八日、私はその日最初の手術――心臓に穴の開いた乳児、申し分のない結果、両親の笑顔――の後、ぶらぶらと自分のオフィスに戻るところだった。そのとき、廊下の突き当たりで一人の女性が泣いているのが目に入った。彼女のコートの裾を幼い二人の子どもがつかんでいる。余計なお世話だとわかっていたが、外科医になってから四〇年経ってなお、人の悲しみに無反応ではいられない。私は絶望を絵に描いたようなこの光景に心を動かされた。

他の人はすべて、自分が担当する病院の業務をこなすべく決然と親子を通りすぎていく。これは、慈悲心や常識的配慮とは関係なく、むしろ締め切り、数字、順番待ちリストの問題だ。私もまさに山ほどのペーパーワークが待つ自分のオフィスに足を向けようとしていたところだったが、どうしても見過ごすことができなかった。手術で汗をかいた私はだらしなく見えただろうし、自分でも気持ちが悪かったのだが。

気の毒なご婦人は悲しみに頭がいっぱいで私にまったく気づかなかった。あるいは気づいていたとしても、

エレベーターを待つポーターと思ったのかもしれない。私はそっと「大丈夫ですか」と声をかけた。女性が話せるようになるまでに一分ほどかかったが、彼女は心臓カテーテル検査室に夫を残してきたと説明した。彼は瀕死の状態で、もう手の施しようがないと言われたという。夫を一人きりで死なせないために、子どもたちを見てくれる人を探さなくては。

私は女性からもう少し詳しい情報を聞き出した。彼女の夫であるクラーク氏は四八歳。その朝早く、何の前触れもなく、激しい心臓発作に襲われた。すぐに救急車で最寄りの総合病院に搬送されたが、そこで心停止を起こし、蘇生措置を受け、人工呼吸器に繋がれた。診断は心筋梗塞。心臓専門医が大動脈にバルーンポンプを挿入した後、緊急血管形成術のために、一時間以上離れたオックスフォードへと移された。

血管形成術の目的は閉塞した冠状動脈を拡げ、酸素欠乏による心筋の壊死——心筋梗塞という病名の「梗塞」を意味する部分——を食い止めることにある。心臓専門医は大動脈から狭窄した冠状動脈へとバルーン・カテーテルを進め、バルーンで細い血管を押し拡げる。次に、小さなメタルステントを入れて、血管を拡げた状態を保つ。ほとんどの場合この処置により損傷した心筋への血流が回復する——このプロセスは「再灌流」と呼ばれる。しかし、ここには重要なポイントがある。胸の痛みが生じてから四〇分以内に再灌流があった場合、危険にさらされた心筋の六〇から七〇パーセントが助かる。しかし三時間を超えると、生き残る心筋はわずか十パーセントとなる。

クラーク氏はあちこち移動させられて、治療に通常よりもずっと長い時間を要した。治療ガイドラインでは、遅れが生じた場合には「血栓溶解」薬を用いるよう定めている。この薬は狭窄した動脈に詰まった血栓を溶解する働きがあり、血流の回復を期待できる。血管形成術ほどの効果はないが、何もしないよりはいい。

オックスフォードは、緊急血管形成術を行う優れたサービスを有し、年中無休の二四時間体制を敷いている。カテーテル検査室に到着後、クラーク氏は最高の治療を受けた。無事に閉塞した動脈は開かれたわけだが、余計な時間がかかったために大きな損傷を受けた左心室は動かなくなり、血流がほとんど失われている。正常な心臓は一分間に五リットルの血液を送り出すのだが、彼の心臓の場合その血流は二リットルにも満たない。通常の半分である七〇㎜Hg前後の低い血圧で血液の乳酸値が上がった。彼は心原性ショックと呼ばれる段階に達し、急速に状態が悪化していた。奇跡でも起こらないかぎり、彼は最悪の結果を迎え、子どもはお父さんを失うことになる。

私はそんな事態を防ぎたいと思い、クラーク夫人に私にできることはないか確認してみると伝えた。たぶん試せることがもう一つある。過去の功績が認められて、私は米国から新しい補助人工心臓を受け取っていた。今こそこれを試すときだ！

クラーク夫人が子どもたちをカフェテリアに連れていき父親を襲った不幸から気をそらしているあいだ、私は状況を確認し後で知らせるということになった。できるかぎり早くクラーク氏の手術をするために私は直近の手術予定を組み直す必要があった。手術では、まず人工心肺装置の助けを借りて彼の命を脅かしている代謝状態を改善し、その後、人工心臓が死にかけている彼の心臓の仕事を引き継ぐ。

私は、私のプレハブ式オフィスを素通りして心臓カテーテル室に向かった。新しい秘書のスーは、私がペーパーワークに取りかかるのを待っているあいだ、窓枠の羽アリを駆除していた。ありがたいことに、またこれを先送りにする言い訳ができた。私はスーに第五手術室の麻酔室に電話をして、スケジュール変更について知らせるよう言った。

「何のことですか？」

スーはクラーク氏について何も聞いていないのだから、この質問をする権利がある。しかし説明している暇はなかった。「それから、人工心肺技師に、これから新しいセントリマグ（CentriMag）ポンプを使用すると知らせてくれ」

　戦うべき相手と心臓が回復するチャンスがどれくらいかを知るために、クラーク氏の冠状動脈造影図を見たかった。これにかかった時間はわずか二分ほど。左冠状動脈前下行枝が完全に閉塞していたが、今はステントが入って再閉塞を防いでいるので血管は拡がっている。動脈の通り道が開いているにもかかわらず、冠状動脈の血流は期待されるほどの勢いがなく、心エコーで見ると左心室のかなりの部分が静止していて収縮していないことがわかる。

　六万四千ドルがかかった重大な質問は、「心筋がすでに壊死してしまった——心筋梗塞——のか、あるいは気絶心筋と呼ばれる、心筋梗塞よりはだいぶ軽い病態なのか？」である。「気絶した」心筋は生きてはいるが回復に数日または数週間かかるのだ。彼の命を救うことができれば、この答えが見つかるだろう。

　クラーク氏は急激に悪化したため、こうした内容を本人に説明する機会はなかった。私が自己紹介しようとしたとき、クラーク氏は人工呼吸器のチューブが喉にあって、移動用ベッドに仰向けに寝かされており、彼の意識は明らかに現実から遊離しかかっていた。腎臓は尿を作るのをやめ、肺には水分がたまり、身体は氷のように冷たく、青ざめて汗をかいていた。青い唇のあいだから泡が出て彼の口角につばがたまり白目をむいている。心臓発作を起こした患者が死ぬときはこんなふうになる。私の祖父がそうだった。雑役係を呼んでくる時間はなかったので、看護師にエレベーターのボタンを押しておくように頼んだ。手遅れになる前に彼を手術室に連れていかなければ。同意書は私が後でなんとかする。彼が生きるにしろ死ぬにしろ、彼が私を訴えることはないはずだ。

　人生はタイミングがすべてと言われる。クラーク氏の場合、タイミングはほとんどファンタジー級だった

——人知を超えている。私が廊下で悲嘆の涙にくれる女性に偶然目にとめたこと。空いていた手術室。そして新しいセントリマグポンプ。これはＡＢ－１８０のおかげで生還したジュリーゆかりの品だった。ジュリーもクラーク氏も運に恵まれた。

　このポンプがCentriMagと名づけられたのにはもっともな理由がある。血液の駆動装置——インペラと呼ばれる——は遠心分離機（centrifuge）のように磁場（magnetic field）の中で一分あたり五千回の速度で回転する。遠心式磁気浮上によるセントリマグは、必要な流量をはるかに超えた、一分あたり十リットルの血液を送り出すことができるポンプである。当初からポンプの能力の限界が人工心臓の欠点だったが、技術はめざましく進歩している。

　クラーク氏は代謝が破綻し麻酔室に寄る余裕もないほど状態が悪いため、直接手術台へと運ばれた。ここで全身麻酔をかけるとその場で心停止を起こす危険があるので、局所麻酔下でモニター用ラインと輸液カニューレが挿入された。彼を生かしておくためには速やかに人工心肺装置につなぎ、セントリマグのシステムに切り替える前に血液の浄化を行う必要があった。

　胸骨を切開したが出血はなかった。死体は血を流さない。傷ついた心臓は震え、動かなくなった。しかし、例によって人工心肺装置が状況を一変させた。苦闘していた心臓が空にされると、血液と酸素が欠乏してこわばった心筋がよく見えた。心筋が壊死していないことがはっきりとわかり、冠状動脈ステントが動脈内にあり——ヘビの食道のネズミのようだ——血液がそこを通過して膨張した心筋へと流れるところを目視し触れることもできた。心室はノックダウンされているが、死んではいない。

　クラーク氏はごく一般的な心臓発作による死亡を経験するところだった。これはＮＨＳにおいて毎日何百人という患者に起こっている。私は、適切なテクノロジーをもってすれば彼を救うことができると必ず証明してみせるつもりだった。家族のために。

　セントリマグシステムでは、プラスチック製チューブが左心房から血流を体外の外部回転ポンプヘッドへと迂回させ、別のチューブが血液を胸に戻し大動脈（心臓からの血液の出口）に運ぶ。昔のタイプライターぐらいのサイズの制御コンソールでポンプ速度を設定する。この単純な仕組みがクラーク氏の弱りきった左心室をバイパスし、回復する猶予を与え、同時に十分な量の血流を彼の脳と身体に供給する。

　チューブを挟んでいたクランプを外すと、それは血液で満たされ、空気が押し出された。いつものように、回路全体から空気を完全に出さなければならない。私たちは一種の強迫観念にとりつかれている。「頭に空気が入れば、ベッドに死体ができる」という格言は何度繰り返しても足りない。用意ができたようなので、セントリマグのスイッチを入れよう。人工心肺回路の血流減少と人工心臓システムの血流増加のバランスをとりながら、最終的に人工心臓システムに仕事を引き継ぐ。時計仕かけのように正確で無理のない移行。すばらしい。

　私は時計を見た。私が悲しみに沈んだ家族をカフェテリアに送り出してから三時間近くになる。いかん。彼らは今もあそこに座って、父親が生きているだろうか、きっと死んでしまっただろうと気をもんでいるに違いない。彼らのことが気になったが、今の時点で私にできることはない。よいニュースを届けられれば、埋め合わせができる。

　私は再び手術の続きに取りかかり、命をつなぐチューブに気をつけながら自らの手でクラーク氏の胸を閉じた。最終的に二本のペースメーカー用ワイヤー、肋骨の下から出ている四本のプラスチックチューブ（そのうち二本はいつもの排液用チューブ）が彼の体に残された。

　私はクラーク夫人を探しに行った。他の親族も病院に到着して、子どもたちを引き取っていった。私は夫人を自分で夫のところに連れていきたかった。彼のベッドは、夫人からは宇宙船の中のように見えるに違いないからだ。人工呼吸器が彼の代わりに呼吸し、血液循環はセントリマグが補助する。部屋全体がテクノロジーに満ちていて、ベッドの周囲の小さなスペースにはモニター装置と排液ボトルが置かれ、こうしたすべての物の真ん中に衰弱した夫の体が横たわっているのだ。それは話しかける相手というより観察の対象物のように見えるかもしれない。

夫人の最初の反応は驚きだった。目に入るのは、チューブが差し込まれた見るも痛ましい刺し傷なのだ。彼女は今にも倒れそうな様子だったので、すぐに駆け寄って夫人を夫の脇に座らせた。彼女は思わず夫の手を取った。彼は反応を示さなかったが、少なくとも彼の体は温かく、血色がよかった。最後に彼を見たときのように、心原性ショックで死にかけている人特有の灰色がかった青い顔色で、冷たく、汗で湿っぽいという様子とは違っていた。看護師たちは思いやりに満ちた態度で、クラーク夫人がショックから立ち直る手伝いをし、その後、クラーク氏を囲む器械類について夫人に説明した。看護師は装置を管理する自信があったし、彼らに対する私の指示はシンプル——何も変更するな——だった。私たちはこの戦いに勝利しつつあった。

一週間後、損傷していなかったクラーク氏の心筋の様子がだいぶよくなったように見えたので、楽観的に方向性を決め、セントリマグを取り外すことにした。私たちは手術室に戻り、ポンプの血流を少しずつ減らしながら、彼の心臓の働きをエコーで観察した。左心室は快調に血を送り出し、正常な心拍数と適切な血圧を保っている。前週の惨事で受けた損傷はほとんどないように見えた。申し分ない、と私は思った。

私たちはポンプを取り出し、胸腔を洗い、清潔な排液管を入れて、これが最後となる胸の縫合をした。彼は完璧に安定していた。その後二四時間してクラーク氏は意識を取り戻し、呼吸管が外された。彼は死からよみがえったかのように、一週間の不在の後この世界に戻ってきた。私がついにクラーク氏と話をすることができたとき、彼は一連の出来事を何一つ覚えていなかったし、幽体離脱体験もフラッシュバックもなかった。さらに、彼には私が誰で、どこの病院にいるのかもまるでわからなかった。

彼の子どもたちが病院に戻ってきたときにそこにいたいと思った。といっても、実際に同席したかったのではなく、部屋の隅の離れた場所から子どもたちが父親に再会するところを見ていたかった。これは待つ価値のある光景だった。驚くべきことに、クラーク氏はこの日からちょうど一週間で家に戻った。これに劣らず注目すべきは、三カ月後の定期診療で彼の心臓が正常に見えたという事実である。「気絶」し、苦悶した心筋はすべて回復していた。今回は、典型的な「ぎりぎりセーフ」の仕事だった。

私にとって、クラーク氏の症例は重要な分岐点となった。実に多くの患者が心臓発作の後に次々と死んでいた。それも、緊急血管形成術が閉塞した血管を拡げることに成功したときですら。私たちは、死んでしまった患者の少なくとも一部を単純で安価な技術により救うことができることを証明した。これは、現在、繰り返し取り上げられるテーマとなっている。

折れた骨に添え木を当てれば骨折は治る。損傷した心臓を休ませれば、回復することもあるが、必ずとは言えない。それでも私は、患者はそのチャンスを与えられるべきだと思う。加えて、集中治療室の看護師が口をそろえてセントリマグの管理の簡単さを称えた。速度を上げる、速度を下げるなど、つまみを回すだけで患者の血液循環を調整できる。車の運転よりもずっと単純だ。

しかし、残念なケースもある。クラーク氏が心臓発作に見舞われてから六カ月後、彼の弟に同じことが起こった。弟はまだ四六歳だった。私はカンファレンスのために海外にいた。第二のクラーク氏は地元の病院に運ばれ、そのままオックスフォードに送られた。到着の時点で彼は心原性ショックを起こしていた。彼の家族は兄の家族と同じことを告げられた。「もう手の施しようがありません」。彼らは助けを求めて私のオフィスを探し出したが、私が遠く離れた場所にいたため望みは尽きた。外科医がいなければ、ポンプもない。弟の妻は夫を、子どもたちは父親を失った。

第13章　アドレナリン・ラッシュ

われわれは賃借人にすぎない。すぐに地主様がやってきて、リースの期限は切れたと知らせを寄越すだろう。
――ジョセフ・ジェファーソンの墓碑銘、サンドウィッチ、ケープ・コッド

第二次世界大戦のブリテンの戦いにおいて連合国の戦闘機パイロットはアドレナリンの助けを借りて苦しい使命を果たした。アドレナリンはストレスへの反応として副腎から分泌されるホルモンである。パイロットたちはさっきまで日射しの下でデッキチェアーに座ってリラックスしていたと思ったら、次の瞬間にはスクランブル（緊急発進）を命じられ、来たるべき戦闘に向けて大空へと急上昇し、突然の死のリスクを冒す。医学生は、アドレナリンは「闘争《ファイト》または逃走《フライト》」ホルモンだと教えられる。フライトはスピットファイアー戦闘機で飛ぶことではなく逃げるという意味だ。しかし、時として――一分一秒を争うとき――私も戦闘機パイロットのようにスクランブルを求められることがある。穿通性胸部外傷の患者がヘリコプターまたは救急車で救急外来に向かっているという電話が入る。刺入創が心臓に近く、血圧も低いため至急の心臓手術が必要だ。スクランブルせよ！

時に、イライラさせられる単純な問題――赤信号、前を走るパトカー、病院の駐車場に空きスペースがな

い――が生と死を分ける。私は救急車のようにスピードは出せないし、私の車には青い閃光灯はついていない。だから、ドライブ中にスピードを出せばトラブルになる。上級研修医としてロンドン内のいろいろな病院を行き来しているとき、警官に何度も止められ、ついに彼らからこんな提案をされた。

急いで移動しなければならないときには、９９９に電話してください。オペレーターに事情を説明してもらえれば、私たちがあなたを病院までお連れします。彼らはかつて何度となくこのサービスを行ってくれたが、今の時代ではもう無理だろう。最近は警官が私に止まるように合図すると、私はかんしゃくを起こす。私は彼らに救急車サービスに確認し、私を病院までエスコートするように言う。このいざこざがアドレナリンの分泌をさらに増大させるため、私が病院に到着するころにはいつでもメスを振るって仕事ができる態勢になっている。

私の携帯が午後十一時に鳴った。相手は「不明」だ。発信者が「不明」の場合、相手はいつも病院だ。オペレーターが言う。「すぐに救急外来におつなぎします」。私はこんな夜遅くに邪魔をされて腹を立てていたが、相手が何を言うか真剣に耳を傾けた。電話に出た医師によると、ストーク・マンデビル病院から救急車がこちらに向かっているという。搬送されてくる患者は左胸に高速度砲による傷を負ってショック状態だ。ストーク・マンデビル病院は、点滴をセットし「患者を直接オックスフォードに運べ」と言ったそうだ。

私は後で空軍の軍医だとわかった電話の相手に、どうしてそれが高速度砲だったとわかったのか質問した。猟銃だったからです、という答え。射出口はあったか？　いいえ。ということは、内臓が傷ついている可能性が高い。私は銃創についてかなり詳しい。というのは、ワシントン病院外傷センターで勤務し、その後ヨハネスブルグのソウェト地区にあるバラグワナス病院で短期間働いていたことがあり、イギリス軍向けの救急医療のテキスト『胸部の弾道損傷』の章も執筆していた。私は胸の銃創の手術が大好きだった。傷は予測不可能で、それぞれ異なり、どれも挑戦しがいがあった。

「わかった。すぐにそちらに向かう。研修医に連絡して、チームを手術室に集めるように言ってもらえるかな」

当時私が持っていた馬力のあるジャガー（後に全損で処分したが）で出かけた。道路は暗く、他の車はほとんど走っていなかった。多少スピードを上げても安全だったが、シカやキツネが道に飛び出してこないか注意しながら運転した。そのうち私の心は先ほど聞いたわずかな情報へと移ろった。そもそもどうしてこんな時間にライフルに撃たれるんだ？

高速弾はまっすぐの弾道で胸に命中するが、その後は高速に回転して移動しながら肺に穴を開け、さらに二次的な武器――金属の破片、肋骨のかけら、軟骨の小片――を作る。通常、胸の銃創は致命傷になる。患者の男性が至近距離で撃たれていれば、弾丸は胸の裏側にまっすぐ飛び出し、大きな射出口を穿っただろう。

この不幸な男性は、森林地方の狩猟エリアの近くに住んでいた。ベッドに入ろうとテレビを消したとき、銃声を聞いたような気がした。密猟者だろうか？ ハロウィーンを間近に控えた満月の寒い夜で、不吉な霧が窪地に立ちこめていた。彼は森の端まで歩いていき、音の正体を確かめようと狩猟場に向かった。

音波が耳に届く前に、突然彼の胸に強い衝撃があり、足がふらついた。それはライフルの銃声だった。左乳首の上に激痛が走って、息ができずすぐに意識が薄れたが、彼は冷静にも携帯電話を取りだして９９９に電話をかけた。オペレーターに、自分が撃たれたようだということと現在地を告げると、精神的・肉体的ショックで崩れ落ちた。彼は、月の明るい夜にぼんやりと光る星を見上げながら、自分は死ぬんだなと思った。

襲撃者は大きな問題を抱えることになった。彼は自らが管理する猟場でシカの密猟をしていて、被害者の眼鏡に反射した月の光をシカのキラキラ光る目だと勘違いした。そして、狙う範囲を広くとるためにシカの胸とおぼしきあたりまでライフルを下げてから引き金を引いた。確かに胸に当たったがそれはシカのものではなかったし、数センチだけ心臓からそれていた。これは両者にとってたいへん幸運だった。ライフルの弾丸で心臓を撃ち抜かれたら生き残れる者はいない。

何年も前になるが、私がミドルセックス病院で勤務しているときに、ロンドン東部で警官に撃たれた若い男性の命を救ったことがある。今回との違いは、ライフルではなく拳銃の弾丸だったことだ。銃弾は若者の心臓を直撃したが、心囊内の凝血が穴を塞いだ。これは失血の後で心臓の圧力が落ちたときに起こる現象である。しかし、高速弾の場合、事情はまったく異なる。高速弾では心臓が粉々になってしまうのだ。今回の患者は心臓の外傷はなく、私は残りの部分を治せる自信があった。

私は患者よりも早く到着した。その日の救急外来は落ち着いていたので、参加できる医療スタッフや看護スタッフがたくさんいて、手術を待っていた。しかし、私が必要としていたのはただ一人、患者の気管にチューブを入れて呼吸を確保してくれる麻酔医だけだった。失った血液をそっくり入れ換えるような積極的な輸液投与はしたくなかった。純度の高い輸液は血圧を高め、出血を促進し、血液の凝固能力を減じ、致命的な大量出血を招く危険がある。

当時の高度外傷ライフサポートガイドラインは、この点で、危険とは言えないまでも不十分だった。ワシントンDCの研究では、穿通創を胸に負った患者の生存率は、個人の車で病院まで運ばれたときの方が、時間をかけて点滴をセットし、冷たい輸液を投与する救急隊員によって搬送された場合よりも高いという結果が出ているほどだ。

救急車がサイレンとともに到着した。この時点で患者の血圧は六〇㎜Hgに満たず、心拍数は一三〇だった。

体は冷えて、顔色は青く、大量の汗をかき、意識を失いかけていた。救急隊員は彼に残された時間はほとんどないとわかっていた。救急車は玄関に向かってバックで入り、後部ドアがさっと開かれた。救急隊員はストレッチャーを下ろすと、患者をすぐに蘇生エリアに運んだ。私は彼に名前を聞いたが返事はなかった。

患者は汗と血にまみれ、体の前面に弾痕が残るシャツをまだ着ていた。シャツを開くと、射入口の傷があり、白い肌をすかして傷を囲むようなリング状の黒っぽい血が見えた。射入口は腫れた筋肉と固まった血液で塞がっている。肌の下の組織に空気が感じられるので、主気道が傷ついているのは確実だ。射入口の位置から体内の損傷を予想すると、要注意の状況と思われる。傷は肺基部――気管支、リンパ管などからなる――に近く、複数の血管の上にある。心臓から少し距離があったのは幸運だった。

船頭多くして船、山に登る、の見本のような状況だった。私はすぐにでも彼を眠りにつかせて人工呼吸器につなぎたかった。そうすれば胸を開けて出血箇所にアクセスできる。彼の血管に広口径の静脈カニューレを二本入れる必要があったが、X線検査やスキャンをしている時間はない。彼には検査ではなく治療が必要だった。麻酔医が気管にチューブを入れたとき、私は看護師に手術衣と手袋を持ってきてくれるよう頼み、それから開胸用の器具を準備した。

彼をストレッチャーの上で開胸することになると察した周囲のスタッフにパニックが広がった。麻酔薬が残っていた血圧を失わせ、彼は心不全になりかけていた。私は出血箇所を見つけて止血し、輸血しなければならなかった。純粋な輸液は酸素を運ばない。それをするのは赤血球だけで、今の彼には欠如しているものだ。三リットル以上の血液が胸腔に漏れ出し、左肺は完全に虚脱していると思われた。研修医が手を洗って、手術に加わることになった。看護師に、左脇が上になるように患者の体を動かしてもらい、湿って血だらけのシャツをハサミで切った。私たちは急いでヨード消毒薬を塗布し、ベタベタする汚れを拭き取った。

興味深いことに、銃弾が左肩甲骨の真下、皮膚の内側にあるのを見つけた。胸の背面で肩甲骨にぶつかって下方向へそれ、傷の中央で止まったのだろう。発砲されたライフルを照合する弾道検査のために銃弾を取り出して保管しなければと思ったことを覚えている。

メスを使って胸骨の端からぐるりと肩甲骨まで肋骨のあいだを開くと、肩甲骨のところから弾が飛び出した。私はさらに青っぽく厚い筋肉層へとメスを沈めた。生きている患者が相手であれば、切ったときに血が噴き出すのだが、彼には血圧がなかったし、いずれにしても出血するほどの血は残っていなかった。胸腔を切開していると、肝臓のような血の塊が大量に出てきて床にボタボタッと落ち、続いて新しい血液が流れてきた。私は大きな開胸器を差し込み、グイッと胸腔を開いて傷を露出し、出血箇所を特定しようとした。そのときには私のチームの手術室看護師が強力な吸引器を持って到着していた。下の方から血がどんどん湧き上がってくるのが見えた。予想していたとおり肺動脈が切れて、主気管支から空気が出ていたので、この両方を制御するために肺基部を大型のクランプを使って遮断する必要があった。手術室看護師があちこち探してクランプを見つけてくれたので、私は無事に目的を遂げると、麻酔医に急いで彼に輸血を行うよう言った。

患者の心臓は動きが鈍り、今にも止まろうとしていた。薄い心膜を通してその様子がはっきり見えたので、私は拳を心臓にあてて拍動を助けるように何度か強くマッサージを行った。心臓は空っぽに感じられた。アドレナリンの注射器をとってもらい、針を直接左室心尖に刺した。二ミリリットルで少し回復するはずだ。血圧を上げ、重炭酸ナトリウムで血中の乳酸を中和する必要があった。アドレナリンのおかげで血圧は許容レベルまで上がり、心拍数は一分あたり一四〇に急上昇した。彼は健康な男性として立ち直り、私たちはとりあえず事態をコントロールできた。

滞りなく処置を完了するためには、適切な滅菌ドレープや正確な血液とバイタルサインのモニターが用意された手術室の明るい照明の下に患者を横たえる必要があった。午前二時、手術室の準備が整い、病院の廊下はガランとしていた。胸が開かれクランプがついたままの患者をストレッチャーに乗せ、ドレープをかけて創部を清潔に保った。そして、スタッフが彼を手術室に運び、手術台に上げた。

私は手術着を脱ぎ捨てゴムの手袋を外すと、床から銃弾を拾い上げた。こういうものは意外となくなりやすいのだ。気味の悪い記念品だが価値がある。この発射物は法医学的に非常に重要な証拠品であり、こういうものをせっせと集めている警察に渡さなければ。

私は奇妙な従者たちの先頭に立って手術室に向かい、手洗い場で再度手を洗った。看護師が手術灯のスイッチを入れて待っていた。これで創部がはっきり見える。私がクランプをゆっくりと外すと、紺青色の血が肺動脈から勢いよくあふれ出た。胸の傷の端から真っ赤な血がにじみ出て、ひどく損傷した気管支から空気が噴き出していたが、それ以外の問題はない。

損傷部をもっとよく見ようと、空気の抜けた肺を引き寄せた。高速弾に撃たれれば当然とはいえ、犬が鋭い牙で引き裂いたかのようなありさまだった。肺をなんとか残しておきたいと思ったが、その望みはすぐに消えた。これは、まるごと摘出する必要がある。彼の安全を守るためには、ヒーローを気取って修復を試みるべきではない。彼が死ねば家族は深く悲しみ、加害者は殺人罪に問われることになる。

私は肺動脈に太い絹糸を回し強く結紮した。紺青色の血はもう出ない。左肺から心臓に入る二本の太い血管も同様に糸で結んだ。次に、この三本の大きな血管をハサミで切った。残るは傷つき血と泡を吹き出している気管支だけだ。私はこれをステープルで閉じ、余分な管を切り落とし、不要になった肺を切除した。肺はうまく容器に入らず床に落ちた。彼は片肺でも問題ないし、右肺の方が左より大きい。私たちは、左肺がなくなって空いたスペースを食塩水と強力な抗生物質ゲンタマイシンで洗った。銃弾がジャケットとシャツの破片を胸の中に吸い込んだので、現時点で最大のリスクは感染なのである。

研修医と若手の勤務医が傷の端から出ている血を止め、彼の縫合をしているあいだ、私は座って自分用のメモを取っていた。刑事事件では証拠書類が不可欠である。それが夜中の三時だったとしても。家まで車を運転して帰るとき、私は道ばたの草地にいたキツネとヘッドライトに照らされたシカ――ライトに反射して目が光っている――を目撃した。私はリラックスして満足感にひたっていた。また一つの戦いに勝ち、私のアドレナリンは消散した。

患者は合併症を起こすこともなく回復した。銃弾は猟場の番人のライフルと一致した。彼は逮捕されたが、殺人罪または過失致死罪を間一髪――数分の幸運――で免れ、保釈された。これは退屈なオックスフォードでは珍しくユニークな症例だった。『主任警部モース』〔訳注：イギリスの刑事ドラマシリーズ〕のエピソードのように。

＊

心臓の刺し傷ほどアドレナリンを分泌させるものはない。若かりしころ、一九七五年のあの日、初めて治療した刺創のことは今も忘れられない。私はロンドン南部にあるキングスカレッジ病院――当時ニューヨークのハーレムのロンドン版と言われていたブリクトン街という治安の悪い区画のはずれにあった――の救急外来で外傷部のオフィサーを務めていたのだが、そこで私は多くの刺し傷を見た。胸部の傷についてはブロンプトンで経験を積んでいた私は、そのころ「無敵」状態にあって、何重にも巻かれたバネのように、「いつでも相手になってやる」という気分で毎日を過ごしていた。

ざっと基本的な事実を説明しておこう。ハーレムでの短期間のインターンシップを終えた私は、心臓に刺創を負ったほとんどの人はその場で死ぬか、病院に搬送される途中で死ぬということを学んだ。生きて病院にたどり着いた人は、絶壁の端に立っている。リスクは高いが、適切な治療——即時の手術——を受ければ助かる場合も多い。

ほとんどの襲撃者は向かい合っている相手の右心室の正面を刺す。左右の心室を含む傷も少数だがある。左心室への刺創は、通常脇腹または背中から——「家庭内事故」のルートだ——刺される。左心房は胸の後方奥にあり壁の薄い右心房は胸骨に保護されている。このため、心房へのナイフの傷は滅多にない。

ルールその一。もしナイフが——場合によってはスクリュードライバーが——まだ刺さっている場合、抜いてはならない。そして、もしもナイフの刃またはドライバーの柄が鼓動とともに上下するなら、心筋に穴が開いている可能性が高い。普通このようなケガ人は自殺未遂者で、襲撃者が証拠のナイフや指紋を残すことは滅多にない。

ナイフが引き抜かれると、圧力がかかっていた血が線維性心膜腔（心嚢）——心臓を包む閉じられた空間——に噴き出す。血が心嚢からあふれ出て広い胸腔に流れ出すようであれば、これはかなりの確度で失血死につながる。刺入創が小さいために心膜腔内に血液が貯留するのは、心タンポナーデと呼ばれる病態である。心タンポナーデが起こると、貯まった血液により心臓が圧縮され、ある程度まで血圧が下がると出血は止まる。血液循環は低い血圧で維持される。心タンポナーデの患者は助かる見込みが高い。搬送時には真っ青な顔色、冷たい身体、脈拍が速く落ち着きがない、頸静脈の膨張などの症状が見られるが、血圧が低く保たれているかぎり、短時間は確実に生きていられる。

ルールその二。完全に意識がある状態で搬送される患者はたいてい心タンポナーデを起こしており、その多くはただちに胸を開いて蘇生処置を施す必要がある。心臓に開いた穴は標準的な蘇生手法では治療できない。なぜなら患者に静脈内輸液を与えると、出血が増えて死に至ることが多いからである。このため、まず出血点を制御することが重要になる。心タンポナーデが解除されれば、その患者への輸液投与は不要である。私が手術したタンポナーデ患者の何人かは、大量の輸液を投与されて心臓がいまにも破裂しそうになっていたため、創部を縫合する前に、心臓を開いて希釈された大量の血液を吸水管に排出しなければならなかった。それがすんでやっと、心臓は裂傷の縫合に取りかかれる正常な見た目になった。

負傷者の中には搬送時まだ体が温かいのに生命の兆しが一切ないという人もいる。いずれにしても、緊急外科手術は患者の瞳孔が光に反応するときにのみ行うべきだ。集中的な心臓マッサージとアドレナリンの投与によってどんな心臓も、脳死であるか否かにかかわらず、再始動することは可能なのだ。だからこそ、最初に瞳孔を確認することが重要なのである。臓器のドナーになるためだけに、殺人の被害者を生かしておくことを容認する検死官は一人もいない。

私がキングスカレッジ病院で勤務していたときは、心臓外科医ではなくまだジュニアドクターだった。夜中の二時でも救急外来は麻薬常習者、酔っ払い、路上生活者、精神障害者などであふれていた。だからといって私たちが彼らを邪険に扱ったかと言えばもちろんそんなことはない。私たちは彼らを治療し、看護師は真摯に世話をしていた。ただ私たちは常に安全確保に気を配る必要を感じていた。そこはいつ何が起こっても不思議ではない地区だったのだ。

その患者は、仲間のギャングメンバーにより病院のエントランスに捨てられていた。彼は死んだような顔色をして意識がなく、シャツは血まみれだった。雑役係が蘇生エリアまで彼を運んで、担当看護師が蘇生チームを呼び出した。患者にはかすかに脈があり、瞳孔の対光反射もあった。

看護師が彼のシャツをはがしたとき、彼の心臓の上に約一センチ幅の刺創を認めた。傷の端から血が流れていたが心臓は動いていなかった。心嚢内の圧力が上がっているため、彼の痩せた首の頸静脈が木の幹のように盛り上がっていた。これは明らかな心タンポナーデの兆候だ。

麻酔医はすでに気管内チューブを入れ、必死で肺に空気を送っていたが、輸血のために頸静脈に太いカニューレを入れる必要があった。看護師が呼吸器のバッグを押し絞る作業を引き継ぎ、そのあいだに麻酔医がカニューレを入れた。失敗は許されない。紺青色の血液が勢いよくカニューレから噴き出した。

当時、夜間の外傷部にコンサルタントはいなかったし、この病院には心臓専門医もいなかった。看護師は私がブロンプトン病院で勤務していたことを知っていたので、私を見つめて「彼の胸を開いてください。私が手伝います」と言った。

私は頭の中で「うわ、まいったな」と思ったが、口は「では、やりましょうか。今処置しなければ助からない」と言っていた。

上級研修医だった麻酔医はうなずいて同意を示した。彼もここで何もしなければこの若者が死ぬことがよくわかっていた。心臓が圧迫され血流を得られないときに外から心臓マッサージをしても意味がない。彼には脈拍も血圧もないので、手を洗っている時間さえない。集まっていた人々が左脇腹が上になるように彼を動かし、そのあいだに私は手術着と手袋を身につけた。看護師も私に倣った。私は患者の背後に立ち、看護師は私の向かい側に立った。私はアドレナリンを分泌しながら、メスで患者の胸を切り開き、金属製の開胸器――もしもの場合に備えて用意された器具だが使われることは滅多にない――を差し込んで肋骨を拡げた。

ナイフが心膜から右心室に直接入ったため、患者の胸腔には血も空気もなかった。見えるのは膨張してピンと張った青い心嚢だけだ。やるべきことは承知している。もっとも、私の目をかすませ、切開創にしたたっている汗を止められたとすればだが。

膨張した心膜をメスで開くと、血液と血の塊が噴き出した。彼の心臓はまだ拍動していたが中は空洞で、心膜腔が空になると心室が満たされた。患者の血圧が上昇しはじめ、刺創からの出血が再開したが、もうこれは問題ではない。

私は傷口に人さし指をあてて言った。「私が心室を縫合しているあいだ、輸血をお願いします」

「どの糸で縫いますか？」看護師が尋ねた。

見当もつかなかったので、こう言った。「何でもいいので、湾曲針についたやつをください」

最初の針は大きすぎ、次のは小さすぎたが、三番目の針はぴったりだった。きつく結べる青い編み糸がついていた。完璧だ。人さし指の仕事を看護師に代わってもらった。彼女はこれまで心臓に触ったことがなく、血を浴びることになった。

ここからは少しやっかいだ。湾曲針を持針器に取りつけ、針を刺す適切な角度を決めて徐々に縫い進める。看護師が指をどければ血が噴き出すとわかっていた。それだけではない。若い心臓は弾むように動き、目標が定まらず簡単には正確な縫合ができない。深呼吸。とにかく一針一針進めるしかない。

傷の端から端まで、合わせを広めにとって裂傷の中央をまっすぐに端から端まで縫合した。看護師は針を切り離し、私は、心筋を裂いたり穴を大きくしたりしないよう、非常に優しく糸を結紮した。これで傷は閉じられたが、患者の安全を確保するために両側——合わせて三カ所——も縫った。未熟者にとってこの作業はかなりイライラものだ。針が心筋を刺すたびに、ビクッと制御できない動きが起こるのだ。確か三回の縫合をすべてすませるまでに十分ほどかかった。今とは大違いだ。

看護師はマスクごしに私を見つめていた。その視線が意味するところはわかっていた。彼女は感嘆していたのだ。実際、私も自分に驚いていた。手術室のヒーローだ。患者の血圧と心拍数はすぐに正常値に戻った。そして、まさに必要がなくなったときに、心臓外科の研修医が駆けつけた。私は喜んで彼にこの場を引き渡した。

看護師と私はコーヒールームに引き上げた。汗だくだったが気分は高揚していた。患者は胸を閉じられ仰向けでストレッチャーに乗せられた。

そこらじゅう血だらけだった。彼の血はストレッチャーの布地や彼の髪や服をびしょぬれにし、今は床の上で乾きはじめている。どれも私たちの悪戦苦闘の証だ。患者は集中治療室で体をきれいにしてもらう必要がある。今も救急外来には他の患者が大勢いて、じりじりしながら順番を待っていた。

そのとき、若者が突然目を覚ました。死んでもおかしくない体験をして、激しく動揺していた。彼は背中をまっすぐに伸ばし、点滴の管を引っ張った。頸静脈のカニューレが外れた。そして彼が深く息を吸い込むと、胸の陰圧で空気が循環器に吸い込まれ彼は卒倒した。先ほどとは違う理由で脈が止まった。そのときは、何が起こったのか誰にもわからなかった。スタッフが心臓マッサージを始めたが彼は蘇生しなかった。私が初めて一人で行った心臓手術は失敗に終わり、わずか数分のうちに私はヒーローからゼロになった。ウソだろ。

突然、その夜は悪夢へと変わり、私は妄想にとりつかれた。患者の死について非難され、手術は無謀だったと責められるのだろうか。しかし、心配する必要はなかった。看護師と麻酔医が状況を明らかにしてくれたのだ。私が処置しなければ、彼はもっと早く死んでいたはずだと。この件は検死法廷〔訳注：医療関連死を含む死因究明のための法廷〕に持ち込まれることになった。評決は？　違法な殺害。死因は？　心臓への刺傷に伴う空気塞栓症。

この手術は私にとって最初の緊急開胸術だったというだけでなく、この致命的な合併症——空気が脳の血管に達する病態——に遭遇したのも初めてだった。ただ、残念なことに、最後ではなかった。私はキャリアを通じて、多くの心臓刺傷を手術した。ほとんどは単純な手術だったが、なかには心臓弁や冠状動脈を含む複雑なものもあった。しかし、患者が死んだ手術は一件もない。

胸を貫く傷の原因はナイフと銃弾だけではない。ゾッとするような傷は交通事故で負うことが多い。二〇〇五年秋のある静かな土曜日の午後、私は息子のラグビーの試合が始まるのを待っていた。すると携帯電話が鳴って私はスクランブルを求められた。それは若い女性に起こったすぐにも命を奪いかねない創傷だった。息子の学校は病院から十分のところにあったため、不運な被害者が到着する前に病院で待つことになった。女性を搬送してきた救急隊員によると、高速走行していた車が中央分離帯のあるA40幹線道路からそれて木のフェンスをなぎ倒した。槍ほどの長さがある木片がフロントガラスを突き破り、運転者の首に突き刺さった。消防隊が潰れた車から女性を救い出したが、傷口から空気がもれて彼女はうまく呼吸ができないようだった。血圧が低いため、内出血が疑われる。

蘇生エリアで外傷チームと患者を待っているあいだ、私の頭のなかでは警告ランプが点滅していた。聞いた情報を総合すると、彼女の気管は二つに切断されている可能性がある。だとすれば、やみくもに呼吸管を入れようとすれば、気管の端がバラバラになって気道を完全に塞いでしまうかもしれない。私は経験豊かな心胸部専門麻酔医が治療に加わるべきだと考えた。心臓手術チームにも準備させなければ。

私は自分でマイク・シンクレア博士に電話をかけ、最速で病院まで来て欲しいと頼んだ。彼はそうしてくれた。私たちが患者を待つあいだ、私は蘇生チームに「申し訳ないが、私が一通り患者の検査をするあいだ、待機していてもらえまいか」と丁寧に要請した。すでに衝突事故から一時間以上たち、彼女がまだ生きているとすれば、彼女はある程度の平衡状態に達しているということだ。損傷を見きわめるための二分間は費やす価値のある時間である。

ストレッチャーで女性が運ばれてくると、周囲の緊張感が一気に高まった。彼女は意識があったが、死人のような顔色で、恐怖のために体をこわばらせ、唇は真っ青になっている。全員の視線が彼女の首の付け根の右側にある深い切り傷に引きつけられた。胸鎖乳突筋がむきだしになって、彼女が息を吐くと空気が裂けた皮膚を持ち上げる。息をするたびに血潮が噴き出すと同時に、傷口から放屁しているような音がした。私はこの原因に確信があった。それに、木片が刺さったときに二本の頸動脈の少なくとも一本が切断されたと思われていたが、それはないだろう。切れていれば、彼女はその場で死んでいたはずだ。

その女性は弱々しく右腕をあげて、汗をかいた自分の手を私に差し出した。私は喜んでその手を握った。私たちはこれから午後のひとときをいっしょに過ごすのだから、よい関係を築くべきだ。とっさに、あなたは大丈夫ですよ、と言った。本当にそう思っているのではなく、彼女が安心させるような言葉と、好奇心の対象ではなく人として扱ってもらうことを欲していると感じたからである。

女性は、単なる精神的な苦痛ではなく、ショック状態にあったし、内出血で何リットルもの血を失っていることも確かだ。フェンスのかけらは彼女の首から下方向に向かい、多くの血管を傷つけながら身体の左側面へと移動したのではないかと私は予想していた。昔ながらの聴診器を胸にあてればいろいろわかってくるだろう。高度なスキャン技術の時代にあっても、この検査は手軽にでき、あいかわらず重要な情報を与えてくれる。彼女の右肺には空気が満ちているが、左肺では呼吸音が一切しない。左胸の肋骨をコツコツと叩いたところ、「打診濁音」がした。この音は体液が肺を取り囲んでいる身体的兆候とされている。彼女の胸には血がたまり、血圧はほとんど測れず、心拍数は一分あたり一一〇回である。

今私たちは外科手術に関する困難な試練――首の付け根の重大な損傷と左胸への出血――に直面している。頭の痛い組み合わせだ。それでも、基本となる原則に変わりはない。最初に堅牢な気道（Airway）の確保。

次に呼吸（Breathing）の制御。そして最後に血液循環（Circulation）――今回は止血し輸血すること。「ABC」の蘇生法則である。

マイクに患者を眠らせてもらう必要があった。彼女の気道を確保する唯一確実な方法は、硬性気管支鏡（先端にライトがついた長く細い金属の筒）を使うことだ。私たちは、肺がんの検査や子どもが吸い込んだピーナッツの除去など、何百回もいっしょに気管支鏡の処置を行ってきた。

すでに蘇生チームが女性の腕に二本の点滴をつけ、透明な液体を投与していた。私としては過度な点滴は避けたかった。彼女は重篤ではあるが安定している。血圧が低下すれば、凝血により穴が塞がる。自然治癒にまかせる戦略だ。一方、透明の液体は血圧を上げ、患者に出血を起こさせてしまう。私はよく「患者ではなく、数値を治癒せよ」と言ったものだ。そのとき、マイクが入ってきた。私たちは直接彼女を手術室に運ぶということで合意した。手術室では、見物人を含む群衆から離れ、私のチームだけで完全に事態を掌握できる。

看護師のリンダは、麻酔室に気管支鏡を用意して待っていた。しかし、その前にマイクが患者に麻酔をかけ、筋肉を弛緩させなければならない。その後、管を喉の後方に滑り込ませ、声帯を経由し傷ついた気管に進める。大道芸人が長い剣を飲み込む要領だが、こちらは気管まで達する。気管支鏡からの高圧の通気のせいで首から血が噴霧され、そこらじゅう血だらけになったが、まもなく傷が見えてきた。彼女の気管の外周はその三分の二が引き裂かれたようになっていて、丈夫な後壁だけが完全なまま残っていた。

私はゴム製の長いプローブを気管支鏡に入れて、損傷箇所まで進めた。酸素レベルを上げるために盛大に空気を吹き入れた後、気管支鏡を引き抜いた。これでマイクは、このガイドに沿って呼吸管を安全に通すことができる。以上で「A」と「B」は解決だ。私たちは安全に肺換気を行うことができる。

次に私は「C」に取りかかり、致命的になりかねない出血を止めなければならない。女性は手術室に運ばれ、手術台で左脇腹を上にされた。ドーンは手を洗い終えて、滅菌された布の上に開胸器具を用意していた。私は何も言う必要がなかった。私の周りですべての手順が時計のように正確に進められた。マイクは二ユニットのドナー血液をいつでも使える状態に準備し、手首にカニューレをつなぎモニターに動脈血の血圧を表示した。

手洗い場にいるときに私の心にいくつかの考えが浮かんだ。まず、私はこの気の毒な女性が恐ろしい試練から遠く離れて無意識でいることにホッとしていた。次に心配になった。肺尖部周辺に何を見つけることになるだろう？　彼女の左手首ではまだ脈が感じられたが、私は、腕へとつながる鎖骨下動脈の裂傷を恐れていた。単に低圧の静脈出血だといいのだが。それならば容易に制御できる。腕の神経が近くにあるので、電気メスで神経を傷つけることのないように気をつけなければならない。

二リットルの血液が彼女の胸からあふれて、私のズボン、靴、そして床に飛び散った。温かく、湿っぽく、無駄になった血。飛び散った先が庭の土ならばまだよかった。圧力が解放されて、左肺が子どもの風船のように膨らんだ。それはヘビースモーカーの肺のようにまだらの灰色ではなくきれいなピンク色だった。私たちはギザギザに破れた穴が見えてくるまで、胸の奥から凝血を掻き出し血液を吸い取った。ありがたいことに、勢いのいい真っ赤な動脈性出血はなく、腕の太い静脈から暗赤色の出血があるだけだった。私は止血に取りかかった。静脈を結紮すれば腕が腫れるので、重要度の低い静脈のパッチで修復して血流を維持した。

これで彼女の無事は確保できたので、胸腔を消毒液でしっかり洗った。他の主な動脈と神経はすべて胸の上方にはっきりと見えた。フェンスのかけらはこれらを脇へ押しやり、ほとんど重要性のない構造を破壊しただけだった。この女性の幸運はほとんど信じられないほどだ。血液循環の「C」も解決した。

私たちにはもう一つ処置しなければならない大きな損傷——切断された気管、つまり空気を通す太い管——があるが、これまでに行った処置に比べればずっと御しやすい。私たちは彼女の胸を閉じたが、残気と血液を除去する排液管は残した。私は、患者の痛みを和らげるために、肋骨の下の神経に効果が長時間持続する麻酔薬を相当量注射した。彼女はもう十分に苦しんだ。

患者の体を転がして仰向けに横たえると、お茶の時間だ。そう、いよいよ首の傷を詳しく見てみようタイムだ。私は首の手術が好きだった。彼女の首はほっそりとしていて脂肪がついていないので、処置がだいぶ楽になる。長さ八センチのすさまじく深い傷が胸骨と鎖骨のあいだの関節からほんのわずか上にあった。それは大きく口を開け、むき出しになった筋肉が見えていて、歯を見せて不気味に笑うくちびるのようだった。もっともシンプルなアプローチは、ギザギザの端を切除して、その切開部を甲状腺レベルまで伸ばすことである。

引き裂かれた彼女の気管は私の目の前にあり、その上には甲状腺と硬いプラスチックの呼吸管が隙間を通っている。完全に蘇生したおかげで、傷の端から鮮やかな赤い血があふれていた。止血は簡単だが、田舎のフェンスの支柱は当然細菌だらけなので、私は汚染された気管の縁を切除して、清潔な端と端を多数の結節縫合で接合した。

今回の損傷は手ごわかったが、手術自体は簡単だった。私は確実で水も漏らさぬ治療を施し、声帯への神経をチェックして終えた。今回も、避けられなかったかもしれない悲劇が回避された。神は彼女と一緒に車に乗っていたに違いない。あるいは、私の肩に座っていたのかも。たぶんその両方だ。マイクは強力な抗生剤を彼女に追加投与し、その後私たちが皮膚と皮下層をメタルクリップで閉じた。仕事は申し分なく完了した。

患者の家族は集中治療室で不安そうに身を寄せ合っていた。彼らはまず救急外来に駆けつけ、すっかり悲観的な気分にさせられた末に長時間待たされることになった。緊急手術の結果を待つのは本当に苦しい経験である。まして、それが自分の子どもの手術で、病院のスタッフにフェンスの支柱が危うく彼女の首を切り落とすところだったなどと聞かされては。生きているのか、死んだのか？　障害が残るのか？　醜い傷が残るのだろうか？　ラグビーの結果を気にするのとはわけが違う。

私は、手術前に命が消えそうな患者の手を握って言ったことを、家族にも言った。何も問題はないでしょう、と。そして、その場を後にした。夕陽に向かって去っていく西部劇の用心棒のように。そう、これからは私の小さな家族との時間だ。息子のラグビーと娘のゴルフマッチの結果を聞かなければ。試合で切り傷やあざを負っているかもしれない。まあ、娘のは女子ゴルフだけれど。

大けがを負った女性に関してだが、彼女はすぐに回復した。日曜の朝マイクと私が病室に行くと彼女は完全に目を覚ましていたので、私たちは果敢に彼女の気管チューブを抜いた。あれほどの事故の後なので当然だが、彼女はトラックにでもひかれたような様子だった。喉と胸がヒリヒリすると訴えたが、呼吸は正常で話をすることもできた。彼女はすっかり元どおりになり一週間で退院していった。

ありがたいことに、年齢を重ねて私のアドレナリン中毒とテストステロンは徐々に弱まった。ただ、予想外のことに興奮する性格はずっと変わらない。不運に巻き込まれた患者にとって、生存の可能性は経験豊かな外傷外科医がその場にいるかどうかにかかっている。この特権を提供される患者はごくわずかである。

第14章　絶　望

強さは勝つことでは得られない。君が苦しんだ分だけ強くなれるのだ。困難に直面しても、あきらめないと決心すること、それが強さだ。
――アーノルド・シュワルツェネッガー

オックスフォード・ブルックス大学は私の病院から二キロ足らずの場所にあり、元気いっぱいの幸せそうな学生たちであふれている。その中の一人、日本語を専攻する二一歳の女子学生が失神発作に悩まされていると医師に訴えた。心電図と心エコー検査を含む一連の予備検査は、彼女の心臓が正常であることを示した。しかし、彼女はある晩キャンパスで友人とおしゃべりをしているときに突然倒れた。

このわずか数日前、ロンドン北部の競技場でプレミアリーグのサッカー選手が観客の見守る中で救命手当を受けたことがメディアで広く報道されていた。このサッカー選手は競技場に居あわせた心臓専門医により効果的な蘇生処置を受けて息を吹き返し、その後速やかに最先端の心臓センターに搬送された。この出来事の影響で心肺蘇生術に対する人々の意識が非常に高くなっていた。

女子学生の友人たちは心臓マッサージを開始し、救急サービスに電話をかけた。最寄りの本部から救急隊員の乗った救急車が派遣され、四分足らずで現場に到着した。心臓モニターは心室細動――無秩序な電気活動があり、心臓が小刻みに震え、血液を送ることができない状態——を示唆している。この当時、救急車には除細動器が備わっていた。友人たちが胸骨圧迫を続けているあいだに救急隊員が除細動器をセットし、電極パッドを女学生の胸と脇に貼った。九〇ジュール。バンッ！

心臓発作の場合、普通これで効果が現れるのだが、短時間のフラットラインの後また細動が起こった。私の病院はキャンパスからたった二分のところにあり、専門医が多数いたにもかかわらず、彼らは女子学生を病院に運ばなかった。代わりに彼らは彼女の気管に管を挿入し、あくまでもその場で蘇生させようとした。少なくとも彼女は酸素を確保した。救急車には新しい玩具——〝Ｌｕｃａｓ〟という胸骨圧迫装置——が積み込まれていた。心臓マッサージはかなり消耗する作業だが、この装置は疲れ知らずでリズミカルに胸骨の下半分を圧迫して、血液を心臓から体内へと送り出す。

その後何回かの電気ショックが失敗に終わると、彼らはＬｕｃａｓを女子学生の胸部に巻きつけた。以降、彼女の心臓は胸骨と脊椎のあいだに圧力をかけられ、肉を軟らかくするステーキ・ハンマーのように連続的に強打された。さらに時間が経過し、彼女が心臓発作を起こしてから三〇分以上が経ってから、やっと彼女は私の病院の救急外来に搬送された。生気はないが、たくさんの医療機器を身につけていて、Ｌｕｃａｓ装置が今もバンバンと彼女の胸を叩いていた。瞳孔はまだ光に反応する。脳は生きた状態に保持されたが、かわいそうな心臓は今も細かく震え、めった打ちにされて傷ついている。

ボルトン・ワンダラーズのサッカー選手ファブリス・ムアンバは、グラウンドに経験豊かな心臓専門医がいて幸運だった。こちらの若い女性が必要としていたのは、問題の原因に対する治療だったのだが、彼女が受けたのは標準的な二次救命措置であった。つまり、まず高電荷で除細動を行う——付属の電極パッドを使って、最初は一五〇ジュール、次に二〇〇ジュールで複数回繰り返す——が、何度かこの方法を試しても効果がなく除細動が続く場合、装置による胸骨圧迫を継続し、静脈にアドレナリンを投与するという手順である。心臓が収縮していればアドレナリンによる潜在的な効果を期待できるが、筋肉の電気活動を不安定にさせ、患者に心室細動が生じやすくなるという弊害がある。

電気的ストームを落ち着かせようと、彼女には抗不整脈薬も与えられた。これはよい判断だが、三〇回の電気ショックの後、彼女はまだ心室細動を起こしていた。手の施しようがないような状況になっていたとき、オンコールの心臓専門医バシーヤ博士が到着した。彼は患者を注意深く観察し、一つの変更を行った。電極パッドの位置を胸に移したのだ。彼は一方のパッドを胸の正面の右心室の上に、もう一方を背中側の左心室の後方に貼った。

二〇〇ジュールのショックを与えると、正常な心拍リズムが戻った。アドレナリンが効果をあらわし、彼女の血圧はただちに通常レベルを超えた。血圧の上昇は傷ついた心筋への血流の増加に役立ったが、一方で電気的な不安定性も増してしまった。この結果は？　細動が繰り返され、さらなる電気ショックと神経の働きを抑えるベータ遮断薬の大量投与が必要となった。電極パッドが正しい位置に置かれてからは、毎回ショックの効果があった。ベテランの心臓電気生理学者であるバシーヤ博士は心拍リズムを安定させる数種の薬物の大量投与を指示した。

女子学生が倒れてからおよそ二時間後、不規則だった拍動リズムが落ち着き、心臓の写真を撮るエコー検査が可能な程度まで安定した。どんな画像が見えるにせよ、重要な情報である。若い人に突然の死をもたらすような問題はほんの一握りしかない。可能性の一つは、心筋が厚いという遺伝的疾患だが、エコー画像ではどちらの心室も正常な大きさと厚みだったのですぐにこの可能性は除外された。

長時間にわたった心臓マッサージと電気ショックで、右心室に損傷があることは目視できる。右心室は拡張して収縮が弱い。ただ、心臓弁はすべて正常に見えた。ごくまれに冠状動脈の異常が心室細動を生じさせることがあるが、これらの細い血管を見たところではやはり正常だ。

心臓は正常――ただし今は疲労困憊の状態――であるが、彼女には重度の心室リズム障害（電気的不安定性）があるのだろうか？　この疾病の場合、特定できる遺伝的症候群はなくとも失神発作や突然の心停止が起こることがある。それは運動やストレスとは関係がなく、おそらくは心臓自体の電気システムから生じ、短期間の電気的な不安定性や大がかりな「電気的ストーム」として姿を現す。

それが収まっているとすれば、その原点を特定する電気マッピングを行い、刺激を起こす原因を除去することで治療が可能だ。これはバシーヤ博士の専門分野であり、カテーテル検査室での治療を要するだろう。患者の循環機能がそのあいだ維持されれば電気的ストームのあいだにできるが、夜間にこの治療チームを集めることは容易ではない。高度な技能を持つサポートチームが必須なのだ。

とにかく彼女を救急外来から心臓集中治療ユニットに移そうということになった。集中治療ユニットのコンサルタントはすでに来ていて、三時間の蘇生措置後の血液成分を正常化する作業に取り組んでいた。彼らは患者が心不全に陥ることを懸念しており、彼女が機械的循環補助を必要とするかどうかの意見を私に求めた。

私は午後九時三〇分に救急外来に到着し、蘇生エリアの彼女のベッドに多くの人が群がっているのが目に入った。彼らの大部分は見ているだけで、何もしてはいなかった。心臓マッサージ装置はまだ彼女に巻きつけられていたが、幸いなことにスイッチは切られていて、彼女の拍動リズムは正常だった。個人的に私はそれを嫌っていた。心臓マッサージには当然存在意義がある。しかし、心臓は繊細な臓器であり、機械によって心臓が手荒く扱われるのは見ていられない。さて、今集中治療ユニットの医師たちは彼女を鎮痛剤で落ち着け、人工呼吸器につないでいる。心拍の正常なリズムのおかげで血流が大幅に改善されたため、彼女の血液成分はよくなっていた。心臓外科の研修医が不安そうに除細動器のあたりをうろうろしていた。

私がここに到着して三分後に彼女はまた心室細動を起こした。今回は胸を強く叩く処置はなく、ただ除細動器のスイッチが入れられた。バンッ！　彼女の心臓は正常同調律に戻った。私は、野次馬の群れを離れて彼女を集中治療ユニットへ連れていこうと提案した。そして彼女の痛めつけられた肋骨に巻きつけられたスレッジハンマーを救急車に戻してもらった。

七〇回の電気ショックの末に、私たちは彼女が特発性心室細動であるという診断を下した。この段階までに抗不整脈薬に反応が現れはじめていたので、彼女が安定しているあいだはカテーテル検査室には移動しない方が賢明だろう。電気ショックの頻度が減って、心臓の細動もおさまりやすくなっていた。

私たちは集中治療室で、文字通りベッドサイドで患者に付き添っていた。夜のあいだに、彼女の両親と恋人がイギリス北部からの長くつらい旅を経て到着した。みな悲しみと不安でぼうぜんとしていた。私にとってはこれが最悪の時間である。私はベッドから離れたところで看護師が彼らに状況を説明するのを見ていた。そして、患者を見たとき、彼らの顔にショックが走った。人工呼吸器、首、両腕、両手首には太い点滴の管、真っ青な唇で血の気がない顔。集中治療室はいつもこんな状態だが、初めて見る人には衝撃的である。まして、それが生死の境をさまよう自分の子どもであれば。

次に私が聞いたのは、非難の矛先を探す静かな葛藤だった。どうしてこんなことになったのかしら？　ブルックスですごく楽しそうにしていたのに。私たちから何らかの疾患を引き継いだということは？　そろそろ私が出ていって両親に質問をすべきときだ。しかし私は研修医に代わりを頼んだ。私はどうしてもこうした場面に直面できず、後方でうろうろしながら様子を見ていた。ご家族の中で突然死された方はいますか？

心臓病の病歴は？　お嬢さんに以前健康上の問題があったことは？　どの質問も答えはノーだった。

私は次に何が起きるかわかっていたので、そこに残っていた。ただ、それが起こらなければいいと願っていた。アドレナリンの効果が抜けると、電気的過敏性は緩和されたが血圧がジワジワと下がりはじめ、早朝にはには心配になるほど低くなっていた。その一方で、右心室――連打で傷つけられダメになりかけている――はなんとか対応しようと苦闘するため、静脈の圧力が上昇していた。こういう状況ではいつものことだが、尿はしだいに流れを止め、血流の減少とともに筋肉が作り出す乳酸が血中で増加している。

彼女に数回追加の電気ショックを与えたが、残念ながら両親に席をはずしてもらう時間的余裕はなかった。両親が処置を見たら、娘が実際に死にかけているという恐ろしい現実を思い出してしまう。患者の手足は、律動異常ではなく過度な心臓マッサージと繰り返された電気ショックによる心原性ショックのために冷たくなっていた。アドレナリンの効力を弱めるために必要だった大量のβ遮断薬の投与ももちろん症状改善の役には立たなかった。

私はもう一度心エコーを行うよう求めた。今回は食道にプローブを入れて検査する。この方法だとカメラの位置が心臓の裏側になるため、格段にはっきりした画像を観察できる。症状は劇的に悪化していた。左右の心室の収縮が弱い。こうなると、どうしても「もしあのとき」と思ってしまう。除細動器の電極パッドを貼った最初の位置が違っていたら、こんなことになっていただろうか？　彼らが患者をただちに病院に搬送していたら、診断を下せる医師がもっと早く彼女の治療ができたし、その後で、私の同僚がやったような薬物治療に取りかかれたのでは？　彼女が必要としていたのは専門知識と薬剤であり、町はずれでの機械仕かけのスレッジハンマーではなかった。

「もしあのとき」という想像は心臓手術には向いていない。何の役にも立たないからだ。私たちは目の前にいる患者をただ受け入れ、治療しなければならない。私は彼女が今必要としているものを承知している。苦闘する彼女の心臓はまだ回復の可能性があるが、循環機能のサポートが要るのだ。ショック状態の患者にはほとんど有効性がないとわかってはいたが、私たちにすぐできることは大動脈内バルーンポンプだけだった。とにかくバルーンポンプを挿入すると、モニターに映る血圧に多少の改善が見られた。しかし、彼女は豊富な血流を必要としており、バルーンはそれを与えてはくれない。血圧を七〇㎜Hg以上に保つために昇圧薬ノルアドレナリンを投与しなければならなかったが、そのせいで心室細動が生じた。私が必要だと言った「循環機能のサポート」とは、血液循環を引き受ける心室補助装置――資金が底をつく前に私たちが持っていたようなポンプ――のことである。今回の患者に関しては、体外式膜型人工肺（略してECMO）というシステムが必要だ。これは遠心血液ポンプと人工肺を組み合わせた機械で、人工心肺装置の酸素供給器と類似しているが、こちらは長期的な使用目的で設計され、心臓が回復するまで数日または数週間安全に動作する。患者は左右の心室の機能が低下し、ショック反応で肺も悪化しているため、この装置が不可欠なのだ。しかしこの病院にはなかった。イギリスの医療機関でこの装置のための基金を有するところはごくわずかで、主に重篤な肺疾患を持つ若い患者に使われる。

患者のベッドサイドで絶望した両親を見て、そして、いつものようにみずみずしい春の太陽が水平線からのぼり、昨日まで患者がブルックスでそうしたように健康な人々が新しい一日を始めようとしているのを見て、今や私自身の血が沸騰しはじめていた。

急性心不全に関して最近のＮＩＣＥ（National Institute for Health and Clinical Excellence：国立保健医療研究所）のガイドラインはどう規定しているだろう？　そこには、「循環サポート装置を持っている病院から助言を得ること」と書いてある。私たちはそのとおりにした。かつて私が指導した同僚の外科医は、彼女には

ECMOが必要だと言った。とはいえ、定期的に心室細動を起こしている死に瀕した女性を安全に搬送できる可能性はどの程度あるのか？　七〇回も電気ショックを受けたのは誰だ？　焼け焦げているのは誰の心臓だろう？　彼女を他のセンターに安全に運べる可能性はほとんどない。この事実に反論できる者はいまい。

私たちのチームがこれまでに革新的技術を使って実現した成果を考えると、この病院がECMOシステムを持っていないとは驚きだと同僚は感想を述べ、だとすると、できるだけ早く開発会社の担当者に装置をオックスフォードに届けてもらうしかないと言った。私たちは午前八時三〇分まで装置のサプライヤーを見つけられず、そのときまでには、彼女の静脈圧が上がり血圧が再び下降していた。この結果彼女の組織細胞が十分に灌流されず、重要臓器内の血流が決定的に損なわれて血液酸性度が上がりはじめた。

私は彼女を手術室に連れていき、従来型の人工心肺装置をつなぐべきかどうか議論した。しかし、この装置はいくつかの理由で最悪の事態を招きかねなかった。それが肺の損傷を悪化させ、血液の凝固機能を損なう可能性がある。出血はECMOの使用中に起こるもっとも一般的な致死性の合併症であり、標準的な心肺バイパスが長引くと、リスクはさらに大きくなる。

しかし、私たちに多少の時間的余裕を与えてくれそうな選択肢がもうひとつある。それはレボシメンダンという強力な心不全薬で、私たちは以前これを使用したことがある。この薬は、細胞の酸素摂取量と心室の被刺激性を高めることなく、カルシウムと筋分子の結合を助け、収縮機能を強化する。私は集中治療室の医師たちに、この薬の投与を始めるように依頼したが、この薬が高価であるという理由で病院には常備されなくなったと言われた。私たちの手元にあるのは、血管を収縮して心臓をよけいに過敏にする薬か、心臓のむち打ち状態を悪化させる薬だけだった。

情けないことに、私たちは必要な機器も薬品もなしに、この若い女性を生かしつづけるための絶望的な努力をしているのだった。できるかぎりのことをしていますと患者の両親を安心させようとしたが、実際にはただ時間だけが過ぎていく。気持ちが張り詰め、やりきれない朝だった。私たちはECMO装置が届くのを待ちながら、酸を中和する重炭酸ナトリウムを投与し、彼女の瞳孔を観察した。今も瞳孔は光に反応するか？　脳には十分酸素が届いているか？　動脈収縮薬を大量投与することで一時的に血圧を上昇させて、もしかしたら脳への血流を増やすことができるかもしれないが、それは四肢や腸管の犠牲を伴う。酸素が欠乏した筋肉から循環血液中に酸があふれ彼女の手足はすでに色を失い冷たくなっており、血流量が著しく低かった。

昼ごろになると私はもうこれ以上彼女を見ていられなかった。そこで手術室に行き、ECMO装置が病院に届くまで短時間だけでも彼女を人工心肺装置につなげなければならないと告げた。そのとき誰かが避けられない質問をした。ECMOの費用は誰が払うんですか？　夜になったら誰がその管理をするのですか？もしああだったら、もしこうだったら？

私は疲れてイライラしていたので、感情をぶちまけたくなった。「二〇歳の若者の命を救おうとする私たちの努力に疑問を差し挟むとは君たちは何様なんだ。この病院が移植センターではないから、なんだって？彼女に移植は必要ない。彼女の心臓は、過去二四時間に受けた損傷を癒やす時間が必要なだけだ。「センター・オブ・エクセレンス」と呼ばれているこの病院が、なぜ二キロと離れていないところで倒れた子どもを救うことをできないんだ？」もちろん、それは医療スタッフの努力不足のせいではない。

もう少しで自制心を失いそうになったとき、装置が届いたという知らせが入った。患者はもう手術室に移されている。私は、救いの手を差し伸べるためにとんでもない手間をかけてここまで来てくれた開発会社の担当者を出迎えに行った。彼はオックスフォードには一時間以上前に着いていたが、病院の手前で渋滞に巻き込まれ、胃が痛くなるような焦燥感を抱えながら、駐車スペースを見つけるために建物の周りをぐるぐる回らなければならなかったそうだ。時間がかかれば生存のチャンスは低くなる。彼はそれを知っていたから、居ても立ってもいられない気分だったろう。

装置の準備ができると、患者の両鼠径部の血管からＥＣＭＯ回路を挿入するのには数分しかかからなかった。エコーで大腿動脈が狭くなっていることがわかったので、私はそれを外科的に露出してその脇に人工血管のグラフトを縫合した。これで下肢に十分な血流を確保できる。反対側の大腿静脈は針とガイドワイヤーを使って直接カニューレが挿入された。長いカニューレは右心房まで進められ、患者の食道を通るエコーのプローブを使って位置を確かめながら慎重に配置された。

ポンプのスイッチを入れると、彼女の血圧はすぐに一一〇／七〇㎜Hgに上がり、静脈圧は二五㎜Hgから五㎜Hgに下がった。頸部に腎臓透析用のカニューレを入れていたが、血流の増加に伴って尿の流れも改善した。わずか数分で彼女はＥＣＭＯにより造りかえられた。血色がよくなり血液検査の数値も改善されて、別人になったようだった。私は浮き立つような気分になったし、患者の両親もようやく緊張をといた。

最初の数時間、彼女の瞳孔は光に反応していた。ところが、夕方になり彼女の心臓がかなり回復してきたころ、突然彼女の瞳孔が大きくなり光に反応しなくなった。予想していたなかで最悪のシナリオである――身体はよくなって、脳がだめになる。血と酸素が欠乏し、彼女の脳は膨張を始めた。このとんでもない惨事を医学用語で説明すると、頭蓋の内圧が亢進し、脳幹が脊柱管に脱出した、のである。

そのとき私は、戦いはついに終わったのだろうかと考えながらオフィスのソファで横になっていた。帰宅するところだった私の秘書のスーが遠慮がちにドアを叩いた。集中治療室が先生に戻ってきて欲しいと言ってます。この種の伝言はいつも私の気分を沈ませる。知らせがよいニュースであったためしはない。何か問題が起こったのだ。出血とか何か対処しようのある問題だといいのだが。しかし、患者のベッドに行くと、カーテンが全開になっていた。

両親がベッドの両脇に腰かけ、二人とも娘の手を握っている。肉体的にも精神的にも完全にまいっている様子だ。彼らに声をかける前に何が起こったのかを確かめる必要がある。患者の世話をしていた看護師が取り乱した様子で私のところへ来た。彼女の瞳孔は急に焦点を失ったという。すぐに原因を知る必要がある。抗凝固薬のヘパリンにより大脳内で出血が起こったのか、あるいは酸素不足で脳が膨張したのか。

最初の原因ならば、脳外科医に凝血を除去してもらえば状況が改善するかもしれない。二番目の原因だったとすると、私たちの努力に対する破壊的な結論を意味する可能性が高く、それは心室細動を止めようとしたときに生じていた。最後に電気ショックを与えてから四時間が経過しており、今私たちは一刻も早く脳スキャナー検査をしなければならない。私は自分でその手配をし、同僚の脳外科医にこちらに来て結果をいっしょに診てほしいと頼んだ。

脳スキャンでは渦巻き状の灰白質と白質の断面を個々のスライス画像として観察することができる。脳は複雑だがその構造ははっきりとした特徴があり、各部位が私たちの生命の部分を担当している。脳の部位はそれぞれ重要性が異なる。頭蓋は硬い容器なので、脳が腫れると行き場がなくなる部分が生じる。体液のスペースが圧縮されて消失し、脳の凹凸部や神経線維が歪められ、やがて脳幹の一部が頭蓋骨から押し出され、光に対する瞳孔の反応が失われるということになる。脳幹反射が消失したとき、患者は死ぬ。

すべてのスキャンは数分で終わり、全スライスが計算され臓器全体を三次元画像として再構成する。結果は私が聞きたくない内容だった。「著しい脳の膨張により大後頭孔から脳幹が脱出した」というのが放射線技師の正式な報告だった。私は彼女の頭蓋上部を切開して脳圧を減らすように脳外科医たちを説得しようとした。彼らは同情的ではあったが、時すでに遅しだと私に告げた。残念だけど、と。しかし、私の気持ちは残念どころではなかった。

私たちは彼女をストレッチャーで集中治療室に戻した。あらゆる機器――ECMO回路、呼吸器、バルーンポンプ、モニター装置――がつながっているので、これ自体が大仕事だったが、私たちは悲しみを胸にゆっくりと行進した。

この結果、私たちに残されたものは何だったただろう？　患者のその他の臓器はすべて回復していた。彼女の体は温かく血色がいい。装置から酸素をたっぷり含む血液が十分に送り出され、腎臓は尿を作り、胃腸は食物を吸収し、肝臓は毒素を分解している。すべての臓器は血液と酸素を必要とし、ECMO――単純で安価な技術――はこの両方を豊富に供給する。しかし、脳に関しては手遅れだった。私たちが救えなかった細胞は、もっとも重要な細胞だったのである。

私は今回の結果を非常に重く受け止めていた。イギリスのどの病院にも私たちのチームほど広範な経験を持ち、検査室で長時間必死の作業をし、重大な発見をしてきたところはないのだ。それに関しては問題なかった。問題は、私たちが移植センターではなく、そのために財政的援助を受ける資格がなかったことなのだ。重視されていたのは費用カットだった。命は二の次にされている。

私は両親に面と向かって悪い知らせを伝えることができなかった。臆病者のようにこそこそと自分のオフィスに戻った。まもなく嵐になる。集中治療室の医師たちは、薬で彼女の脳浮腫を治療しようと最善を尽くしたが、これは形式的なものにすぎない。死はすでに確定している。脳死に至ったため、ECMOは四八時間後に外された。私が自分でチューブを抜いた。今や彼女の心臓はきちんと動いており、正常な血圧とリズムを保ち心室細動はない。この戦いには勝利していた。

脳幹死の正式な検査の後、打ちのめされている両親に臓器提供の問題が持ち出された。この患者は、自分が若くして死んだときには臓器提供したいと明言していたので、両親は彼女の意思に従うということだった。この話し合いの前、まだ両親が付き添っているときに私は患者のもとを訪ねた。彼女の命を救う戦いに手を貸してくれてきた看護師も、最後まで付いていたいとベッドサイドにいて、ママとパパをなぐさめ支えてくれた。深い思いやりと勇気がなければできないことだ。

この時点で私に何か言えることはあったろうか？　私は本当に悲しかった。私の息子は彼女と同年代でやはりブルックスに通っている。私が両親の立場だったらどんな気持ちがするだろう？　考えるまでもない。これまでに何度も子どもを亡くした親を見てきた。私が彼らに言えることはひとつ、心からお悔やみを申し上げますという言葉だけだ。困難な状況において、経験豊かなコンサルタントのチームが事態を好転させようと昼夜を問わず全力を尽くした。私の仲間たちはみなこの結果に動揺すると同時に彼女の臓器を提供するという寛大な申し出に感謝していた。その行為は、他の人の人生を変えるだろう。

最終的に彼女は肝臓と二つの腎臓を提供し、三人の患者がこの恩恵を受けた。これらの臓器が今も正常に機能しているのは、ＥＣＭＯのおかげだった。

それから数日のうちに私たちはこの装置をまた必要とすることになった。このときは出産直後の若い女性に羊水の肺塞栓が起こった。私ができる唯一の助言は、直接彼女をＥＣＭＯセンターに搬送せよということだけだった。少しでも処置が遅れれば命にかかわるとわかっていた。そして、不幸にも私は正しかった。

その後私は、事故による空気塞栓症と心停止に見舞われ、集中治療室にいる四〇歳の患者にこの装置を使用できたはずだった。彼女は死んだ。そして物語は続く。

若い女性の死はブルックス大学の友人や教員に大きな悲しみをもたらした。私は大学副総長に手紙を書き、女子学生が倒れたとき友人の方々が必死の努力をしてくださったのに、私たち医師が女性を助けることができなかったことについて私自身の痛恨の念を伝えた。数カ月後、私は大学の卒業式典への招待状を受け取った。大学は彼女に死後の学位を授与することを予定しており、私に彼女の両親といっしょに出席してほしいということだった。

私は彼女のママ、パパ、恋人といっしょに最前列に座り、輝くような若い男女が壇上に上がり学位記を受け取るところを見守った。その後、大学総長のシャミ・チャクラバーティーが、亡くなった学生に授与する特別な学位記について説明し、彼女を救うために果敢な努力をした外科医に感謝を述べた。誰かが壇上に上がり学位証明書を受け取らなければならない。ママがその人だ。パパは悲しみで動けず、恋人は憔悴しきっていた。私は胸が詰まって、言葉が出なかったが、よろけるように階段を上がる気の毒な婦人に手を貸した。こんな形で娘の卒業式を迎えるはずではなかった。彼女の友人と教師が駆け寄ってきた。家族は彼らに会えたことを喜び、レセプションパーティーに向かう娘の友人を勇敢に見送った。

しかし私は憤慨し苦々しい気持ちだった。ボロボロに打ちのめされ、世界が私の両肩に乗っているような重圧を感じる。それは私のキャリアにおいてもっとも悲しい日だった。

アリス・ハンターを偲んで。そして他の人々は救われますように。

第15章　二重の危険

私がまだ若く元気いっぱいだったころ、
私は地元の医者の妻に恋をした、
毎日りんごを一つ食べて、
医者いらずを目指した
――トーマス・W・ラモント『牧師館での少年時代』

ジュリアは四〇歳。ロンドンで忙しい仕事に就く威勢のいいブロンド美人だ。週末は成績優秀なイベントライダーとして乗馬を楽しんでいた。トップクラスに手が届きそうな位置にいて、最高のライダーたちとしばしば接戦を繰り広げていた。そんなこんなで少し遅くなったが、彼女は最初の妊娠を期して競技をやめた。ただ、彼女は肉体的にも精神的にも健康だったので問題はないはずだった。実際、彼女はダラム大学で心理学専攻の学生として大学のホッケーチームに属し、後にレスター州のチームでプレイしていた。そしてサッカーもクリケットもやっていた。

ただ、一つ妙なことがあった。彼女は一度も二〇メートル・シャトルランテスト（往復持久走）を最後までやりとげられたことがなかった。いつも何かが彼女の足を止める。それに、ジュリアは会議中に眠り込んでしまうことがよくあったため、個人病院に入院して睡眠検査を受けた。医師は発作性睡眠を疑っていたが、何も問題は見つからず、高額な費用だけ支払って退院した。

二〇一五年四月、妊活を始めてからわずか二カ月で妊娠検査薬がブルーに変わったとき、ジュリアは大喜びした。ところが、そのころから妙に疲れと息切れを感じはじめた。やがてもっと息苦しくなった——馬を走らせたときのように——が、妊娠しているのだから当たり前だと思い込み、すべてホルモンや体質の変化のせいにしていた。

疲れなんかに負けるものかと、彼女はランニングを再開し、身体を鍛えることにした。最初のときには、なんとか五キロ走ったが、翌週、彼女は通りの突きあたりで息が切れてしまい、喉がヒリヒリし胸が締めつけられるように苦しくなった。乳房に圧痛があり腫れてもいた。胸に触ると痛いのは妊娠中だからかなと思った。走る速度は緩めなければならなかったが、少なくともまだ彼女は馬に乗れた。

十三週に入った月曜日、ジュリアは医院で助産師に会った。ジュリアは妊娠中毒症——妊娠後期に一部の妊婦に見られる異常に高い血圧——の予防のためにアスピリンを飲むよう助言された。彼女は助産師に、体調がすぐれず、日に日に状態が悪くなっていることを話した。気にしすぎだと言ってジュリアをたしなめる代わりに、助産師は心臓と肺の検査をしてもらうべきだと言って、担当医と話すことを約束してくれた。頼りになる助産師である——これは決定的に重要な決断であった。

医師は患者の言うことに耳を傾けた。彼は親切で、「妊娠中、血液量が三〇パーセントほど増加します」と安心させるように言った。「そのせいで息切れがするのかもしれません。胸の音を聴いてみましょう」。すると、突然医師はむずかしい顔になって、口調が変化した。「おそらくちょっとした心雑音だと思うけど。念のためすぐに専門家に診てもらいましょう」

その場で医師はメイドンヘッド地区の総合病院であるウィンザークリニックに電話をかけた。心臓専門医が明後日の水曜日にジュリアを診てくれる。ジュリアは心配になったが仕事に戻った。ユナイテッド・ビスケット社は彼女を必要としており、仕事をしていると「心雑音」という言葉をとりあえず忘れることができた。

ウィンザークリニックには、洗練された待合室、有能な受付係、そして居心地のいいソファが備わっていた。ただ、どれもジュリアの苦境には関係なかった。心臓専門医の診察の前にジュリアは重要な二つの検査を受けることになっていた。クールな黒のドレスを脱ぎ、おなじみの検査着に着替えたが、背中の届かない位置にひもがあって腹部の膨らみが目立つ。

最初は心電図検査。彼女は長椅子に座り、担当の女性に検査着の上衣を脱いでくださいと言われた。センサーが両手首、両足首、および胸壁に沿うように装着された電極から電気活動を検出し、心電計がくねくねした線が描かれたピンクの長い記録紙を吐き出す。これは医師にとっては非常に重要なデータだが、一般人にはまるで意味不明だ。しかし、技師は心電図に問題はないと言った。なんと心強い言葉だろう！　ただ、それには問題があった。

熟練した者が見ればジュリアの心電図がいわゆる左心室肥大――心筋が緊張状態にある――であるとわかる。次に彼女は心エコー検査――心臓を覗く非侵襲的な「窓」――を受けた。この検査ではプローブを使って超音波画像を撮影し、モニターに映す。検査の担当医が男性だったのでジュリアは少し赤面した。彼は感じがよく、いろいろ話しかけてくれながら彼女の胸に粘り気のあるゼリーを塗った。すべて仕事の一環である。

明晰な画像が得られるまでにしばらくかかった。彼は彼女を傷つけないようにしながら、彼女の腫れた左乳房の検査を続けた。彼は「四腔像」をはっきりと見ることができる心腔――左と右の心室――から始めた。

左心室は予想よりも厚みがあった。右心室、左心房、右心房はすべて正常である。しかし超音波はまだ決定的な画像を拾えていなかった。彼はプローブを胸骨の上部に動かし、下方向に角度を変えた。

すると彼は急に緊張した様子を見せ表情が変わった。彼は黙り込み、プローブをあちこち動かしている。ジュリアは今にも悪い知らせを聞かされると予感した。気持ちがどっと沈んで、突然の寒気と内臓が外へ飛び出したような虚しさを感じた。

「何が見つかったの？」ジュリアは尋ねずにはいられなかった。

「大動脈弁狭窄症です」。ロボットの声のように聞こえた。「残念です。医師に知らせてきます」

別の女性が胎児を診察する他のエコー装置を持ってやってきた。今回は腹部にベタベタのゼリーを塗られた。ジュリアがわが子の画像を見るのは初めてだったが、今も生きているのか不安だった。その後の会話で状況がわかってくると、ジュリアはおなかの子が生きていない方がましかもしれないと感じた。ジュリアの日常は崩壊したが、胎児の心臓は一分あたり一五〇回ほどの正常な心拍数で拍動していた。

検査が終わり、医師に会うときがきた。ＮＨＳでも勤務している優秀な若い心臓専門医である。彼は検査結果に目を通し、診断はついている。しかし、彼にできることは何もなかった。少なくとも今ジュリアは自分の服を身につけているので、人目にさらされて傷つきやすい気分は軽減されているが、心理的な崩壊がすぐそこまで迫っていた。大学で専攻しているので心理学については詳しい彼女だが、だからといって自分自身の心を制御することが簡単になるわけではない。

儀礼的な挨拶ぬきで、ジュリアは自分から話し出した。「私の体、まずいことになっているのでしょうか？」

「はい。残念です」

このセリフはさっきも聞いた。どの医者も同じことを言うけれど、本気で言っている人はいない。

「あなたは非常に重篤な大動脈弁狭窄を起こしています。正確に言えば、先天性の大動脈弁狭窄症です。赤ちゃんを作ろうと決心する前に、誰か胸の心雑音に気づいていませんでしたか？」

ジュリアは慎重に考えてみた。他の医師が彼女の胸を聴診したことがあるか？　答えはイエスだが、誰も心雑音について知らせてはくれなかった。

弁が著しく狭くなると心雑音は聴こえにくくなる。現在大動脈弁は非常に狭く、胎盤に栄養を補給するために心臓がこれまで以上に働いて血流量が増えたことにより、症状が顕著に現れるようになったのだ。

これまでに起こった生理現象を説明するには、妊娠十二週から十三週にかけて心臓から送り出される血液量が妊娠していないときに比べて最大五〇パーセントも上昇するという事実を理解しておく必要がある。ジュリアには左心室の出口の弁に重度の狭窄があり、妊娠十三週に至って、血液を貯めておくスペースがいっぱいになった。ジュリアが運動したときに感じた強烈な胸の痛みは冠状動脈の血流が滞ったことが原因である。彼女の腕の血圧が一〇〇㎜Hgのとき、左心室は二五〇㎜Hg——命にかかわるほどの高血圧——になっていた。加えて、心臓に入る血液が肺に逆流して肺のうっ血が生じる。また、何らかの負担がかかることで肺水腫の原因となる浮腫液がたまり、突然死のリスクを生じた。しかも、ジュリアは自分が完全に健康だと思っていた！

とどめの一撃だ。重症の大動脈弁狭窄症の平均余命は妊娠していない場合で六カ月から最大二四カ月。彼女の現状では数週間しかないだろう。妊娠の状態を継続することはあまりにリスクが高いため、心臓専門医は週末までに中絶手術を行えるよう手配する必要があった。中絶すれば、大動脈弁置換手術をすることができるだろう。手術は早い方がいい。

しかしジュリアはそんなことを全然望んでいない。確かに彼女は子作りを後回しにしていたけれど、妊娠して喜びと期待に満ちた三カ月が過ぎ、彼女は胎児に深い愛着を感じるようになっていた。胎盤だけの問題ではない。もし二度と妊娠できなかったら？　何もしないでいれば体調は問題なかった。だとすれば、赤ちゃんが生まれるまでじっとしていればいいのでは？　単純な理屈だし、やってみる価値はある。しかし、それは間違っていた。心臓専門医はこう断言した。手術をしなければジュリアも赤ん坊も出産予定日よりずっと前に死んでしまいます。二〇週台で早産することも叶わないでしょう。

彼女に与えられた選択肢は限られていた。妊婦の大動脈弁手術を行う外科医はいない。彼女が望むならば、明日行われる、心臓専門医、外科医、集中治療専門医――そしてジュリアの症例を取り上げるなら、産科医――を含む専門医師のチームミーティングで彼女の症例について話し合うこともできると言われた。ミーティングでは医師たちが情報を詳細に確認し、代替案を検討し、最良の提案をする。

しかしジュリアはしおれた花のように黙り込む性格ではなかった。「私の希望は聞いてもらえないのですか？」と彼女は主張した。「私は赤ちゃんを堕ろしたくないんです。人から無理強いされるなんてまっぴら。私がこの子をこのまま出産できるチャンスはどれくらいですか？」

これは、即答できるような質問ではなかった。シンプルな解決策などないのだ。医師は少し考えてからこう言った。「では、妊婦の心臓病に詳しいオックスフォードの心臓専門医を紹介しましょう」

妊婦に関する倫理原則はシンプルである。「医師の責任は第一に母親にある」。母親の健康を維持するために子宮内の胎児を犠牲にすることはできるが、胎児のために母親を危険な状況に置くことは許されない。妊娠三〇週、場合によっては二八週を過ぎて生まれた場合、通常子どもは生存することができる。しかし、死に瀕した母親が胎児を維持するという目的のためだけに生かされつづけるケースはごくまれである。

地区総合病院の他の心臓専門医たちもエコー画像を見た。彼らは大動脈弁が著しく狭窄しているので、ジュリアが妊娠三〇週まで生き延びて帝王切開を受けることはありえないと判断した。ホルモンの変化と血液量の増加がすでに命を脅かしている現状で、あと一六週持ちこたえるのは無理だ。全員同じ意見だった。ジュリアは数日中に中絶し、その後すぐに大動脈弁置換手術を受けるべきである。中絶により複雑な問題はシンプルになる。もっとも、心臓手術がシンプルだと考えた場合だが。

木曜の午後心臓専門医からジュリアの職場に電話があり、同僚医師たちが合意した結論が伝えられた。彼女は、医師が口にした「残念ですが」というフレーズにまた顔をしかめたが、医師は翌日の午後、NHS扱いでオックスフォードのオリバー・オーメロッド博士に会えるよう彼女のために予約をとってくれた。彼は、無駄にできる時間は残っていませんよと念を押し、そのあいだ、絶対に乗馬やエクササイズをしないでくださいと付け加えた。

予約の場所にたどりつくこと自体が悪夢だった。病院までの幹線道路が渋滞していて、駐車場に入るにも長蛇の列、その上なかなか駐車スペースが見つからず、助けてくれる係員もいない。ジュリアは二つの命を守るために人生でもっとも重要なアポイントメントに遅れそうだった。そればかりか、またあの胸が押しつぶされるような痛みに襲われ、その後不安のあまり倒れそうになった。先週の金曜日は母になる喜びでいっぱいだったのに、今は差し迫る死の影に怯えている。

ところが、オリバーがすべてを変えた。彼自身もジュリアが予想していた人と全然違っていた。スーツもネクタイもなし、何も深刻に捉えそうもない大らかな雰囲気。彼はジュリアが子どものころに好きだったキャラクター、ポパイ・ザ・セーラーマンを思い出させた。オリバーは、ジュリアをコンサルティング・ルームの大切なお客さまのような気持ちにさせてくれた。

「赤ちゃんを産みたいんだね？　私たちに何か手伝えることがないか考えてみよう」

彼女の胸の息苦しさは消え、全身がリラックスし、その手は「大丈夫よ！　この先生が私たちの面倒をみてくれるわ」と言うように自然と腹部の膨らみをさすっていた。

では、ジュリアの安全を守り、胎児を生かしておくためにどのような可能性があるのだろう？　オリバーも、現在の弁の状態では妊娠二八週まで生存できないという意見だった。したがって、妊娠を継続しながら弁を治療する必要がある。考えられる方法は二つ。一つ目は時間稼ぎの一時的な作戦として、極端に狭くなった弁の開口部をバルーンで拡張するというものだ。二つ目は患者を人工心肺装置につないで開心術を行うことである。後者については、先の地区総合病院のミーティングでは医師全員が反対していた。

バルーンによる拡張はカテーテル検査室でX線透視をガイドとして行われるが、子宮は放射線の被曝から保護される。バルーンは狭窄した弁の開口部内で拡張され、硬くなり癒着した弁尖を分割して開く。この処置によりジュリアが三〇週まで持ちこたえられれば、出産後に改めて弁を置換する。そうすれば、彼女はなりたての母親としてより安全に心臓手術に臨むことができる。

私の同僚のバニング教授はバルーンによる弁のカテーテル治療の専門家で、オリバーは教授に見せるために大動脈弁のもっと精細なエコー画像が必要だという。バニング教授が同意すれば、バルーン手術を来週の前半に行う予定になっている。しかし、どんなリスクが考えられるだろうか？　弁がバラバラになって閉じなくなれば、急性心不全が生じるため、外科チームが手術室で待機している必要がある。また、弁が症状の改善をもたらすほどには開かないこともありうる。いずれにしても、母親と子どもには大きなリスクがある。この治療はシンプルとはほど遠い。

オリバーは週明けにジュリアを心臓病棟に入院させることを決めた。同時に彼は、同じような状態の患者を何人か手術したことのある、彼が唯一知っている外科医と話をするつもりだった。

金曜日の夜、オリバーから私の自宅に電話があった。私たちは以前いっしょに行った手術について話した。最後に私たちが治療した患者は妊娠二八週で異常な心雑音があることがわかった。彼女の左心房にはアンナと同じく良性の腫瘍――左房粘液腫――があったのだ。私たちは病院で四週間彼女を注意深く観察し、三二週目に心臓手術室で帝王切開により出産した。そしてその三日後に腫瘍を切除した。母子ともに健康であった。

それ以前にオリバーと私が担当した若い妊婦は、人工心臓弁に感染を起こして弁が破壊され血液が大量に漏れていた。三三週のときに帝王切開で出産し、その後、同じ手術室で私が大動脈弁を再置換した。子宮からの出血に対処しなければならなかったが、母親も新生児も元気だった。

そして私はオリバーに別の病院での手術のことを思い出させた。そのときは妊娠二〇週の三五歳の女性に大動脈弁の置換手術を行った。弁の置換は首尾良く終わり、後に胎児の心拍も確認された。しかし、真夜中になって妊婦が早産し、激しく出血した。私たちはあやうく母親と子どもを失うところだった。

妊婦の心臓手術は、一度に二人の患者――母親と赤ん坊――を失う可能性のある稀有な医療行為である。私は妊娠中の心臓手術に関して、発行された報告書や論文はすべて読み、詳細なレビューを書いていた。執筆の時点で、こうした症例は世界中で一三三例しかなく、その一九件のみが大動脈弁置換手術だった。母親が死んだケースはなかったが、七人の赤ん坊が亡くなった。これは力づけられるようなデータだろうか？答えはノーだ。

概して外科医は、成功例のみを発表したがる傾向がある。そのため、赤ん坊が――母親の場合もあるだろう――死んだけれども、発表されなかった報告書が何百件もあるかもしれない。死んだ者たちのことは黙っていることにしよう、というわけだ。これが人間の本性だから。それでも、ジュリアと彼女の家族に知らせることができるいくつかの統計資料があるにはあった。

それからオリバーはバルーン手術という選択肢についてどう思うかを私に尋ねた。私はいいアイデアではあるけれど、いくつか実際的な問題があると指摘した。先天的に疾患のある大動脈弁の場合ほとんどは、リウマチ性僧帽弁疾患のように確立された技法はなく、バルーンの圧力で分離する弁葉の境界がない。このため手探りでの作業が必須となり、弁が壊れたり、大動脈が裂けて大出血が起こったりすることも考えられる。バニングに成功の可能性がどの程度だと思うかを聞いてみる必要があるだろう。彼らが弁形成術に決めたときには、私も全力でバックアップする。この件はまた後で話そう。

新しい週になり、ジュリアは追加の検査を受けるために改めて病院を訪れた。彼女の妊娠に関わるジレンマの噂はすぐに広まり、木曜の早朝に行われた先天性心臓病チームのミーティングは意外な展開になった。小児心臓専門医の同僚がサウサンプトンから参加してくれ、オリバーは撮り直した鮮明なジュリアの心臓の画像を使って症例のプレゼンテーションを行った。

ジュリアの大動脈弁の開口部は細い切り込みのように見え、通常は三つの弁尖から成っているのだが一つしか見えていない。いわゆる一尖弁と呼ばれる病変である。見た目は火山のようで、柔軟性はなく深さは一センチほど。弁の下の心筋は不気味なくらい厚くなっており、この状態でジュリアが四〇歳まで健康に過ごしてきたとは誠に興味深い。バルーンで改善を望めるか？　可能性は低い。安全か？　そうとは言えない。だとすると、どうする。彼らはすでに結論を出していた。ジュリアは生体弁を使って大動脈弁置換手術を受けるべきだ。生体弁であれば、妊婦にとってリスクが高い抗凝固薬を用いる必要がない。この結論はジュリアが望んでいたことであり、中途半端なことが嫌いな彼女が決めたことである。ジュリアは威勢がいいだけでなく、実際に勇敢だった。ミーティングの出席者に反対する者はいなかった。どんなふうに手術をするのか？　手術は迅速に行われ、ジュリアが人工心肺装置につながれる時間を最短に抑えなければならない。人工心肺装置は母親本人には完全に安全であるが、子宮と胎盤がこの装置を嫌うため、胎児を死亡させるきっかけとなることが少なくない。バイパス装置で使用する透明な液体が母親の血液を薄め、この希釈効果が妊娠中に分泌されるプロゲステロンというホルモンの濃度を低下させ、子宮を不安定にして子宮の過敏性を高める。

心肺バイパス中に子宮の収縮が起きた場合、胎児の死の重要な前兆と考えられる。次に、胎盤への血液供給が減少し胎児の血流における酸素レベルの低下に伴って胎児の心拍数が減ると、その反応として血圧が上昇し成長過程の胎児の心臓に圧力をかけることになり、この影響から回復できないことが多い。

私は妊婦に使用する場合の人工心肺装置の管理方法を説明した。通常よりも高い圧力とフローが必要となること、胎盤の血管収縮を避けるために温度を下げないようにすること。迅速な手術が絶対条件である。ジュリアの厚くなった心筋を保護するために必要となる心筋保護液は高レベルのカルシウムを含み、胎児の心臓はカルシウム値の上昇により傷つきやすい。妊婦に過剰な心筋保護液を使用すれば胎児の心臓が止まることがある。

よって、私たちは胎児の心拍数と子宮の収縮をモニタリングする必要があり、もし収縮を検出したときにはプロゲステロンを投与して収縮を緩和する。すべてのスタッフが何が起こりうるかを知っているかぎり、胎児を生かしつづける十分なチャンスがあると私は感じていた。

このときまでに、中絶から「小さな家族をいっしょに守ろう」という流れに変わっていた。しかし、私たちには後方支援が要る。胎児が死んで、その夜のうちに自然流産した場合、心臓手術をしたばかりの患者の子宮出血に対処する必要があるかもしれないため、婦人科医に待機していてもらわなければならない。婦人科は別の建物だが、少なくとも同じキャンパス内にある。

翌日は金曜日で、手術をするには最適とは言えない。というのは金曜から週末にかけては非常勤の医師や代理看護師が勤務にあたるのだ。できるかぎり最高のスタッフを集めたかったし、ジュリアが非常に安定していたので、私は手術を月曜の朝と決めた。誰からも反論はなかった。ありふれた大動脈弁の置換手術だが、慎重な計画と適切なバックアップ体制を要する。

手術のスピードを上げるには何が必要だろう？　それは性急さでも手の動きの速さでもない。実際にはそれと正反対だ。整然と執り行い、不必要なことはせず、一針も省略せずかつ反復を要さずに縫合を行う。つまり、人が「手術が速い外科医」と言うとき、動きの速さではなく、脳と指先の接続がポイントになる。それは生まれもった資質であり、どれだけ練習を積んでも手に入らないものなのだ。

方針が決まったので、私もジュリア本人に会う必要がある。オリバーが私を心臓病棟にいる彼女の病室に案内してくれた。彼女は一人だった。午前中は家族の面会ができないことになっている。思ったとおり、威勢がよく鋭そうな女性だが、私が何と言うか不安に思っているようだ。他の医師たちがまた中絶を主張したのではないかとピリピリしていた。

彼女が最初に言った言葉は「私は赤ちゃんを生かしておきたいのです」だった。私はそれに答えて、「私も赤ちゃんを生かしておきたい」と言った。これで私たちのあいだに協働関係が生まれた。

手術はいつですか？　私は月曜の朝に決定したことを伝え、植え込む弁の種類と抗凝固薬を使用しないつもりであることを説明した。このことは妊娠後期から出産時において重要になってくる。弁は少しずつ劣化するので、十五年後かもっと早いタイミングで別の弁に交換する必要があることも話した。ジュリアはそん

いだけだった。

な先のことは考えていなかった。とにかくこの恐ろしい障害物を彼女の秩序だった人生から取り除いてほし

「週末は帰宅できますか？」彼女は聞いた。いろいろ準備があるし、職場にも連絡しなくては。

「いいですよ。ただし、乗馬も運動も禁止。一切だめです。ただ、血液の交差試験がすむまでしばらくここにいてください。それと麻酔医があなたに会いに来ています」

オリバーも同意し、家に戻るのはよいアイデアだと言った。彼女に反対しても意味がない。月曜の担当麻酔医はイレインである。慎重を要する状況について説明するために電話すると、イレインはすぐに来た。そしてイレインがジュリアと話しているあいだに、私は人工心肺技師に、私の希望を伝え、この手術では二つの命がかかっていることを強調した上で、いくつかの指示を与えた。

月曜日午前七時、二度目に会ったジュリアはすっかり落ち着いていた。彼女は変形した心臓弁は自分のものだからとっておいて欲しいと私に頼んだ。記念に持っていたいそうだ。彼女の精神的な支えになろうと、家族全員——夫、妹、老いた両親——が病室に顔を揃えていた。私は、手術の後でお話ししましょうと彼らに声をかけた。

局部麻酔をして、動脈と静脈をモニターするカニューレを挿入した。本当のところ、胎児の心拍数はモニターしたくなかった。私たちはすでに適切な予防措置を講じており、たとえ心拍数が低下したとしてもそれを改善することは何もできないので、むしろ気が散るだけだと以前経験していたからだ。イレインは血圧と酸素レベルを保つよう細心の注意を払って麻酔をかけた。ジュリアを手術室に運ぶ前に胎児の心拍数は確認済みだった。それは正常値の一分あたり一四〇回で、母親の倍の速度である。心エコーのプローブが食道から胃へと進められ、心臓を観察する準備が整った。体を冷やさないように直前までジュリアを覆っていた毛

布もすべて体から剝ぎ取られた。腹部の小さな膨らみを見てチームのみんなが気を引き締めた。すぐに彼女に消毒薬が塗布され、青色のドレープがかけられた。ヨード消毒薬が含侵された創縁保護ドレープは、両乳房のあいだに縦長の穴が開けられ、その部分だけが見えるようになっている。電気メスと除細動器のケーブルおよび人工心肺装置の管を手術台に固定したら準備完了だ。

私のメスが皮膚層を切開し――血流の亢進により普段よりも出血量が多い――、次に電気メスで薄い脂肪層から骨まで深く切り込んだ。ここで電動鋸に持ち替え、胸骨を上方向に刃を進めた。ブィーン！　医学生が吐き気をもよおし、気絶する場面だ。骨髄がしみ出す。胸腺の残部を電気メスでさらに切り、心膜へと進む。イレインは心肺バイパスに備えてヘパリンを投与した。

縫合糸を配置し大動脈と右心房にカニューレを挿入したので、次は人工心肺装置の出番だ。肺への酸素供給を止め、バイパス装置が後を引き継いだ。患者を冷却する代わりに、熱交換器を使って体温が下がらないようにし、ポンプのフローを高めに設定して子宮と胎盤の状態を保護した。大動脈をクランプで挟み、心臓が死んだように止まるまで心筋保護液を入れる。実際に死ぬわけではないが、心臓はぐったりとして冷たくなり、代謝を止めることにより保護される。

私はメスで大動脈を切開し、問題の元凶である弁を露出した。その姿は大動脈弁には見えない。エコー画像で確認したとおり、細い開口部がある岩の火山のようだった。先端が尖ったメスを使って全体をグルリとくり抜き、保存液の入った瓶に切除部分をそっと入れた。私からジュリアへのプレゼントだ。次に私は新しい生体弁を一二針で縫合した。この弁は牛の心膜から慎重に作製されたもので、縫合用リング付きのプラスチックフレームにつけられている。生体弁は切除された古い弁があった場所に縫いつけられた。よく行われる単純な手術だが、今回は二人の患者――実存する患者と未来の患者――に恩恵をもたらした。ここまでのところ順調である。

大動脈を縫合しクランプを外すと、温かい血液が冠状動脈へと流れ出した。心臓はこの命の血でよみがえり、最初は心室細動で細かく震えていたが、突然細動がなくなった。心臓はまったく動かなくなったが私がつつくと収縮し血液を送り出しはじめた。もう一度つつくと、正常な心拍リズムが戻り、心エコーのプローブで人工弁の開閉を確認することができた。左心室の出口は数十年ぶりに大きく開き、無数の小さな泡が針に向かって移動した。当たり前でありきたりの状態こそ今私たちが必要しているものだった。

肺への酸素供給を開始し、血液ガスをチェックして、心肺バイパスを外す準備にかかるようイレインに言った。彼女はリズミカルに空気を気管に送り出し、虚脱した肺を空気で満たして膨らませた。だらりとして空っぽだった肺は膨張し赤みをおびて誇らしげに見えた。二つの肺が心臓を取り囲んでいる。いつものように、今日もそして明日も。私たちは一旦命を停止させ、それからまた起動する。計算されたリスクを引き受けながら、状況の改善を図っているのである。

脈波は動脈圧の波形に戻り、規則正しく力強い。ただ、私はモニターを見てはいなかった。最後に残った気泡を押し出している心臓を見ていた。泡は上に流れそのまま右冠状動脈に行き、今は合体した空気により遮られている。右心室は血液供給を失い一時的に拡張している。たいした問題ではない。ポンプのフローと血圧を上昇させて空気を押し出した。右心室は再び収縮し、すべてが順調に機能しはじめた。

ここまで来たら、一刻も早く人工心肺装置を外したい。私は人工心肺技師に装置のフローを少しずつ下げて、修理のすんだジュリアの心臓に引き継がせようと言った。ここまでバイパスを四九分続けてきた。そのあいだ私たちは高い灌流量と平常体温を維持し、同時に最善の努力を尽くして子宮と胎盤に宿る大切な積み荷の面倒を見てきた。「バイパスを離脱します」という声が聞こえた。カニューレを抜き、ヘパリン抗凝固薬をプロタミンで中和した。

切創からはまだ出血しており、その量は普通より多い。私の注意欠陥多動性障害と膀胱過敏症が出てきたので、残りの処置——出血箇所を焼灼し、ドレーンとペーシングワイヤーを付け、患者が安全であることを確認する作業——をモハメッドに託して私はそろそろ引き上げることにした。弊害があるのでこれまで輸血はできるだけ避けてきたが、一方で赤血球の欠乏から血液供給に支障が出ないようにする必要がある。結果的にジュリアには二ユニットのドナー血液、凝固因子を含む新鮮凍結血漿、および血小板（小さな穴を塞ぐ粘着性のある細胞）を与えた。一時間足らずでジュリアの出血が止まり、集中治療室に運ぶ準備が整った。

イレインとモハメッドが手術室のある棟からジュリアに付き添って出ていった。二人ともすべて予定どおりに進んで有頂天だった。しかし、あれだけ準備を怠らなかったのに、集中治療室で経験の少ない看護師に出迎えられた。ここでも他のスタッフ同様事前に念入りな説明が行われていたはずだ。その看護師には責任がないが、イレインは怒っていた。胎児を見守るという計画はどうなったんですか？　胎児が死ぬ確率がもっとも高いのはいつだと思っているんです？　ジュリアに大量出血が起こったら、どう対処するつもりなの？　唖然とした表情の面々、目を見開く看護師、驚きで固まるジュニアドクター。さっさと優秀な人材を集めて、本気で取り組んでください。私はそんなことになっているとは知らなかったのだが、イレインは正しい。危険性の高い状況では経験の有無で大きな違いが生まれる。ましてこの場合、二つの命がかかっているのだ。

ジュリアの血圧は低めだった。バイパス装置につないでいるあいだ、普段とは違って体温を温かく保っていたため、彼女の血管は通常よりも拡張していたが、標準的な昇圧剤を投与することはできなかった。それをすると子宮と胎盤への血管を収縮させてしまうおそれがあるからだ。一方で平均血圧が七〇㎜Hg未満にすることも許されなかった。すべてガイドラインに書いてある。全員にガイドラインが配布されていたが、果たして集中治療室の誰かそれを読んだ者はいるだろうか？　ここでブツブツいっても仕方ない。何か問題が出れば別だが。

休憩から戻った私はジュリアに付き添っていて欲しいとモハメッドに頼んだ。オリバーは超音波検査装置を使って胎児の心臓画像を撮り、あいかわらず一分あたり一四〇回の心拍があることを確認した。これまでのところ胎児は生存本能を発揮しているし子宮の収縮も起こっていない。そこで私はジュリアを目覚めさせるよう指示を出した。人工呼吸器を外し、鎮痛剤をやめるのだ。そうすれば彼女の血圧は自然と上昇するだろう。「君たちは二人の人間を世話しているということを忘れないでくれ。目に見えている女性だけではないんだ」

ジュリアはすぐに目を覚ましたので気管からチューブを抜いた。彼女は、目が覚めたときにチューブが入っていたのは今回の一連の経験の中でも最悪の部類に入ると言った。翌朝七時にオリバーと会って、また胎児の心臓画像を確認した。一分あたり一四〇回の鼓動は変わりない。それどころか、胎児は子宮の中ででんぐり返ししていた。ジュリアの心臓も新しい弁で快調に動いている。脚は温かく、カテーテルバッグにはたっぷり尿がたまっていた。おしっこが祝福の種になる職業は医者ぐらいだろう。好材料が多いにもかかわらず、私はまだ不安を感じていた。彼女の血圧が低めなのだ。妊娠時の心臓手術に関して十分な情報がそろっていないため、この段階で血圧が低いことが問題なのかどうかの判断がつかない。それでも、胎盤への血液供給を妨げるような薬品はやはり使いたくなかった。

目が覚めたときにジュリアが最初に発した言葉は「私の赤ちゃんは大丈夫？」だった。私たちは、どうやら問題なさそうだと安心させ、二四時間後にも強い心拍があることを期待していると付け加えた。そのときには、確信を持って大丈夫と言えるだろう。昼近くになってジュリアの胸からドレーンを抜去した。ジュリアは病棟の個室に戻りたいと訴えたが、あと二四時間は彼女の血圧と酸素レベルをモニターしたかったので、普段は敗血症患者用として使っている隔離された静かな部屋に彼女を移した。

翌日、胎児に変化はなく、よく動き正常な心拍数を保っていた。しかしジュリアは気分がすぐれなかった。手術後二日目は常に最悪なのだ。一日目は命が助かったという高揚感があるが、翌日は痛みばかり感じてしまう。気の毒ではあったが、おなかの赤ん坊のことを考えると、ジュリアに強い鎮静剤を与えることはできなかった。

手術は月曜だった。金曜にもなるとジュリアは苦痛から解放されて退屈を感じはじめ、退院したいと要求した。私たちには彼女を止められない。オリバーは心配で次の週は毎日ジュリアに電話をし、その後は外来で定期的に診察を行った。胎児超音波検査では順調な成長と活動が確認できた。五カ月後の二〇一六年一月、ジュリアは体重四千グラムの健康な男の子を出産した。一度は掻き出されステンレススチールの皿に取り出される運命にあった奇跡の子だ。オリバーと私がすべてを変えたのだ。サムソン君、この世界にようこそ！　強い男になれ！

第16章　命は彼らの手の中に

決してかたくなにならない心を持ち、決して疲れない
気性を持ち、決して人を傷つけない器用さを持て。
――チャールズ・ディケンズ『我らが共通の友』

それは、私の大脳皮質に種を植え、私の運命を形づけた『命は彼らの手の中に』――ハマースミス病院を取材したドキュメンタリー番組――の放送からほぼ五〇年経った二〇〇四年のことだった。BBCが私のオフィスに電話をかけてきて、秘書のディーが伝言を受けた。手術の合間に私がオフィスに顔を出すと、ディーはばかに興奮していた。先生、テレビに出ませんかって電話がありました。ゴールデンタイムに放映される一時間のテレビ番組ですって。BBCは脳外科医、移植医、心臓外科医を探しているらしい。番組のタイトルは『命は彼らの手の中に』である。

有名プロデューサーと女性アシスタントがオックスフォードを訪れ、番組の企画について説明した。一定期間密着して撮影することになるという。彼らは、病院および自宅にいる私と六カ月間をともにし、患者と会い、私の家族と話し、そうやって心臓外科医であることがどんなものなのかを視聴者に知ってもらうのだ。崖っぷちに立つ人生、私の場合は特に深い崖だ。

彼らは、カメラの前で私がジャービック2000を植え込むところを撮影したいと言い、手術の前、手術中、そして手術後に密着させてくれる適当な心不全患者を彼らのために見つけることは可能かと聞いてきた。もちろん、他の症例も取り上げる。彼らは妊婦の症例やその他のドラマチックでハイリスクな題材を求めていた。患者が助かるか死ぬかにかかわらず、最先端技術を使った感動的な手術をリアルタイムでフィルムに収めたい。彼らがカメラを回し、どの場面を使うかを決める。だとすると、それほどプレッシャーはないかな。

BBCのチームはすでに背景調査をすませていて、私が普段から外科関係者の前で公開手術を行っていることや、物怖じせず自信に満ちた態度で振る舞えるパフォーマーであることを知っていた。私がこの企画に同意した場合、病院側との調整は彼らがやってくれるという。当時の最高責任者は私たちとも実際に話をする人で、ときどき象牙の塔からお出ましになって働き蜂たちのところに顔を出してくれる好人物だったので、きっと撮影に同意すると私は確信していた。

私の家族にも、仕事の後BBCの撮影クルーがわが家にやってくることを知らせる必要がある。そしてクルーは毎朝私を迎えに来る。家族にインタビューもする。心臓外科医と暮らすのはどんな感じですか？　いい質問だ！

常に肩越しに撮影クルーがいるという生活にもすぐに慣れた。多くの手術が記録された。心臓に穴が開いた未熟児、マルファン症候群で大手術をした青年。そして五回目の弁置換手術をしなければならなかった中年女性の場合、困難な手術で二四時間を要した。カメラの前でどんどんまずい状態に陥ったが、最終的に助けることができた。もちろん彼らはこのフィルムを採用した。

BBCのクルーは私が愛犬マークとジョギングするところをフィルムに収め、娘のジェマがケンブリッジ大学を代表してゴルフマッチでプレイするのを見た。しかし、数カ月が過ぎてもジャービック２０００を使用する適当な候補者が出てこなかった。そこで私はロイヤルブロンプトン病院のフィリップ・プール・ウィルソンに連絡を入れた。彼は一週間もかからず理想的な患者を見つけ出した。その患者は五八歳の快活なスコットランド人で、グラスゴーで心臓移植を拒否されていた。彼、ジム・ブレイドはピーター・ホートンのクローンのようだった。彼は死にかけていたが、できれば長生きして娘の卒業と結婚を見届けたいと切に願っていた。しかし、容赦なく時が刻まれ、彼の望みが叶うことはほぼ確実に不可能と思われた。

ジムの心臓移植審査から長い時間が過ぎているため、最新の情報を手に入れる必要があった。フィリップはジムをスコットランドからロンドンに連れてきてブロンプトン病院に入院させた。左右の心臓カテーテル、詳しい心エコー、ならびに各種の血液検査をやり直さなければならない。私はこうしたすべての費用が慈善基金から支払われるという事実で頭がいっぱいだった。ＮＨＳは払わないだろう。彼らはピーターや他の患者と同様ジムを切り捨てた。私は彼の唯一のチャンスだった。

彼が心臓移植には適していないというグラスゴーの判断は適正だ。彼の両肺の血圧は高すぎた。右心室はそれに慣れているとはいえ、左心室の機能が低下している。彼はピーターと同じ問題——拡張型心筋症——を抱えていた。彼の両腎臓も正常に機能していないため、心臓を移植した場合に必須となる免疫抑制剤を服用することができない。左心室補助装置ならば彼の壊れかけた心臓を引き継ぐことができるだろう。それだけでなく回復させることもできるかもしれない。たぶん、だが。エコー画像は、これ以上悪化したら手遅れになることを示している。今やらなければ二度とチャンスは来ない。危険が大きすぎるので、彼を一旦スコットランドに戻すことはできなかった。

私は、ジムと彼の妻のメアリーに会うために、喜びに沸くＢＢＣチームを従えてブロンプトン病院のあるフルハムロードに向かった。バーミンガムからわざわざ来てくれたピーター・ホートンは体調がよさそうで、あいかわらず他の患者が人工心臓を手に入れられるよう資金集めをしていた。彼の植え込み手術から四年近くが過ぎ、種類を問わずすべての人工心臓患者の最長生存期間の世界記録達成に近づいていた。彼はジムとメアリーのカウンセラー役を喜んで引き受けた。専門家としてその仕事に取り組み、チームの一員と見なされることを歓迎した。

　当然ながら夫妻は不安そうだったが、この技術に感銘を受け、実現を望んでいる。しかも、ジムは、テレビ向きのすばらしいキャラクターだった。彼は頭を垂れ、青い顔で息を切らし足をひきずって廊下を歩きながら、ほとんど声も出せないのにカメラに向かって冗談を飛ばす。「フェラーリのメカニックのみなさんとロンドンへ来られて光栄至極です。フォード・エスコート〔訳注：ヨーロッパの小型大衆車〕の修理工とはわけがちがいますからね」などと言う。思わず笑ってしまった。

　久しぶりのブロンプトンは居心地がいい。オックスフォードの当初の集中治療室チームはほとんど異動してしまったので、私は植え込み手術をロンドンでできないだろうかとフィリップに尋ねた。フィリップは二つ返事でオッケーしてくれた。さらに、上級外科医としてジョン・ペッパー教授に参加してもらう必要があった。彼も喜んで手を貸してくれるという。私たちは翌週植え込み手術を行うことにした。急な依頼にもかかわらず、ロバート・ジャービックは、ポンプをニューヨークから空輸することに同意してくれた。また、オックスフォードの同僚医師アンドリュー・フリーランドが頭蓋のプラグ装着のためにロンドンに来ることになった。

　こうして、患者、ポンプ、最高のチームがそろった。これこそプロデューサーの夢だ。私たちに必要なのはカメラが回っている前でポンプの植え込みに成功することだ。ジムは生き残らなければならない。ただ、ブロンプトンの麻酔医は、彼には麻酔は無理だと強調した。それでも、ブロンプトン病院は熱心に支援を続けてくれ、経営陣と争う必要はなかった。病院は左心室補助装置を植え込んだ経験がなく、今回の手術を実現できなければ彼らもがっかりなのだ。

朝五時半、外はまだ暗く寒い。撮影クルーがタクシーで私を迎えに来て、アンドリューのいるオックスフォードに向かった。アンドリューはジムの頭蓋にプラグをネジで留める器具類を持ってウッドストック・ロード付近でぶらぶらと待っていた。そして私たちは車内でインタビューを受けながらM40の高速道路を目指した。

「別の病院で手術することをどう感じていますか?」

「わくわくしてるよ。私はテヘランからトロントまであらゆる場所で手術してきた。どこだろうと手術室は手術室だし、私には優秀なチームがついている。ブラックアダー〔訳注:BBCの人気コメディー番組〕でボールドリックがいつも言っているように「われわれにはちょっとしたアイデアがあるであります」って感じかな」

「では、ジムがあっけなく亡くなるかもしれないという事実についてはどうですか。緊張していますか?」

「もちろんしてないさ。私たちが手術しなければ、ジムは遠からず死んでしまう。他の誰も彼を助けることはできないんだ」

「NHSは今回の人工心臓の費用を払ってくれると思いますか?」

私はこの質問に、自分自身に問いかけながら答えた。「世界で最初の医療保障制度は、延命のために最新技術を使うべきか? あるいは、NHSは若い心不全患者たちが開発途上国の人々のように惨めな死に方をするのを看過すべきなのか?」

BBCはこの答えを気に入ってくれたが、番組では放送しなかった。いささか過激で物議を呼びそうな発言だった。

私たちは午前七時にブロンプトンに到着し、私はアンドリューとクルーをあまり客のいない食堂へ連れていった。ここは私がいたころとほとんど変わっていない。今も朝食用の品ぞろえ豊かな料理が並んでいる。私は健康的なメニューを選んだ。腸詰め、ベーコン、ブラックソーセージ、目玉焼き、それに揚げパン。アンドリューも私に倣った。私たちがいっしょにテーブルにつくとカメラが回りはじめた。これはプロデューサーが待っていた素材だった。心臓専門医が皿いっぱいの揚げ物や肉類を食べる。胃壁の端から端までのコレステロールが目に見えるようだ。

私「これは豪勢だ。家だとこうはいかないよ」

アンドリュー「奥さまがこれを見たらなんて言うでしょうね」

私「知るもんか！」

後で聞いたことだが、これが番組の視聴者にとって一番記憶に残る一幕になったらしい。私の友人の脳外科医ヘンリー・マーシュがフィーチャーされたエピソードでは、彼がロンドンの通りを自転車で職場へと疾走する姿が撮影された――緩衝ヘルメットなしで！　そのことを尋ねられると、彼はそっけなくこう言った。「そんなものかぶったことないよ。ヘルメットは私を救ってはくれないからな」。ＢＢＣは個性を欲し、キャラが立った登場人物を見つけてきた。

ジョン・ペッパーが到着し私たちに加わった。目下の状況からすると、私たちはかなりリラックスした一団と言えた。おそらく人々が予想する姿とは違っていただろうが、ジムにとっては幸運である。ストレスを感じている外科医は仕事をうまくこなせないという多くの調査結果が出ている。ストレスは判断力を低下させ、手を震わせる。事実、ストレスは私の仕事にとって致命的だ。

手術の前にジムとメアリーに会っておくため、私たちは病棟に立ち寄った。ジムは興奮し、メアリーは緊張で固まっていた。これが最後の別れになるの？　もう私たちの旅は終わりなの？　スコットランドへ帰るときは幸せな気持ちなのか、あるいは悲しんでいるのか？　私はこんなときにいつもすること――何もかもうまくいきますよ、と彼らを安心させること――をした。うまくいくと確信しているわけではない。私はただ自信を持って手術に臨んで欲しかった。カメラが回っている中、全員いっしょに手術室へ入った。

そこは慌ただしく高揚した雰囲気がただよっていた。看護師はピカピカの器具をトレイに並べ、技師は人工心肺装置を組み立て、他の技術者はそのときが来たらすぐに取り出せるように油断なく人工心臓を監視していた。しかし、今回あのときのブロック卿の長靴はなく、私は一人前の医師になっていた。

衣類を剝がれたジムの体は心不全のために枯れ枝のように痩せていた。頭部の左側は髪が剃られて、頭蓋の台座と電源の準備ができていた。彼はこれからバッテリーで稼働するのだ。ジョンは、まず針とガイドワイヤーを持ち、次に小さな刺し傷を開けて、人工心肺装置の管をジムの脚の大腿動脈と大腿静脈に入れた。これは私が使った装置よりもさらに洗練されている。日々学習である。

ジムの胸にヨード消毒液が塗られ、粘着フィルム付きの滅菌ドレープがかけられて準備が整った。私が肋骨を切開しているあいだにアンドリューは彼の頭蓋表面を露出する。クルーはカメラをあちらからこちらへとパンした。一リットルほどの淡黄色の液体――心不全による胸水――がジムの胸からあふれ出た。心嚢をとおして、思い切り拡張した左心室が見えた。

私は左腕への血管や神経を傷つけないように迂回しながら、胸の頂部から頸部へと続くポンプの電気ドライブライン用トンネルを作る作業に取りかかった。頸部の道筋ができると、端の小さなプラグをアンドリューに渡した。彼はこれをチタン製の頭蓋台座の真ん中に通して、耳のうしろの頭蓋にネジで留めた。完全に固定されたので外部電源を安全にプラグに差し込むことができる。これらすべての手順はテレビでも見せ場になったが、まだトリッキーな仕事が残っていた。

私が心膜を切開すると透明な液体があふれた。青っぽく膨れた左心室がピクッと引きつった。この動きはとても「収縮」とは呼べない。私はすぐにポンプの固定カフを縫いつけるつもりだったのでカメラマンを急がせて、心臓にフォーカスさせた。針が心筋を貫くたびに心臓が引きつり、今にも細動を起こしそうだった。人工心肺装置を開始させずにポンプの植え込みをしようとしていたので、私はジリジリしていた。バイパス装置を使わないですめば手術を終えるときの出血を減らせる。しかしジムの状態は不安定すぎた。固定カフの縫合を終える前に心臓が細動を起こしてしまった。血圧はないが問題はない。私たちはバイパス装置を開始することにして心臓を空にした。

いよいよエキサイティングな見せ場がやってきた。心尖に穴を開け、ジャービック2000を挿入する瞬間だ。私は最初にメスで十字の切り込みを入れたが、そのあいだずっと血液が噴き出していた。次にコルク穿孔器で心筋をくりぬくと血液が心嚢内にあふれた。そして外科教授の助けを借りながら心臓にチタンのポンプを入れると血が止まり、以降の手順はスムーズに進んだ。アンドリューが外部出力ケーブルを頭蓋の台座に接続し、私たちはジムのスイッチをオンにした。血液がダクロン製のグラフトから空気を追い出すのを待った。

いつものように針から空気がゴボゴボと出て、白いチューブに赤い気泡を作った。見たところ、非常に順調だ。ジャービック2000のインペラの速度を上げる前に心臓を血液で満たすため、人工心肺技師にフローの量を下げるように指示した。最後に残ったわずかな気泡が心室の最上部から噴き出した。これは単純な物理学であり考えずに行える作業である。そして、同時にいくつもの化学が進行し——カリウムレベルを最適化し、乳酸を重炭酸ナトリウムで中和させる――、また安定した心拍リズムを得るための震える心筋の電気的除細動という生理学も実践される。学生時代の三つの試験科目が生かされているわけだ。

多くの視聴者がもっとも興味を示したのは、機械的な部分だった。頭に電気プラグが差し込まれ、血液細胞を壊すことなく毎分一万二千回も回転するタービンが心臓に装着され、血液循環が脈拍なしで実現されるとは。私は要所要所でテレビ用のコメントをしながら、一方で麻酔医と人工心肺技師に指示を与えていた。「肺への酸素供給を始めてくれ。フローは減らして。ジャービックのスイッチを入れて」。車のボンネットを開けることはないし、コンピューターも満足に使えない男にしては、われながらきめ細かい指示を出すものだ。すべてがここまで順調に進むとは誰も考えていなかった。

私たちはジムのために喜んでいるのか、それともテレビ番組の出来映えを気にしているのか？　正直に言えば、両方だ。無邪気にも私は一般の人たちがジムの奇跡的な回復ぶりを見れば、こうした技術を使って患者を治療すべきだとＮＨＳにプレッシャーをかけられるのではないかと思っていた。私たちは慈善基金によるプログラムをこれ以上維持できなくなっていた。それはいわばキズ物商品を売るような医療だ。プール・ウィルソンも同じことを考えていた。

私たちは末期の心不全患者を無作為に選んで心室補助装置を装着した場合と、通常の治療を続けた場合とを比較することにより適切な臨床試験をしたいと考えていた。結果がどうなるかはわかっている。それは、心不全の症状がなくなり命が延びる人と、避けようのない症状の悪化・死に甘んじる人、という対照的なものになる。心室補助装置を提供されない人にとって不公平だと思わないわけではないが、臨床試験を経なければＮＨＳが装置を承認することはありえない。イギリス心臓病支援基金だけがこの取り組みをサポートできる資金を持っていたが、彼らは私たちの提案を拒否した。また、当時、米国でも不可能だった。彼らは装置を承認する前に、脈拍のない患者の長期的な予後を確認するために待機しているところだった。このため誰もが私たちに注目していた。

私たちは何の障害もなくジムを人工心肺装置から離脱できた。これはブロンプトンの麻酔医がもっとも気を遣った作業だった。彼らは定常的な血流のある患者を管理するのは今回が初めてだったのだ。他の心臓病患者の場合はかなり低いと判断されるが、フラットラインの平均血圧八〇㎜Hgは最適値である。通常血管収縮剤は血圧を一〇〇㎜Hg以上に上げたいときに使用されるが、ジムは直観に反したアプローチが必要だった。

私たちは血圧を下降させるためにジムに血管拡張剤を投与した。血管の抵抗が減少すれば、ジャービック2000はより大量の血液を送り出す。ジムの臓器は十分な灌流圧を必要としていたが、七〇㎜Hgから九〇㎜Hgの範囲であれば問題ない。腎臓、肝臓、脳、組織に血液を供給する毛細血管――動脈が拍動しているときでも毛細血管に脈拍はない――はこのレベルで正常に機能する。私たちはこうしたことをすべて試行錯誤により学んできた。研究ラボではうまくいったので、手術室でもうまくいくはずだ。もっとも、ブロンプトンチームと撮影クルーにとってはけっこうな驚きだったことだろう。

アンドリューは頭皮と首の切創を縫合し、オックスフォードに戻った。彼は午後から忙しい診療が待っていた――人工心臓ではなく、鼻水や耳垢で悩む患者たちが相手だ。ジョンはジムの鼠径部から管を抜き、私は胸腔ドレーンを入れ、すべての出血点を慎重に焼灼しながら胸の傷を縫合した。ジムの頭皮からはまだ血がにじんでいたので、追加で皮膚を二針縫って頭蓋の台座から血を拭き取った。今日は見た目も重要だ。白衣は清潔でなければならず排液の片づけも必要だ。カメラの前では、血の一滴まできれいにしなければならない。

私はこの同じ手術室で行った私の初手術のことをなつかしい気持ちで思い出した。私はブロック卿の長靴を履いていた。あのときの私は気の毒な婦人の胸骨に電気鋸をあて、癒着していた心膜を傷つけてしまったのだった。ピンストライプのスーツに身を包んだマティアス・パネス先生が大股で手術室のドアに現れ、大声で言った。「ウェスタビー、今度は何をしてくれたんだ?」今日ここで采配を振るっているのは私だ。

ジムが集中治療室に運ばれるときにもカメラは回りつづけていた。手術室を出る前、私は振り返って視線を巡らせた。手術台の下には血だまりがあり、照明の下で光って見えた。カテーテルバッグがあった場所にはバッグからもれた尿がたまっていた。人工心肺技師は要らなくなったチューブを黄色のプラスチック容器にしまい、血のついた緑色のドレープは透明のビニール袋に入れられた。青の手術着姿の看護師たちは白い綿棒をゴミ箱に捨てている。アーティストの夢の世界、虹のようにカラフルな風景だ。

その日は歴史的な日であった。スカンソープ出身の貧しい少年が、そもそも五〇年前に彼をブロンプトン病院に来させるきっかけとなったテレビ番組のために、その場所で人工心臓を植え込んだのである。

ジムを無事に人工呼吸器とモニターにつなぐと、メアリーと娘を探しに行った。もちろんカメラを従えて。これを逃れるすべはない。彼らはドラマを追い、彼らはなんとしてもドラマを見つけ出すと心に決めている。家族をジムに会わせることにした。集中治療室でベッドを囲む機材を見るとたいていの人はドキッとするが、今回はいつも以上にまがまがしい。

半分髪を剃られたジムの頭からは黒いケーブルがぶらさがっている。バッテリーに頼る命だ。

私たちは必要な事項をすべて説明したが、彼らはその大部分をピーター・ホートンから聞いて知っていた。ピーターは今病院に向かっているところらしい。彼らから、ピーターの髪の下に隠れていた電気プラグは見えていなかった。前もって直接目にしていたら、不安はよけい大きくなっていただろう。私はジムの娘に聴診器を渡して集音部をジムの心臓にあてた。娘の顔に驚きが浮かんだ。彼女は、父を生かしつづけているインペラの回転する連続音を聞いている。私は心臓モニターを指さした。植え込まれた装置は毎分四リットルの血液を送り出し、コントローラーとバッテリーが七ワットの電力を消費している。ジムの血流量はノブをひねるだけで簡単に増やしたり減らしたりできる。プロデューサーはすっかり気に入った様子だ。これは脳の手術よりもずっとわくわくする。頭に小さな穴をあけて腫瘍のかけらを吸い出すって？　もっとおもしろくするには別の有名人でも出さなければなるまい。

ジムは信じられないほど――言い換えれば退屈なくらい――安定していた。ピーターや他の患者のときには何リットルもの出血があったのだが、ジムには出血がなかった。ジョン、フィリップ、そして私は、人工心臓が適合しそうな他の患者について話し合った。でも、どこから資金を得られるだろう？　あと数台のポンプに必要な分くらいは資金を集められそうだが、大規模な臨床試験には足りない。この話し合いは、最終的に、カメラやその他の機材とともに彼らが行く必要のある場所――パブ――まで持ち越された。

しばらくして集中治療室に戻ると、ピーター・ホートンがジムの家族といっしょにいて不思議の国のチェシャーキャットのように歯をむき出して笑っていた。彼にとって、いわゆる「サイボーグ仲間」――頭からボルトが突き出したフランケンシュタイン博士のモンスターであり、自ら新しい人生を選び取ったバッテリーで稼働する人々――が増えることはとても重要なのだ。私にとっても、これは幸せで心温まるシーンだし、いつかすべての人の人生がこんなふうになるといいなと感じていた。しかし、興味深いファンタジーはひとまず置いておいて、私はウッドストックのわが家に帰ることにした。ブロンプトンに長居すればするほど、もっとここで仕事をしていたくなってしまう。ここ――新しいことに貪欲に挑戦し、そしてそれをやらない理由を探そうとしない、伝統ある有名な病院――には、「やればできる」の精神が残っている。

翌日私はオックスフォードで手術を行い、その後またロンドンに戻った。ジムは人工呼吸器を外され、気管のチューブも抜かれ、生者の土地に生還してメアリーとおしゃべりしていた。彼はまるで違う人のように見えた。快活で、喜びに輝き、鼻も耳も青ではなくピンク色だ。ポンプは一分に五リットルの血液を押し出し、動脈圧の波形には一切拍動は現れない。そしてバッグには一リットルの尿がたまっている。金色の尿は腎臓が元気な印だ。

今の時間撮影チームはパブにいる。集中治療室の医師にワーファリンを処方したかどうか尋ねた。すべて手配済みということで、私が付け足すことは何もなかった。先のなかったこの心不全患者は、心臓移植患者が必要とする免疫抑制剤も、その他の毒物も服用せずに、どんどん回復していた。そればかりか、ジム自身の右心室が増加した血流にもうまく順応している。ウッドストックの自宅に向かう私は、深い満足感を覚えていた。

ジムがスコットランドに戻る前に何度か彼に会った。フィリップは彼の心不全薬――特にすべての患者の生活を困難にする利尿剤――の量を大幅に減らしていた。また、家族はポンプの扱い、定期的なバッテリー交換、夜間の主電源からの充電などにすぐに慣れた。くるぶしのむくみがとれ、ジムは息苦しさも感じなくなり、何カ月かぶりに背中を伸ばして横になることができた。

数週間後、彼は手にシャンパングラスを持って娘の卒業式に臨んだ。そしてBBCは、ジムが夕暮れのスコットランドの海岸をメアリーといっしょに歩く姿――楽々と呼吸しながら、これまでの道のりを回顧する幸せそうな二人――をフィルムに収めた。この感動的な映像は、番組のラストシーンに使われた。『命は彼らの手の中に』はイギリスの優れたテレビ・ドキュメンタリーに与えられる名誉ある賞を獲得し、私はその番組で自分の役割を果たせたことが誇らしかった。あれは私のキャリアの頂点だった。

ジムがブロンプトンを訪れるのは、たまの定期診療のときだけだ。地元の病院と彼のGPは人工心臓のテクノロジーを熟知し、積極的に彼の面倒をみてくれていた。しかし、クリスマスを間近に控えたある日、スコットランドから悲しい知らせが届いた。ジムは友人に会うために出かけたのだが、予備のバッテリーを忘れたのだ。彼は人生を謳歌していて、そのときは何か他のことに気を取られていたのだろう。コントローラーから「低電力」を知らせるアラーム音が鳴った。二〇分以内にバッテリーを交換しなければ、完全に電源が落ちるということだ。

ジムは家までもたなかった。彼自身の心臓はこれを乗り切れるほど回復してはいなかった。バッテリーがなくなったとき、ジムも死に、彼の肺は水浸しになった。追加されたすばらしい三年間の後のこの出来事は猛烈に悲しいとしか言いようがない。私にとってジムの不幸は、この装置がバッテリーのことを忘れてしまうほど効果的であった証拠にも思える。本当に悲しい損失である。

あれからまた時間が流れた。いつのまにか二〇一六年だ。今まで私は心臓外科でプロとしての人生を送ってきた。自分はあとどれくらいこの生活を続けたいのだろう？　ネックになっているのは私が依然としてい い腕を持っていることだ。三五年のときが経っても、いまだに、むずかしい症例を進んで引き受けずにはいられない手術屋であり、新米の外科医が望めないほどの膨大な経験を積んできた。私は患者たちのために医者でありつづけたのだろうか？　あるいは家族のために医者をやめてもっと楽な仕事に移るべきなのか？

私の性格からすると引退生活はまったく性に合わないに違いない。しかし、私の右手は変形してしまった。手のひらの筋膜――手術室看護師が金属の手術器具をパンッとはたくように渡す場所――が収縮し、手指が内反するワシ手になっているのだ。この病態はデュピュイトラン拘縮と呼ばれる。このせいで今は挨拶も満足にできない。さっと手をあげても、指先はハサミ、持針器、胸骨鋸を握っているときのように曲がっている。これはまさに職業適応であり、最終的には引退の決心を強いるものとなるだろう。そして、多くの老齢外科医と同様、何時間も手術台にかがんで手技を行ってきたため、脊椎にガタがきている。私は手術の山場を越えると、よく研修医にこんな指示をする。「この後は頼む。背部が痛んできたし、前部も辛抱できなくなってるんでね」。とはいえ、身体の不調など、病院の官僚主義に比べればずっと消耗の度合いは低い。手術ができない、ベッドが足りない、看護師が足りない、ジュニアドクターのストライキ等々。加えて、「法に定められた強制的な」研修があって私もそれに出席させられる。救急隊員が私に蘇生方法を教え、インシュリンや制がん剤をどのように処方しますかというテストを受け——もちろん私には一ミリも必要のないことばかりだ——、六八歳の私が今後の自己開発計画について作文を書けと言われる。どれも時間の無駄以外の何物でもない。そんな時間があれば、患者の胸に肘を置いてその心臓に善行を為すべきだろう。

先日手術室にいるときに火災報知器が鳴った。心臓弁置換手術の最中で、患者は人工心肺装置につながれ、心臓は低温にされ弛緩しており、人工弁は半分しか縫合できていない。総務担当者がドアから顔を出してこう言った。「火災報知器が鳴りました。火事は起こっていないと思うのですが、避難する必要があります」

私はこう答えた。「了解。では私も避難するよ」。そのときの彼女の表情といったら。私はすぐに言い直した。「君は急いで逃げて、安全を確保したまえ。しかし私たちにはバケツを一つ残しておいてくれ。みんなでバケツにおしっこをしてそれで火を消すから！」我慢にも限界がある。職業人としての私の人生は目標を失っていた。

あとがき

泣かないで。もう終わったことなのだから。
笑って。だって実現したのだから。
――セオドア・スース・ガイゼル（ドクター・スース）

一九七二年に私が医師の資格を取った後、チャリングクロス病院は閉鎖され移転した。最後の患者がストランド通りのこの有名なランドマークを去ると、私を含む多くの学生がトレーニング時代をなつかしんで空になった建物のあたりを歩き回った。私はガタのきた古いエレベーターで最上階に上がり、ひさしのあるドアへ進み、最後にもう一度エーテル・ドームの緑のドアを開いた。まだ電気はついたが、ほこりをかぶった時代がかった器具はすべてなくなっていた。ためらいがちに部屋を横切り、手術室を見下ろした。六年前にしたのと同じように。あった、ベスが流した最後の血の一滴が手術灯にまだ残っている。手が届かないところにこびりついた黒いしみ。誰もこれを洗い流すことはできなかった。

ベスはその後も、真夜中、特に私が悩んでいるとき――よくあることだった――に私のもとにやってきた。赤ん坊は今ベスの腕に抱かれているが、赤ん坊の背後にいるベスの痩せた胸には金属製の開胸器がはめこまれ、空っぽになった彼女の動かない心臓が見えている。灰色の顔のベスは私の方に歩いてきて、大きく見開いた目が突き刺すように私を見ている。あの日と同じ目だ。ベスは私が心臓外科医になることを望んでいたし、私は彼女を失望させなかった。私はその仕事に向いていた。それでも、どれほど努力しても一部の患者は近道をして天国に行ってしまった。それが何人だったか、本当にわからない。爆撃機のパイロットと同じように、私は死について深く考えなかった。たぶん、三〇〇人よりは多いが、四〇〇人はいなかったと思う。ただ、幽霊になって会いに来たのはベスだけだ。

二〇一六年六月。私が緊張した若い学生として恐る恐る解剖室へのドアを抜け、防腐処理が施された干からびて脂じみた人間の死体を切りはじめたときから実に五〇年が過ぎていた。いま私はトレーニング中の心臓外科医の研修会が開催されている王立外科医師会の演壇に立ち、注目を浴びていた。主催者は私をロール・モデル――先端テクノロジーの先駆者でありながら、そのキャリアを通して訴えられたことも停職になったこともない心臓外科医――として紹介した。ますます稀有になりつつある種である。私は、自分自身の経験だけでなく、ともに成長した偉大な仲間たちやその勇敢な行為を讃えながら、人工心肺装置と循環補助技術の輝かしい歴史について話した。

私は、次のレクチャーが始まる前に誰にも気づかれないように会場を後にしようとした。ところが会場はかなり盛り上がっていて、熱意に満ちた大勢の若者が私といっしょに写真を撮らせてくださいと話しかけてきた。そんなふうに言われてまんざらでもない気分だった。私たちは玄関ホールのジョン・ハンター（伝説的外科医で解剖学者）の像の前でポーズをとった。私はこの場所に来るといつも気持ちがふさぐ。というのも、試験に落ちて、この場所で自分の名前が呼ばれなかった悔しい経験があるからだ――しかも一回だけではない。多くの医学生が恥じ入るような気持ちでこの場を立ち去ったものだ。

最終的に合格したときでさえ痛い思い出がある。あれは、私が顎をしたたかに打ち、ろくに口がきけない状態で口頭試問を受けたときだった。陰鬱とした冬の午後、ラグビーの試合でうかつなタックルをした後、私は泥まみれでケンブリッジ・アデンブルック病院の救急外来に来ていた。ラグビーのユニフォームを着たまま口腔外科の診察を待っていると、救急車でオートバイ事故の負傷者が搬送されてきた。彼の左胸から激しく出血していて、パップワース病院から心臓外科医を呼んでいる時間はなかった。すると、私がここで働いていることを知っていた救急外来の医師と看護師が、手遅れになる前に手を貸して欲しいと言った。私はまだラグビーショーツ姿だし足は泥だらけだったが、自分の口の中にたまった血を流しに吐き出してから、けが人の胸部を開いた。

この奇妙な出来事はあっという間に広がり、試験官であるケンブリッジの外科医の耳にも入った。もしかしたらこのエピソードは私に有利に働いたのかもしれない。結果的に試験には受かったが、こうした苦い思い出は薄れないものである。私は、試験官が真っ赤なアカデミック・ガウンを翻して優雅に歩くような、中身のないエリート主義を嫌っていた。「フラッシュ・ゴードンのマントかよ」私はいつも彼らをそんなふうに呼んでいた。いまやこの外科医師会は暗黙のうちに「情報開示」文化を支持する医療機関となり、医師の手術死亡率の公開を承諾するに至った。病院スタッフを守るよりも、医療保障制度を決定する政治家連中にいい顔をすることにしたのだ。

私がいたころとは何が変わってしまったのだろう。困難はあっても、私たちの時代に心臓外科医になれた者は、身長が三メートルになったような気分になり、闘鶏のように誇り高く強気になったものだ。世界は自分たちの思いのままで、私たちはトップにのぼりつめ、人々に尊敬されるのだと思ったりした。ところが、ここで出会った研修生たちは抑圧され、防御的で、自信なさげに見える。この場所には重苦しい雰囲気がただよっている。

中東出身の真面目そうな若者が私と話したいという。彼の病院は評価がぎりぎりの数字のため調査を受けており、彼が尊敬する指導医たちは新聞で非難の的になっている。このような状況なので、彼は研修を続けるべきかどうか迷っている。苦労するだけの価値がありますか、それともあきらめて祖国の家族の元に戻った方がいいのでしょうか？　私はこんな話をした。私はかつてイランで青色児の手術をしたことがある。革命後の混乱していた時期のことで、その子は政治家の息子だった。当時、その子の命を助けることができなければ自分の身にも危険が及ぶかもしれないと心配でたまらなかったが、それでもあえてその危険を引き受けた。なぜならば患者には手術以外の選択肢がなかったからである。だから、彼にできる一つ目の助言はこうだ。「私たちは患者のためにここにいる。自分のためではないんだ。そのせいでつらい目にあうかもしれないが、それを悔やむことはまずないと思うよ」

私たちは歴史的な建物の沈鬱から抜け出して、明るい太陽の下、ストランド通りを歩いた。彼にそもそも心臓外科医を目指そうと思った理由を尋ねると、妹が先天性の心臓病で死んだからだという。彼は子どもの手術をしたいそうだが、それはさすがに高望みだろう。

サボイホテルの前を過ぎたとき、私は祖父を心臓病でなくし、なんとか解決策を見つけたいと思った自分の過去を話した。スカンソープの労働者階級出身の少年ができたことなのだから、彼にだってできるかもしれない。さらに私はウィンストン・チャーチルの話をした。たびたびブレイドンにある彼の墓地を訪れて彼に話しかけること。第二次世界大戦中の暗黒の日々に、あるいは彼のところに「黒い犬」が来たとき〔訳注：チャーチルは、自分のうつ病を「黒い犬」と呼んだと言われている〕に、彼が絶対にあきらめなかったこと。そして、私が初めての心臓手術で大失敗をしたときにも決してあきらめなかったこと。つまり、私の二つ目の助言は「君の星を追いかけろ。妹のためにやるんだ」だった。

私たちはストランドから脇道へそれ、コベントガーデンのルールズ・レストランを過ぎた。貧乏学生だった私は恋人候補の女の子にいいところを見せようとルールズで食事をごちそうし、その月の残りはろくなものを食べずに過ごした。私は彼に危険を冒すことを恐れるなと言った。時として大きな見返りを得られることもある。さらに二〇〇メートルほど歩くと、栄光の歴史を誇るわが母校、かつてのチャリングクロス病院の玄関があった。今は警察署になっている。私は彼にエーテル・ドームと私に幽霊を見せることになった手術の話をした。あれは私の人生を変えていたかもしれない悲劇だったが、そうはならなかった。むしろ、あの経験のおかげで不利な状況に挑む覚悟ができた。そう、彼にもう一言付け加えることがあるとすれば、こんなことだ。「過去は過去。忘れてしまえ。大切なのは明日のことだ」

青年は感激していた。私が時間をかけて話をしたことで彼の心に変化が生まれた。たぶん彼の気持ちは、アメリカでカークリン先生が私に「困難な道を選び、子どもたちの手術をしたまえ」と言ったとき、あるいはクーリー先生が初めて人工心臓を見せてくれたときに私が感じたものと同じなのではないだろうか。彼は研修会に戻りますと言って、私に握手を求めた。彼のいぶかしげな表情から、彼が私の変形した手に驚いたことがわかった。だいぶ前から手術をするように勧められていたのだが、手術すれば外科医としてのキャリアが終わると思い、延ばし延ばしにしてきた。そうこうするうちに手遅れになっている。今や手術器具を持てばそのうち何本かを落としてしまうし、握手をすれば相手は私が秘密結社のメンバーか何かと思うような状態である。

こうなった時点でついに私は私の手術の日々が終わったことを認めた。私はもう複雑な手術をすることはないだろう。代わりに、今後は新しい幹細胞の研究と開発中の心室補助装置の改良に取り組むつもりだ。やるべきことはたくさんあるが、これまでとは違う。これらは何百万という人々の生活を変える可能性のある研究だ。それから数週間後、私はそっと病院を抜け出して、右手の手術を受けた。普段なら私の同僚の形成外科医は、局所神経ブロック療法で患者が目を覚ました状態のまま手術を行うのだが、彼らは私に邪魔されたくはなかった。正直なところ、私は眠らされる方がありがたかった。ベッド柵のあっち側にいるなんてまっぴらだから。それに、これは私にとってただの手術ではない。それは一つの時代の終焉だった。

謝　辞

米国における私の指導者は、偉大なるジョン・カークリン博士である。彼は人工心肺装置を使った心臓切開手術（開心手術）を始めた人物だ。その輝かしいキャリアを終えるとき、彼は次のように書いた。

長年の心臓手術、さまざまな試練や挑戦、そして避けられなかった多くの死を越えて、私たちはしだいに疲弊し、避けられない死ゆえに、ある意味無限の悲しみに落ち込んでいく。

私はＮＨＳの発展と凋落を経験した自分のキャリアにおいて恩師と同じ心境に達したので、この本を書いた。この謝辞は、本書の残りの部分と同じく気持ちをこめて捧げたい。

心臓外科は私に次々と困難を与え、孤独な目的地へと導いた。一九七〇年代と八〇年代、私は本当に休むことなく働いた。米国にいるときは朝五時に病棟回診、六時にボスを呼び、一日中手術をして、夜になると検査室にこもり、最後は集中治療室で寝ずに患者を見守るという生活だった。ロンドンのブロンプトン病院やハマースミス病院の勤務はそこまではきつくなかった。

かつては新技術の開拓を巡って激しい競争があり、若い心臓外科医たちが医学界でつばぜり合いを繰り広げていた。私は運がよかった。私が成功できたのは、研修期間中に偉大な諸先生から学ぶことができたからだ。ロイ・カーン、ジョン・カークリン、デントン・クーリー、ドナルド・ロス、バッド・フレイジャー、そして他の多くの人々。専門性を極めるために必要なものはわかっていた。私の場合それは絶え間ない努力と既成概念にとらわれない発想であり、血を流すことをおそれない度胸だった。

しかしこれは家族との当たり前な生活を粉砕した。私たちは常識的な人間ではない。道理をわきまえた普通の若者は、人の胸を切り裂き、心臓を止めた上で開いて修理すると考えるだけですくんでしまう。しかし私はそれを来る日も来る日も続けた。心臓外科医はテストステロンを燃料に、アドレナリンをエンジンにして走っている。私が若いころは結婚生活を続けられた同僚はほとんどいなかったし、多くは後に深い後悔に囚われることになった。

私は最初の妻のジェーンを苦しませてしまったことをずっと申し訳なく思っている。そして、ケンブリッジで学び、労務を専門とする弁護士になった自慢の娘ジェマには感謝の気持ちでいっぱいだ。私は他の家の子どもたちを救うために膨大な時間を費やしたが、自分の子どもたちとは十分な時間を過ごせなかった。私がなぜそこまで仕事に没頭していたのか、この本が多少なりともその説明になればいいと思う。そして、本書は家族以上に大切なものは何もないことを改めて言葉にする機会を私に与えてくれた。たったひとりの兄弟デビッドはスカンソープで同じグラマースクールに通いケンブリッジに進学した。彼はクライスト・カレッジで医学を学び、私と同じくチャリングクロス病院で勤務し、ロンドンで著名な胃腸科専門医になった。

救急外来では、絶望に溺れそうになりながら、血まみれの患者たちの治療を通じて親友に出会った。サラは私が知っているなかで誰よりも心優しい救急外来担当の看護師である。父親はブリテンの戦いにおけるスピットファイアー戦闘機のパイロットだった。彼女は、決して動揺せずどんな苦労もいとわない。患者が死んだとき、私が家族にそれを伝える勇気を持てないでいると、彼女が私に代わって家族に話をしてくれた。サラは私以外の人たちのためにも、いつも変わらず尽くしていた。アフリカ出身の自由な精神で、彼女は浮浪者であろうと政治家であろうと同じ態度で接した。彼らはみな敬意を持って対応すべき価値のある人たちだと言って。私はサラの人間関係を台無しにし、そのために彼女は深く傷ついた。それでも彼女は、過去三五年間、私が苦しんでいるときには特に、尽きることのない無条件の愛情とサポートを私に与えてくれた。マークはジェマの五年後に生まれた。スポーツマンで冒険心に富む彼は、ゲーム・レンジャー〔訳注：野生動物の保護管理者〕としてのトレーニングを受けるために南アフリカへ行っている。

オックスフォードでのプログラムの立ち上げには相当苦労した。その努力は一握りの献身的な人々によりなされ、一九八六年に手術件数が一〇〇件以下だった心臓センターを二〇〇〇年には一六〇〇件の手術を行うまでに成長させた。この高い生産性は革新技術に助けられたものであり、またチームは腕のいい外科医と心臓専門医、これを支える麻酔医、人工心肺技師、そして優秀な看護師に恵まれた。功労者が多すぎて名前を挙げられないが、すべての人に感謝したい。

小児科と人工心臓プログラムは、明確なビジョンを持った病院の最高責任者、ナイジェル・クリスプのサポートなしでは決して始められなかった。彼はNHS全体の長となり、正当な評価を受けて貴族院に名を連ねている。人工心臓の研究はその大部分を慈善資金に頼っていた。その中で、一部の個人や団体が惜しみない援助を与えてくれた。ここには、英国心臓研究所、カービー・レイング卿、マーシャル・アンプリフィケーション社のジム・マーシャル（私の患者だったエンターテイナーのフランキー・ボーンから彼を紹介された）、クリストス・ラザリ、クリストファー・レビントン卿とデビッド・リリークロップによるTIグループが含まれる。私はまた、ジャービック２０００人工心臓プログラムにおいて私たちを力強く支えてくれた、欧州心臓病学会の会長も務めたフィリップ・プール・ウィルソン教授に敬意を表したい。悲しいことに、フィリップはロイヤルブロンプトン病院での勤務に向かう途中で急死した。

小児心臓外科医が私一人だけになったときに、病院の小児心臓外科がなくなった。その後、私は人工心臓の研究をオックスフォードからよそへ移さなければならなかった。

私たちにラボとエンジニアリングチームを提供してくれた、スウォンシー大学の生命化学研究所およびビジネススクールの長で私の友人であるマーク・クレメントに謝意を表する。私たちは私のスター患者、ピーター・ホートンを通じて知り合った。ピーター・ホートンは、ニッキー・キングとともに、慈善研究資金を集めるために精力的な活動を続けた。私たちは、現在「カロン・カーディオテクノロジーCalon CardioTechnology」という会社名で、植え込み可能なイギリス製心室補助装置を開発している。これは、一台あたりフェラーリ並みの値段がするアメリカ製ポンプの対抗製品である。ハートウェア・カンパニーおよびジャービック・ハートの元最高責任者だったスチュアート・マッコンキーがこの会社の設立に力を貸してくれた。

ウェールズ出身者というつながりでカーディフ大学のノーベル賞受賞者マーチン・エバンス卿と知り合うことができた。彼は胚性幹細胞の分離に初めて成功した人物である。エバンズ卿はセリクシール社の共同経営者であるアジャン・レジナルドとともに再生医療に向けた心臓固有の細胞を研究してきた。私たちは、ポンプと細胞により心臓移植の究極的代替手段を生み出すことを目指している。

生化学の学位と人工心臓の生体工学の博士号を持ってはいるが、私はコンピューターがまったく使えないハイテク恐怖症で、単純な車の修理すらできない。このため私は昔ながらの秘書に頼ってきた。この十年間はスー・フランシスが私が水中に沈まないように助けてくれている。私たちは二人とも午前六時三〇分より前にオフィスに来る。ポータキャビン社製の窓からは騒がしい音を立てる空調用のパイプが見え、さながらディズマランド〔訳注：ストリート・アーティストのバンクシーがプロデュースしたテーマパーク〕のような荒廃した光景が広がっている。夏には羽アリが窓枠をかじり、冬になるとその穴から冷たい雨が入ってくる。患者が急変しないかと気がかりで家に帰れず、何度もこの部屋の小さなソファでひざをかかえて眠れぬ長い夜を過ごした。このオフィスには私の患者だけでなく世界的に有名な人々も訪れた。クリスティアン・バーナード、デントン・クーリー、ロバート・ジャービック、そして前首相のデビッド・キャメロン。オフィスに来た人は例外なく、ＮＨＳに奉職する心臓外科医のオフィスの慎ましさに当惑する。しかし、スーと私は、十分にすばらしい成果をあげていた。彼女は、本書はもちろん、多数の発行物を家に持ち帰り入力してくれた。

これに関して、ジョン・ハリソンに感謝の意を表したい。ジョンは私の外科テキストブックを何冊か出版してくれた。そして、一般の人々に向けて本を書くよう私の背中を押して、エージェントのジュリアン・アレキサンダーに紹介してくれた。ジュリアンはこの本の出版を実現した人である。また、専門知識を備えたジャック・フォッグ、エミリー・アービス、マーク・ボーランド、そしてハーパーコリンズのチームのみなさんと仕事ができて楽しかった。さらに、私のメディカル・アーチスト、同僚、そして友人であるディー・マクリーンにはすてきなイラストをありがとうと言いたい。

さて、イギリスの心臓外科には何が起こったのか？　複数の病院スキャンダルがあって、NHSは個々の外科医の手術死亡率を発表する決定を下した。今や誰も心臓外科医になりたいとは思わなくなっている。長時間に及ぶひどく骨の折れる手術、不安を訴える親族、夜間や週末の呼び出しなどを覚悟しなければならないような職業に誰が就きたがる？　この責任はばかげた官僚主義に凝り固まった制度にあり、不運が重なれば広く公表されるというおまけつきだ。すでにイギリスの小児心臓外科医の六〇パーセントが外国の医学校出身者になっているのが実状である。

この本の主役は私の患者たちだが、現在、ここに書いたようなドラマチックな症例でイギリスの病院の手術室まで到達するものはほとんどないのではないかと私は思う。詰まるところ、死について深く思慮するような職業が繁栄する見込みは薄い。葬儀屋と軍隊は別として。カークリンが強調したように、心臓手術において死は避けられないものだ。外科医が自分の能力が許すかぎりの患者を助けようとすれば、当然重症患者もそこに含まれ、その何人かは死ぬことになる。だからと言って、私たちは、これ以上レベルの低い医療機関もチームも機器も受け入れるべきではない。そうでなければ、患者が不必要に死ぬことになる。コメディアンのヒュー・デニスは同情的なキャラクターとして有名なわけではない。ＢＢＣの番組『今週を笑えMock the Week』で彼はカークリン博士の思慮に富んだ言葉に代わる次のような詩を披露した。

バラは赤《レッド》、スミレは青《ブルー》。
残念だけど君は死《デッド》んだ。私に何ができる《ドゥー》って？

その答えは？　情報開示とかいう文化を捨てて、私たちに仕事をするための道具をくれ！

監修者解説

心臓の手術は自分にとっては日常的に起こっていることだが、患者やその家族には一生に一度の途方もなく不安なできごとなのである。彼らには優しく接しなくては。
——本書第3章から

一九九六年二月、私は厳冬の英国ヒースロー空港に着陸した。今でも走っているコーチ（英国式でいう長距離バス）にスーツケース二個を持ち込み、一人、オックスフォード州オックスフォード市へ出立した。車中で爆睡すること九〇分、オックスフォード郊外の小さな町へディントンに降り立った。日没前の夕刻であったが、バス停の周囲はうっすらと積雪し、時折雪片が顔に降りる。話に聞いた、寒く薄暗い英国の晩冬が、そこにあった。今でもあるピックウィックという名のB&Bにチェックインし、部屋の水道水で沸かした紅茶の表面にできる硬水特有の被膜をすすりながら荷解きに取りかかった瞬間、部屋の設置電話が鳴った。オックスフォードアクセントの聞き取りもままならない私に、B&Bのオーナーの夫人がなにやら「あなたに電話よ」らしきことを口走り、そのまま通話を外線に切り替えた。その刹那、受話器から“Ha Haaa! It's Steve, Steve Westaby. How goes your struggle?”の大音響。これが、本書の著者スティーヴン・ウェスタビー教授との本格的な出会いであった。

それより遡ること二年、一九九四年は晩秋。心臓外科医を目指し修行すること六年目、一度は海外の技量達者な外科医の下で勉強したいと考えていた日本の若造は、当時英語圏で「ファスト・トラック」（手術時間の短縮と患者の早期回復）を謳い、実践していたオックスフォードのコンサルタント心臓外科医に手紙を書いた。「あなたの下で、修行したい」。一カ月後に手紙が来た。「来年七月に、大動脈外科の研究会をオックスフォードの病院内で開催するから、そこで会おう」。その研究会が散会し、私はコンサルタントの秘書と指定の場所で会い、ジョン・ラドクリフ病院の心臓病センター棟内の部長室に通され、硬く感じたソファに座らされた。秘書のアンジェラは、初めて至近距離で見る〝日本人〟を、時折、チラチラ確認する。しばらくすると、何やら大声の英語のやりとりが接近し、オフィスの扉が開いた。入ってきたのは、部屋の主と研究会に招かれていた米国テキサスの、当時は売り出し中であった大動脈外科医ジョー・コセッリであった。「おっと、お客さんだ」とコセッリ、「俺は日本から助手をもらうつもりだ」と主、コセッリは早口の会話の後、見ず知らずの私に「幸運を祈る」と小声で囁き、去っていった。主と私の二人が、室内で向かい合う。

主は、「よく来た。さて、何がしたい？」と聞く。私は「あなたの手術が見たい。そして、あなたと手術を経験したい」と片言の英語で答えた。ついでに、自分の興味を〝悲惨な文法の遅い英語〟を並べたてて精一杯話した。「わかった。いつ来れるか？」「来年、年初でお願いします」

こんな出会いから、足かけ五年に及ぶスティーヴン・ウェスタビーの下での修業生活が始まった。

本書は、英国人心臓血管外科医、スティーヴン・ウェスタビーの自叙伝である。英国北東部の鉄鋼産業の町スカンソープで生まれた庶出の子が、この国を代表する心臓外科医に変貌し、この国の医療制度に挑み、変革へ導くオピニオンリーダーに変貌してゆく過程が、手に取るような描写と現実感とともに展開されてゆく。植民地を抱える大英帝国、戦勝国の副産物として、グレートブリテン以外の南アフリカ、中東サウジアラビアでの若き胸部外科医の活躍が展開する。患者を救う、考えうるすべての術と医療資源を投入する、この世界共通の倫理観は確かに存在するが、実践するには各国各様の障害が付きまとう。そして、帰国後の忘れえぬ患者たちとの出会いと別れ。原書の副題〝手術台の上の生と死をめぐる心臓外科医の物語〟のとおり、外科医の一生には、必ず道標となる手術が複数存在する。その集大成が本書である。ハーパーコリンズ社の英文原書の表カバーには「心臓外科医の肩には、死神が腰かけている。手が滑れば、患者の命はさらわれる」、裏カバーには「いつものオフィスの一日、患者にとってはこの世の最終日、これが心臓外科である」とあり、心臓外科医の重い職責ばかりが演出されていた。読み進めれば、その重責こそが外科医を成長させ、献身的、創造的とする原動力となることが解ってくる。

著者スティーヴの人間像は、本書を通読することで容易に理解される。

挑戦心と思い切りのよさ、自分の立場、将来などを一切顧みずに、黙々と、眼前に救いの手を求め現れる患者の診療に最善と全力を尽くす若き外科医。予期せぬ展開に悲しみ、落胆し、反省し、決して後退りすることなく、よりよき外科医を目指して邁進するエネルギーとタフネスには、医師のみならずプロフェッショナルを目指すべての職業人に向けた指標が透視できる。

彼と働いた経験から、あえて集約すれば、〝繊細と直截〟、これが彼の人物像にもっとも近い表現である。彼は生粋のブリティッシュである。当然、交渉と社交・外交に長け、有利な取引を掌中に置く。すべての選択肢は交渉のぎりぎりまで温存する。人間を観察し、患者を中心に、家族、医療者の心理を繊細にとらえている。しかし、思考回路は、英国哲人ベンサムのプラグマティズム（功利主義）そのものと言っていいほど、合理的で明晰、目的が明瞭であった。そして、その思考結果は間髪入れず、直截に実行される。これを単なるプラグマティストと取るのは誤りである。リアリズムと功利主義の権化である。本書を浅読みすると、懐具合の寂しい国で人工心臓の導入を夢見る夢追い人の物語に歪曲されてしまう。目前の患者に人工心臓を装着する判断、その過程、結果と責任、その叙述には厳しく繊細な状況分析と、その一例の救済が事実となり未来の最大多数の救済に貢献するという信念が満ちている。

本書の英語版が出版された後、一年も経たぬうちに、みすず書房の編集部・田所俊介氏から翻訳監修の依頼を受けた。ハーパーコリンズ社から出版されたと同時に、著者スティーヴから数部贈呈されていたため、診療の合間を縫って、斜め読みで通読していた。しかし、翻訳監修となると、斜め読みなどは罷りならぬ。初頁に戻り、一字一句の完読・精読に取り組んだ。

在英当時、私は、彼の言葉遣いを〝エコノミック・ワーディング〟と呼んでいた。簡潔で直截であった。一語の配置と登用が、ことごとく経済的で無駄なく意図を表現している。最小の語数で最大多様の内容を物語るその語彙には、心底から感服させられた。特に、ブリティッシュでしか使いようのない、決してアメリカンには期待できない有効な動詞の登用には、一生かかっても習得できない機微と深みを感じる。彼は、アメリカンは英語が下手だ、と言ってはばからない。英語は、英国の言語であると繰り返し私に説いたのを思い出す。もし興味があれば、ぜひ英文原書を一読されたい。平易で簡潔な言葉遣いの中に、はっとする動詞が点在している。

小田嶋由美子氏の翻訳は、誠に読みやすく、かつ、著者スティーヴの英文の本意を見事に表出している。本書は自然科学と文学の融和したドキュメンタリーである。難解な医学用語は、日本の診療現場で使われる汎用語に、また、解釈が混乱する恐れのある直訳は極力回避し、その場面の状況と背景を反映する意訳を行った。翻訳の初打出しの段階から、小田嶋氏の日本語の選別力には目を見張るものがあり、感心させられた。ここに最大の謝意を表したい。

外科医としてのスティーヴン・ウェスタビーについて。

彼は「自分は、Trauma surgeon ＝救急外傷専門外科医だった」と私にたびたび語った。ちなみに、彼の現在の妻サラはナイチンゲールが活躍したロンドンのセントトーマス病院の外傷外来の看護師長であった。外傷の専門家に共通するのは、最短の時間で診断し、最短の時間で判断し、最短の時間で行動し、最短の時間で施術する、速度と合理性である。これらいずれの要素が欠落しても、外傷患者の生命は失われる。この、〝最短時間の行動力〟が、彼の心臓外科の手術場には充満していた。もちろん外傷手術に長けていたことは言うまでもない。腹部外傷に対応する経験と技量も有していた。「フットワークなき外科医は、患者を死に追い遣る」。これが行動信条であった。

心臓外科医としての修練は、いうまでもなく先天性心疾患の手術からみっちり叩き込まれた世代である。半世紀前の英国には、肺動脈弁狭窄症に対する〝ブロック手術〟を発表したブロック卿の長靴を履いた修練医が闊歩する、贅沢な修練環境があった。現在のように、全世界的な小児心臓外科と成人心臓外科の業務分離、修練環境の分離に至る前の、前駆的ではあるが非常に恵まれた修行の場がそこにあった。私が初めてスティーヴの手術助手を行った日のジョン・ラドクリフ病院第五手術室の患者リストは、一例目に乳児の完全型房室中隔欠損症根治術、二例目に新生児の動脈管開存症の根治手術、三例目に成人の大動脈弁置換術、四例目に成人の冠状動脈バイパス術、の直列四例であった。朝八時から手術は始まり、夕刻五時には四例目の胸が閉じられ、集中治療室に入室する。そのすべてを一人のコンサルタント心臓外科医が執り行う。

これを、日本人外科医に説明しても、にわかに信じてもらえなかったが、見学に来られた方々には言わずと納得していただいたことと思う。

外傷、小児、成人、これらすべての手術をこなす知識と技量、矜持を維持し、日々臨床の現場で展開しつづけるその姿は、心臓外科医としての理想とも言える。

彼の手術の特徴は、一言で表現すれば〝作業環境の平易化、そして定速直行〟であった。すなわち、困難な患者の解剖を牽引糸の有効配置や患者と術者自身のダイナミックな体位変換を行うことで、順手縫合が有効に機能する平易な作業環境に作り変え、そのとたんに一気に定速直行する。決して、所作が速いわけではない、緩徐である。しかし、一手一手が正確で繊細で愛護的であり、決して繰り返すことなく進行する。よどまぬ推進力。Simple, accurate and steady approach であった。若い天才棋士が遅滞なく詰将棋を完了して行くに似、国際線が成層圏を飛行するような安定感が常に術野に満ちていた。一見、巧みに見える〝危うい操作〟を非常に嫌った。この点は、本書第15章で彼自身が「手術が速い外科医とは」と述懐しているとおりである。若き外科医には、ぜひ一読されたい。彼自身は、右手薬指と小指の軽い拘縮があり、ヘガール型持針器を右手の親指と中指で保持し、順手で運針することが必要であったことは手合わせをした初期から気づいていたが、その〝万能の順手〟には教わること絶大であった。その昔、東京大学名誉教授の故・浅野献一先生が、ウェスタビーの米国留学中の師匠でもあったデントン・A・クーリーの手術を称して、〝順手励行の哲学〟と記していたのを思い出す。その意味で、クーリーからの血統とも言える。かつてのわれわれの手術中に頻発した〝念のため、一応〟の処置は無駄とされた。なぜなら、行われる手技が安全かつ十分であることを、それまでの膨大な経験数から確認しているからだった。

ここで、「戦争のことは言うな」（本書第7章中の記述）について説明したい。実は、翻訳者の小田嶋由美子氏から、本書の翻訳の難所として〝Don't mention the War!〟の扱いが指摘された。これは、スティーヴと私の会話中に数回登場する。無理もなかった。外科医同士の業務連絡にどう考えても〝先の戦争〟は無関係だからだ。詳しく、背景を述べると以下のようになろう。

本章の文頭で私がスティーヴの許へ渡英した当日のくだりを記した。渡英初日の夕にかかった電話の三〇分後に、私が泊まるB&Bの前に十二気筒のジャガーが停まった。中から、見覚えのある恰幅のいい紳士が大股で降りてきた。今日からの私のボスであった。「今晩、俺の家に飯を食いに来い。いまから、連れていくから支度しろ」であった。これまた直截であった。

本文中にも登場する、オックスフォード郊外の古きよきコッツウォルドの宿場町ウッドストック（ウィンストン・チャーチルの生誕地ブレナム・パレスのある）に隣接するブレイドン村のウェスタビー邸に向け飛ばすこと三〇分、漆黒の闇の中、広大なバックヤードを擁する邸宅にジャガーは滑り込んだ。

その晩の夕食は今でも鮮明に覚えている。サラと息子のマーク、そしてスティーヴの三人とキッチンの食卓を囲み、その日の早朝にスティーヴ自身が散弾銃で仕留めた鳩が供された。「カツ、散弾に気をつけろ、歯が欠けるから」と聞いた。緊張の食卓ののち、客間で紅茶ではなく珈琲の時間となった。緊張している私に、突然“Katsu, Don't mention the War! Ha Haaa!”と笑顔で話しかけた。私の脳裏は「ああ、第二次大戦では敵国であったよな。だが、今日からは上司と部下。戦争のことは、もはや口にするまい！　との融和策かいな？」と額面どおりに受け取って、苦笑いしてごまかした。ところが、それ以後、帰国までの四年間、ほぼ毎日といっていいほどスティーヴの“Don't mention the War! Ha Haaa!”は続くこととなる。私も、上司との単なるブラックジョークの合言葉として“Oh! Steve, Don't mention the War!”と返すようになっていた、渡英数カ月後のある日、秘書アンジェラから、気づかぬ事実を聞かされた。全英で爆発的な人気コメディー番組で、ドイツ人の来客にぜひ滞在してもらいたい英国人亭主が、スタッフに「頼むから戦争の話題は出すな！」と言い含める定番場面の定番ギャグなのであった。これ以後、ぜひいて欲しい御仁に対して、ジョークの好きな英国人は英国人に対しても“Don't～”を発するそうな。これを聞いて、はたと気づき、私からも“Never mention the War!”と遠慮なく返すようになった。そして、それは、われわれの合言葉となった。それを知らないフランス、ノルウェーやイスラエルからの外科医がわれわれの手術を見学に訪れたときに、手術野で“Don't mention ～”とやりあっている英国人術者と日本人助手を見て、私に「おまえは、気にしないのか？」と心配そうに真顔で聞いたのを上司と大笑いして流したのを覚えている。

実際、一九九六年当時は、スティーヴの父親、ケネス・ウェスタビーが先の大戦で対独戦線の英国空軍のパイロットであったことが、私にも気になっていた。だが、その懸念は一瞬で払拭された。渡英一年目のクリスマス当日にウェスタビー邸に家族で食事に招かれた。そこにはスティーヴの両親がいた。ケネスに挨拶した。満面の血色のよい笑顔であった。そして、私の子どもたちの手を引いて、クリスマスツリーの下へ連れていって何やら説明しはじめた。帰宅間際に、ケネスから「スティーヴを助けてくれてありがとう。本当に感謝している」の言葉をいただいた瞬間、戦争の終焉を、遅ればせながら実感した。

渡英して三年目、突然その機会は訪れた。英国ラグビーの殿堂、トゥイッケナム・スタジアムでオックスフォード大学 vs. ケンブリッジ大学のラグビー試合が毎年の恒例となっている。その年はスティーヴがオックスフォード大学チームの校医（外傷、心臓病対応）として随伴するという。私は、彼の助手としてラグビーの聖地でも行動を共にすることとなった。ただし、救急蘇生セットを持って。

八万人を超える満員の競技場に両大学の選手が整列する。目の前に、あのオックス・ブリッジのラグビーである。アドレナリンと共に興奮した。急に静粛が覆った場内に、英国国歌「ゴッド・セイヴ・ザ・クイーン」が斉唱される。その刹那、私は、数万人の英国人の中に一人混じった日本人を痛切に感じた。「ゴッド・セイヴ」はだいたいの部分は歌詞を知っており、口パクで歌えた、が私の国歌ではない。じっと、半ば目を閉じ、一人俯き聞き入っていた。スティーヴは直立で歌っていたが、私の顔を時折注視していた。試合開始直前に、スティーヴが自前の錫製フラスコに入れたスコッチウイスキーを差し出して「カツ、一杯煽れ」と言う。言われるがままに、一気に蓋を煽った。指先のかじかむ厳冬期である、五臓六腑に染み渡った。“Are you all right?” 彼の繊細さは「突然の英国ナショナリズムに包まれた日本人相棒」の心情を思い計っていたと気づいた。この上司でよかったと心底から思った。このときばかりは、私から “Don't mention the War!” とは言わなかった。

最後に、当時の英国の医療制度とその問題点について説明しておく。

著者と私が働いていた当時の英国の外科医師の修練制度は、五年制医科大学卒業後、Junior House Officer 一年を経て、医師国家試験合格＝General Medical Council による Full registration が完了する。その後、Senior House Officer を二～三年、本書中にもたびたび登場する王立外科医師会会員（ＦＲＣＳ）などの資格取得後、Senior Registrar に向けて二～三年、Senior Registrar として通常三～四年以上のキャリアを積み、Consultant Surgeon として Specialist Register（専門医登録）に名を連ねる。晴れて、部長外科医の誕生である。

一九九六年以前の英国のコンサルタント外科医は、独立、不可侵の絶対的立場と権利を有していた。手術の適応、採用する手術方法、採用する医療器材、すべてにおいて自由が与えられていた。ジョン・ラドクリフ病院での四年間、コンサルタント外科医全員が一堂に会して、一人の患者の治療方針や治療の結果について議論したことは一度もない。唯一、まれな例として、本書第6章で米国製人工心臓「ハートメイト」を患者アベル・グッドマンに植え込むとき、当時院内に勤務していた四人のコンサルタント外科医の中の最若輩であったデビッド・タガートが呼ばれ、手術前にスティーヴと部下に交じって手術手順の打ち合わせをしたのみであった。ちなみに、そのタガートは現在、オックスフォード大学の心臓外科教授の職にある。

唯一、死亡例が発生した場合のみ、病院の検死官によるお決まりの確認が行われるのみであり、引き続き明日は訪れる。コンサルタント外科医の障壁は、唯一、ＮＨＳ（国民無償医療制度と訳しておく）の財政難であった。高い税率で納税しているのだから無償の医療サービスを享受して当然、というＮＨＳ患者群の治療が追いつかず、私の勤務当時の狭心症の冠状動脈バイパス手術の待ち期間は約十二カ月、そのうち約七パーセントの患者が心筋梗塞を発症して待機中に亡くなっていく。かかる経済状況で一台五万ポンド＝約一〇〇〇万円の人工心臓など、夢のまた夢、が当時の状況である。本書中に登場する高額機器はことごとくすべて、慈善募金、篤志の寄付金により賄われている点を強調したい。財政難の中で、目の前の心不全患者を救済したいという外科医の奮闘の記録が本書の約半数の頁を占めている。

さらなる難題は、スティーヴ自身、「あとがき」と「謝辞」に記している、一九九八年ごろからの〝英国コンサルタント外科医の自由の喪失〟である。私がスティーヴと働いた時期は、折しも、一九九八年に発火、大炎上の末、二〇〇一年にファイナル・レポートが発行された国家的社会問題、ブリストル王立病院事件（Bristol Royal Infirmary Inquiry, ブリストル王立病院で発生した一九八四〜一九九五年の複雑心奇形手術の術死多発事例の検証）の最中であった。「やっぱりねえ」と英国民は冷笑的に事態を受け止めていた。実際、スティーヴの許にはブリストルの死亡患者の医療記録が送致され、その書類は何と、彼のオフィス内の一角で論文を書いていた私の机の下に山と積まれ、暇を見ては、彼は書類監査を行っていた。この事例は、「おまえの隣の部屋の同僚コンサルタントは、不可侵、侵すべからず」という、あの英国医師会の文化、俯瞰して言えば、自宅の裏庭の草木の手入れを何よりも愛する英国式個人主義の文化そのものが生んだ必然の結果と私は思っている。英国で地元のコミュニティーに溶け込むための掟は〝笑顔の挨拶〟と〝隣人の不可侵〟である。私の帰国後、日本国内ではこの英国の一地方都市ブリストルの出来事が、日本国内で発生する医療事故としばしば共通の〝病理〟を有するかのごとく象徴的に取り上げられ、医療安全講習の恰好の素材とされてきた。教訓としての利用法は悪くない。しかし、ブリストル事例の本質には、個と集団、個と社会の対峙関係が数百年の歴史を経て醸成された英国特有の文化が根底にあることを申し添えたい。その傍証として、英国では組織的何某という医事事例は皆無と言ってよい。

結果的に、すべてのコンサルタント外科医の手術成績は、個人情報として英国国民に公開され、その反動でハイリスク患者を避ける外科医の蔓延が、負の成果として社会問題となってしまった。しかも、卒後教育の継続、自己啓発と監査の制度が厳格化され、多忙で、過労で、睡眠不足の外科医に、二重三重の負担が課せられた。患者のために誰も挑戦しない、誰も危険を採らない、誰も打開しない。このような閉塞感が、私がスティーヴの許を去った二〇〇〇年以後の英国に停滞しつづけている。

あれから十五年の歳月を経て、わが国は新専門医制度の稼働に着手した。重責と重労を避ける若者が漸増している。しかし、五〇年前と同じように患者は救いの手を求めて手術の待機リストに列をなす。この国に、〝エーテルドーム〟で心臓手術を凝視する若きスティーヴは今も存在する。その芽吹きと未来への挑戦を後押しする本書であることを切望する。

二〇一八年　盛夏

大阪医科大学外科学講座胸部外科学教室教授　勝間田敬弘
Takahiro Katsumata
Honorary Senior Registrar with Mr. Stephen Westaby
at the John Radcliffe (1996-2000)

付記：医療関係者の方々へ

本書で紹介された内容のいくつかは、学術雑誌に誌上報告されている。興味がおありの方は以下を参照されたい。

第6章

Mechanical support in dilated cardiomyopathy: signs of early left ventricular recovery. Westaby S, Jin XY, Katsumata T, Taggart DP, Coats AJ, Frazier OH. *Ann Thorac Surg* 1997; 64: 1303–8.

第7章

Mechanical bridge to recovery in fulminant myocarditis. Westaby S, Katsumata T, Pigott D, Jin XY, Saatvedt K, Horton M, Clark RE. *Ann Thorac Surg* 2000; 70: 278–82.

第8章

Anomalous left coronary artery from the pulmonary artery: a simple method for aortic implantation with autogenous arterial tissue. Katsumata T and Westaby S. *Ann Thorac Surg* 1999; 68: 1090–1.

Infant partial left ventriculectomy for failure to wean from cardiopulmonary bypass. Westaby S, Catarino PA, Katsumata T. *Ann Thorac Surg* 2001; 71: 717–9.

第10章

The Jarvik 2000 Oxford system: increasing the scope of mechanical circulatory support. Westaby S, Katsumata T, Evans R, Pigott D, Taggart DP, Jarvik RK. *J Thorac Cardiovasc Surg* 1997; 114: 467–74.

Circulatory support for long-term treatment of heart failure: experience with an intraventricular continuous flow pump.

Westaby S, Banning AP, Saito S, Pigott DW, Jin XY, Catarino PA, Robson D, Moorjani N, Kardos A, Poole-Wilson PA, Jarvik R, Frazier OH. *Circulation* 2002; 105: 2588–91.
Optimism derived from 7.5 years of continuous-flow circulatory support. Westaby S, Banning A, Neil D, Poole-Wilson PA, Frazier OH. *J Thorac Cardiovasc Surg* 2010; 139: e45–7.

第11章
Recurrent cardiac myxoma: Seeding or multifocal disease? Shinfeld A, Katsumata T, Westaby S. *Ann Thorac Surg* 1998; 66: 285–8.

謝辞
Publishing individual surgeons' death rates prompts risk averse behavior. Westaby S. *BMJ* 2014; 349: g5026.
So you want to be ... a cardiac surgeon. *Br J Hosp Med.* 2010; 71: M32.

本書の監修にあたり、私がオックスフォードを去った後の後継として著者スティーヴを支えた東京女子医科大学心臓血管外科の斎藤聡先生に貴重な情報を提供していただいた。ここに、厚く御礼申し上げる。

用語集

AB－180心室補助装置【AB－180しんしつほじょそうち】　もともとは胸に植え込まれるタイプの一時使用向け遠心血液ポンプ。現在はタンデムハート（TandemHeart）と呼ばれ、心原性ショック時に使用される外部血液ポンプ。

CTスキャン　X線の投射で撮影された胸と心臓の三次元画像。造影剤を注入することにより冠状動脈を詳細に見ることができる。

移植へのブリッジ【いしょくへのブリッジ】　心臓移植のためのドナー心臓が見つかるまで、心不全による死を回避するために心室補助装置が使われるプロセス。移植が行われると、ポンプおよび疾患のある心臓はどちらも除去される。

右心室【うしんしつ】　血液を肺動脈弁から肺へと押し出す、ポンプ機能を持つ三日月型の部屋。「左心室」の項も参照。

右心房【うしんぼう】　静脈を通じて全身から心臓に戻る血液を集める部屋。その後血液は三尖弁を通り右心室に流れる。「左心房」の項も参照。

回復へのブリッジ【かいふくへのブリッジ】　可逆的状況から回復するまで、血液循環を維持し急激に悪化した心臓を休ませるために心室補助装置が使われるプロセス。心臓が回復しない場合、短期間用ポンプを長期的な植え込み型装置に置き換える場合がある。

カニューレ　血液や輸液を投与するために心臓または血管に挿入されるプラスチックの管。

冠状動脈疾患【かんじょうどうみゃくしっかん】　アテロームによる冠状動脈の漸次的な狭窄。コレステロールなどの脂質の隆起（プラーク）であるアテロームは、突然破裂して血管を塞ぐことがあり、血栓をつくるきっかけとなる（冠状動脈血栓症）。

冠状動脈バイパス術【かんじょうどうみゃくバイパスじゅつ】　患者の内胸動脈、前腕動脈、または脚の静脈の一部を使用して、冠状動脈の狭窄部分をバイパスする手術。

急性心不全【きゅうせいしんふぜん】　左心室の機能が急速に低下し全身への十分な血流を維持できない病態。これに伴い肺がうっ血状態になる。通常心筋梗塞またはウイルス性心筋炎が原因で生じ、死亡率は高い。「ショック」の項も参照。

狭心症【きょうしんしょう】　冠状動脈の疾患で心筋への血流が制限されることにより、胸、首、左腕に激しい痛みを生じる。多くは運動時に起こる。安静時に起こる場合、心筋梗塞の前兆の可能性がある。

血圧【けつあつ】　大動脈内の圧力。通常、カフと聴診器を使って、または動脈に挿入されたカニューレで測定される。正常血圧は一二〇／八〇㎜Hg。高い方の数値は左心室が収縮しているとき、低い方の数値は拡張しているときの血圧である。

血管造影図【けっかんぞうえいず】 長いカテーテルを血管に入れ心臓まで進めて行う心臓検査。この検査では心室や心房の血圧測定が可能。冠状動脈や大動脈の状態を観察するために造影剤が注入される。

高血圧症【こうけつあつしょう】 心臓の働きに悪影響を与える高い血圧。そのレベルは末梢動脈の脈波（トーン）に依存する。極端に高い血圧（二〇〇／一二〇以上）になることがあり、心不全や脳卒中の原因となりうる。

再灌流【さいかんりゅう】 手術における心筋保護液注入と心停止の後、冠状動脈と心筋に血液が戻されるプロセス。

左心室【さしんしつ】 大動脈弁を通して全身へと血液を送り出す、厚い心臓壁を持つ力強い円すい状の部屋。「右心室」参照。

左心室補助装置（ＬＶＡＤ）【さしんしつほじょそうち】 末期的な心不全に陥った心臓の循環を維持し心室を休めるために使用される機械式の血液ポンプ。カニューレが心臓の心室・心房に挿入される。急性心不全を数週間サポートしたいときに適した安価な暫定外部装置が開発されている（セントリマグやベルリンハートなど）。慢性心不全に対しては価格は高価だが十年ほど使用可能な小型の植込型高速回転血液ポンプ（ジャービック２０００など）がある。長期使用ＬＶＡＤは心臓移植の代替手段として利用できる。

左心房【さしんぼう】 肺から心臓に戻る血液を一時的に貯める部屋。血液はその後僧帽弁を通って左心室に流れる。「右心房」の項も参照。

酸素化血液【さんそかけつえき】 左心室から全身に送り出される、酸素を十分に含む鮮やかな赤い血。「非酸素化血液」の項も参照。

磁気共鳴映像法（ＭＲＩ）【じききょうめいえいぞうほう】 臓器（心臓など）の形態を詳細に観察する非侵襲的な（Ｘ線を使用しない）検査。

ジャービック２０００（Jarvik 2000） 機能不全の心臓に長期的使用を目的として植え込まれる親指サイズの回転式血液ポンプ。重度の心不全に長期間使用できる「既製」の解決手段。この装置の使用者の最長生存期間は八年を超えている。

静脈【じょうみゃく】 血液を心臓に戻す薄い壁を持つ血管。

ショック 心臓が細胞に十分な血液と酸素を供給しつづけることができなくなった状態。心原性ショックは、心臓発作の後に生じる。出血性ショックでは二リットル以上のおびただしい出血が起こる。

心エコー【しんエコー】 心室と心房に対する非侵襲的な超音波画像検査法。

心拡張期【しんかくちょうき】 心室がリラックスし血液を

満たす心臓サイクルのフェーズ。

心筋炎【しんきんえん】　心筋のウイルス感染。心不全の原因になる。

心筋梗塞【しんきんこうそく】　冠状動脈が突然閉塞し、心臓の一部が壊死する疾患。壊死した心筋は瘢痕組織に置き換わる。

心筋症【しんきんしょう】　心筋の疾患。複数の原因があり特定することは不可能であるため、原因不明の疾患を意味する「特発性」という用語が使われる。妊娠・出産期に、またはアルコールその他の毒物摂取によりあらゆる年齢層で特発することがある。慢性心不全の原因となる。

心筋保護液【しんきんほごえき】　人工心肺装置を使用する手術中に心臓を停止し弛緩した状態で心臓を保護するために、冠状動脈に注入される低温（四度）の透明な液体または血液ベースの溶液。通常高濃度のカリウムを含む。心臓の修復が終わった後、冠状動脈の血流を再開することにより心臓を再拍動させる。

人工心肺技師【じんこうしんぱいぎし】　人工心肺装置や心室補助装置を管理する技師。

人工心肺装置【じんこうしんぱいそうち】　修復のために心臓を停止しているあいだ、患者の生命を維持するための体外設置型回路。機械式の血液ポンプ、ならびに酸素供給器（人工肺）として知られる短期用（数時間使用可）の複雑なガス交換メカニズムが含まれる。その他のポンプは、貯血槽に血液を吸い出したり、心臓を止める心筋保護液を注入したりするために使用される。

心収縮期【しんしゅうしゅくき】　心室が収縮して血液を送り出す心臓サイクルのフェーズ。

心臓移植【しんぞういしょく】　疾患により機能が低下した患者の心臓を切除し、脳死したドナーの心臓で置き換える手術。

心臓カテーテル法【しんぞうカテーテルほう】　太径の長いカテーテルが鼠径部または手首から挿入され心臓または冠状動脈まで通される。心臓と血管の内部の構造をはっきり映すために造影剤が注入される。心室や心房内の圧力を計測する目的でもカテーテルが使用される。

心臓弁置換【しんぞうべんちかん】　機能不全となった心臓の弁を切除し、人工弁で置き換える手術。人工弁には生体弁（ブタの心臓弁など）または機械弁（パイロライトカーボンを用いた傾斜ディスク弁など）がある。

心タンポナーデ【しんタンポナーデ】　心嚢に血液や液体が貯留することによって圧力がかかり心臓の拍動が阻害された状態。

心内膜炎【しんないまくえん】　心臓弁を損傷することのある細菌感染。

心肺バイパス法（CPB）【しんぱいバイパスほう】　心臓修復手術の間、患者の血液を心臓および肺から外部に送るプロセス。患者の血液がポンプの酸素供給システムの人工物の表面に接触すると炎症反応が生じる。このため、血液が異種表面と触れる間の安全性が限定される。手術が長引くほど、炎症反応で全身にダメージが生じる。

心膜【しんまく】 心臓を取り囲む線維性の膜。心臓を包む心嚢を構成する。心臓のパッチ用に使われることもある。子牛の心膜は生体弁の作製に利用される。

先天性心疾患【せんてんせいしんしっかん】 患者が生まれつき持っている心臓の異常（心房中隔欠損症、心室中隔欠損症、右胸心など）。

セントリマグ（CentriMag）**心室補助装置**【セントリマグしんしつほじょそうち】 一時的な血液循環の補助のために使用される体外設置型の磁気浮上遠心血液ポンプ。現在ソーラテック社により販売され、心原性ショックに用いられている。

僧帽弁狭窄症【そうぼうべんきょうさくしょう】 リウマチ熱により左心房と左心室の間にある僧帽弁が狭窄する病態。弁を通る血流が制限され、息切れや慢性的な疲労感が生じる。

体外式膜型人工肺（ECMO）【たいがいしきまくがたじんこうはい】 急性心不全または重度の肺不全に対する一時的な循環サポートを目的とした体外設置型の回路で、血液ポンプおよび長期用（数日間使用可）酸素供給器を含む。脚の静脈の経皮的（皮膚を介した）カニュレーションにより体に接続される。通常、より長期的な人工心臓または移植へのブリッジとして使用される。

代謝異常【たいしゃいじょう】 細胞への血流が不足した結果生じる。筋肉への血流が妨げられると、細胞が乳酸やその他の有害代謝物を放出する。

大静脈【だいじょうみゃく】 右心房に入る太い静脈。上大静脈は上半身の血液を集め、下大静脈は下半身の血液を集める。

大動脈【だいどうみゃく】 左心室から拍出された血液が通る径が太く壁が厚い血管で、その後分岐して全身に血液を送る。大動脈から最初に分岐する細い血管が冠状動脈で、冠状動脈は心臓に血液を供給する。

大動脈内バルーンポンプ（IABP）【だいどうみゃくないバルーンポンプ】 大動脈に挿入されるソーセージのような形状をした長い風船（バルーン）。心臓の拡張期に膨らみ、収縮期にしぼむことで抵抗を減らし左心室のポンプ機能を助ける。左心室の機能が低下しているときのサポートとして使用される。心臓がショック状態で血圧または血流が低下しているときには効果がない。

大動脈弁狭窄症【だいどうみゃくべんきょうさくしょう】 左心室の出口で大動脈弁が狭くなり、全身に向かう血流を制限する。原因として先天疾患または老化による硬化が考えられる。

脱酸素化血液【だつさんそかけつえき】 細胞から出て右心に戻る青みを帯びた血液で、酸素が欠乏し、肺で除去される二酸化炭素を運ぶ。「酸素化血液」の項も参照。

低血圧症【ていけつあつしょう】　低い血圧（九〇／六〇以下）。失血または左心室不全により起こる場合がある。血圧が六〇／四〇より下がると患者はショック状態に陥って緊急の蘇生措置が必要となり、腎臓は尿を作れなくなる。

電気メス【でんきメス】　組織を切開し、同時に止血のために血管を凝固する電気焼灼器具。

動脈【どうみゃく】　体内の臓器や筋肉に血液を運ぶ血管。

肺水腫【はいすいしゅ】　この「肺に水がたまる疾患」は、左心室の機能が低下すると発生する。水は泡状で血が混じっていることが多い。

肺静脈【はいじょうみゃく】　左右の肺からの血液を心臓に運ぶ合計四本の静脈。

肺動脈【はいどうみゃく】　右心室から肺へ血液を運ぶ壁が薄く太い血管。右と左の肺動脈に分岐する。

ハートメイト（HeartMate）左心室補助装置【ハートメイトさしんしつほじょそうち】　一九九〇年代に心臓移植へのブリッジとして広く使用された旧式で大型の拍動流型植込可能ポンプ。永久使用に向けた最初の植込型補助人工心臓。ソーラテック社はその後も永久使用向けの回転式血液ポンプを開発し成功を収めている。

慢性心不全【まんせいしんふぜん】　いくつかの疾患——もっとも多いのは冠状動脈疾患——を原因として、左心室の機能が徐々にではあるが確実に低下する病態。ひどい息切れや脱力感を生じる。重度の場合二年以内に死亡するケースが多い。

毛細血管【もうさいけっかん】　肉眼では見られないほど微小な数十億もの血液の通路。血液と細胞の間で栄養素、酸素、二酸化炭素、代謝副産物の交換を行う。

リウマチ熱【リウマチねつ】　心臓弁や関節などを損傷する、連鎖球菌感染により引き起こされる自己免疫疾患。抗生物質が発見される前の時代には心臓弁の疾患による死亡はごく一般的だった。

著者略歴

(Stephen Westaby, 1948-)

世界的に有名な心臓外科医にして，植え込み型人工心臓手術のパイオニア．35年のキャリアの間，外科医としていくつもの英国最高峰の病院で働き，1万2000回以上の心臓手術を行った．2004年，The Ray C. Fish Award for Scientific Achievement 受賞．同年，BBC のドキュメンタリー番組 "Your Life in Their Hands" で取り上げられ，話題になった．

訳者略歴

小田嶋由美子〈おだじま・ゆみこ〉 翻訳家．明治大学大学院法学研究科修了．訳書にヤング『インターネット中毒』(毎日新聞社 1998) スパーダフォリ他『猫のいる生活』(清流出版 2003) アング『デジタル写真大事典』(共訳 エムピーシー 2005) ガワンデ『予期せぬ瞬間』(共訳 みすず書房 2017) などがある．

監修者略歴

勝間田敬弘〈かつまた・たかひろ〉 大阪医科大学外科学講座胸部外科学教室教授．心臓血管外科専門医．金沢大学医学部卒業．東京女子医科大学附属日本心臓血圧研究所で心臓外科の修練ののち，1996-2000年，英国ジョンラドクリフ病院心臓外科にて Senior Registrar として著者の心臓手術を支え，ともに数々の症例論文を著した．

スティーヴン・ウェスタビー

鼓動が止まるとき

1万2000回、心臓を救うことをあきらめなかった外科医

小田嶋由美子 訳

勝間田敬弘 監修

2018年12月3日　第1刷発行

発行所 株式会社 みすず書房
〒113-0033 東京都文京区本郷2丁目20-7
電話 03-3814-0131(営業) 03-3815-9181(編集)
www.msz.co.jp

本文印刷所 精文堂印刷
扉・表紙・カバー印刷所 リヒトプランニング
製本所 松岳社

ISBN 978-4-622-08754-0
[こどうがとまるとき]

悩む力 べてるの家の人びと	斉藤道雄	2000
治りませんように べてるの家のいま	斉藤道雄	2400
手話を生きる 少数言語が多数派日本語と出会うところで	斉藤道雄	2600
習得への情熱―チェスから武術へ― 上達するための、僕の意識的学習法	J. ウェイツキン 吉田俊太郎訳	3000
ボビー・フィッシャーを探して	F. ウェイツキン 若島正訳	2800
ライフ・プロジェクト 7万人の一生からわかったこと	H. ピアソン 大田直子訳	4600
災害がほんとうに襲った時 阪神淡路大震災 50 日間の記録	中井久夫	1200
復興の道なかばで 阪神淡路大震災一年の記録	中井久夫	1600

（価格は税別です）